தடுப்பு மருந்துகள் -
வரலாறும் வகைகளும்

லதானந்த்

Title
Thaduppu marunthugal -
varalarum vakaigalum

Lathananth

ISBN : 978-93-6666-129-2
Title Code : Sathyaa - 141

நூல் தலைப்பு
தடுப்பு மருந்துகள் –
வரலாறும் வகைகளும்

நூல் ஆசிரியர்
லதானந்த்

முதற்பதிப்பு
மார்ச் 2025

விலை : ₹ 125

பக்கம் : 90

Printed in India

Published by

Sathyaa Enterprises
No.134, First Floor,
Choolaimedu high road, Choolaimedu,
Chennai - 600 094.
044 - 4507 4203

Email
sathyaabooks@gmail.com

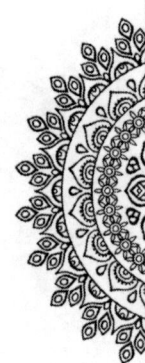
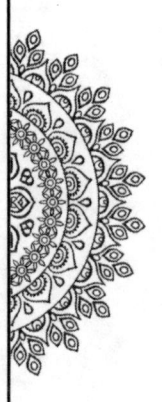

காணிக்கை

இந்த நூலைத் தமிழ்நாடு அரசு தணிக்கைத் துறையிலும்,
வனத் துறையிலும் என்னுடன் பணியாற்றிய அனைத்து சகாக்களுக்கும்
காணிக்கையாக்குகிறேன்.

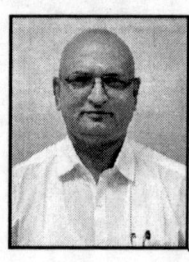

மரு. த.ரவிக்குமார் எம்.டி.,
முதல்வர்,
அரசு ஈரோடு மருத்துவக் கல்லூரி மருத்துவமனை,
பெருந்துறை, ஈரோடு மாவட்டம்.

அணிந்துரை

வாசிப்பவர்கள் அனைவரும் புரிந்துகொள்ளும் வண்ணம், சிக்கலான அரிய அறிவியல் மற்றும் மருத்துவத் தகவல்களையும் கண்டுபிடிப்புகளையும் இனிய மொழிநடையில் எழுதுவது பெரிய வரம். எழுத்தாளர் லதானந்த் அவர்களுக்கு அது பரிபூரணமாக வாய்த்திருக்கிறது.

மருத்துவ மாணவர்கள், செவிலியர்கள், மருத்துவம் சார்ந்த பட்டம் மற்றும் பட்டயப் படிப்புப் படிப்பவர்கள் ஆகியோரில் பலருக்கும் தெரிந்திருக்காத அரிய தகவல்களை வரலாற்றுச் சான்றுகளுடன் எளிதாக விளக்கியிருப்பது ஓர் அரும் பெரும் முயற்சி. அதில் நூலாசிரியர் மிக எளிதாக வென்று இருக்கிறார்.

நூலின் ஆரம்பமே அமர்க்களமாக இருக்கிறது!

தடுப்பு மருந்துகள் என்றால் என்ன, அவற்றின் வகைகள் மற்றும் தன்மைகள் எவை, ஒவ்வொரு தடுப்பு மருந்தும் எந்தெந்த விதங்களில் தயாரிக்கப்படுகின்றன, அவை எப்படி வேலை செய்கின்றன என்பனவற்றை எல்லாம் மிக சுவாரசியமாக, மனதில் ஒட்டும் விதமாகக் கதை போலச் சொல்வதுடன், அவை தடுக்கும் வியாதிகள் எவ்வளவு கொடூரமானவை என்பதை விளக்கி இருப்பதும் அருமை.

வேறெந்த மருத்துவக் கண்டுபிடிப்புக்கள் மனித குலத்தை காப்பாற்றியதையும்விட அதிக அளவில் தடுப்பு மருந்துகள் மட்டுமே காத்திருக்கின்றன என்பதை இந்த நூல் வலியுறுத்துகிறது.

“பெரியம்மைத் தடுப்பூசி கண்டுபிடிப்பதற்கு முன்னர் பல லட்சம் மக்கள் இந்த நோய்க்கு பலியாகி இருக்கின்றனர். நோய் தாக்கப்பட்டவர்களில் 30% மக்கள் இறந்துபோய்விட்டிருக்கிறார்கள். உயிர் பிழைத்தவர்கள் பலருக்கு உடலில் நீங்காத வடுக்களாகப் பெரியம்மைக் கொப்புளத் தழும்புகள் இருப்பதை இன்றும் பார்க்கலாம். கண்ணில் கொப்புளங்கள் ஏற்பட்டவர் களுக்குப் பார்வையே பறிபோகும் அபாயமும் இருந்தது” என நூலாசிரியர் விவரிக்கும்போது காட்சிகள் நம் கண் முன்னே விரிகின்றன.

போலியோ நோய் கடுமையாகத் தாக்கினால் அது கை, கால்களைச் சூம்பிப் போகச் செய்து நிரந்தர ஊனத்துக்கும் வழிவகுத்துவிடும்; நோய் தாக்கப் பட்டவரின் மலம், மற்றும் சளி போன்றவற்றில் இருந்து மற்றவருக்கு இது பரவும் என்பன போன்ற விவரணைகள் எளிமையானவை - ஆனால் வலிமையானவை!

போலியோ தடுப்பு மருந்து கண்டுபிடிப்பதற்காக ஒரு லட்சத்துக்கும் அதிகமாகக் குரங்குகள் கொல்லப்பட்டிருக்கின்றன என்பதைப் போகிற போக்கில் சொல்லி, மனிதன் தன்னைக் காத்துக்கொள்ள எத்தனை உயிர்களை வேண்டுமானாலும் பலியிடத் தயங்கமாட்டான் என்ற கசப்பான உண்மையை இவர் சுட்டும்போது, எழுத்தாளர் என்ற இவரது முகம் தவிர, சமூகப் பொறுப்பும் அக்கறையும் உள்ள வனத் துறை அலுவலர் என்கிற இவரது இன்னொரு முகமும் வெளிப்படுகிறது.

“கொடிய விஷமுள்ள ராஜநாகம் போன்ற பாம்பு ஒன்று யானை ஒன்றைக் கொத்தி விட்டால்கூட யானை பிழைக்க வாய்ப்பிருக்கிறது. ஆனால் ரேபிஸ் தொற்று உள்ள நாய் ஒன்று காட்டு யானையைக் கடித்து விட்டால் அந்த யானைக்கு மரணம் நிச்சயம்! ஆண்டொன்றுக்கு சுமார் 60,000 மக்கள் இந்த நோயால் இறக்கிறார்கள். உலகிலேயே இந்த நோயைப் பரப்பியதில் முதலிடம் (99%) வகிப்பது நாய்கள்தான்!” என்பன போன்ற தகவல்கள் புதியன மட்டும் அல்ல; தடுப்பூசியைத் தவிர உயிர் காக்க வேறு கதியில்லை என்ற உண்மையை எவ்வளவு அழுத்தமாக மனதில் பதிக்கின்றன!

இந்நூலை அனைவரும் படித்துப் பயன் பெற வேண்டும் என்பதுடன், ஏதோ ஓர் இடத்தில் ஏற்பட்ட ஓரிரு அசம்பாவிதங்களை மட்டும் கருத்தில்

கொண்டு, ஒட்டுமொத்தமாகத் தடுப்பு மருந்துகளே ஆபத்தானவை என்ற நச்சுக் கருத்துகளைப் பரப்பி வரும் குரல்களுக்கு இந்த நூல் தக்க பதிலாகவும் அமையும் என்பதில் துளியும் சந்தேகம் இல்லை.

சென்ற நூற்றாண்டில் மனிதர்கள் பலரையும் வேட்டையாடிய கொடும் நோய்களான பெரியம்மை, போலியோ போன்றன முற்றிலும் ஒழிந்திடத் தடுப்பூசிகள் ஆற்றிய பங்கு அளவிடற்கரியது.

உயிர் காக்கும் தடுப்பு மருந்துகளைக் கண்டறிந்தவர்களுக்கு அளிக்கப் படும் மரியாதையும், புகழும் இந்த நூலின் ஆசிரியருக்கும் கிடைக்க வேண்டும் என்பதே என் அவா.

பெருந்துறை
15.02.2025

– வாழ்த்துக்களுடன்
மரு. த.ரவிக்குமார் எம்.டி.,

என்னுரை

வரும் முன் காப்பது என்ற சொலவடைக்கு மிகப் பொருத்தமானவை தடுப்பு மருந்துகளே!

நோய் தாக்கிய பிறகு அதற்கான வலி மற்றும் வேதனைகளை அனுபவித்துக் கொண்டு, அதைப் போக்க மருத்துவரிடம் சென்று நேரத்தையும் பணத்தையும் செலவு செய்து, சிகிச்சை எடுத்து, உடல்நலம் தேறுவதைக் காட்டிலும், உரிய சமயத்தில் தேவைப்படும் தடுப்பு மருந்துகளை எடுத்துக் கொண்டு நோய்களை அண்ட விடாமல் தடுப்பதே அறிவார்ந்த செயல்!

இந்த நூலில் முக்கியமான சில தடுப்பு மருந்துகளைப் பற்றிய கட்டுரைகள் இடம் பெற்றிருக்கின்றன. அவற்றில் மக்களுக்குப் பெரும் உடல்நலக் குறைவை ஏற்படுத்தும் சில நோய்கள், அவை பரவும் வழிகள், அறிகுறிகள், தடுக்கும் வழிகள் ஆகிய விவரங்களோடு, அந்த நோய்கள் நம்மை அணுகாதிருக்க எடுத்துக் கொள்ள வேண்டிய தடுப்பு மருந்துகளைப் பற்றிய முக்கியமான தகவல்களும் இடம் பெற்றிருக்கின்றன.

குறிப்பாகத் தடுப்பு மருந்துகளைக் கண்டுபிடித்த ஆராய்ச்சியாளர்கள் பற்றிய குறிப்புகளோடு, தடுப்பு மருந்துகள் உருவான வரலாறுகளும் சுவாரசிய மாக விவரிக்கப்பட்டிருக்கின்றன. நோய்களைப் பற்றிய விழிப்புணர்வையும், எடுக்க வேண்டிய பாதுகாப்பு நடவடிக்கைகளையும் இந்த நூல் நிச்சயம் ஏற்படுத்தும் என்பது எனது நம்பிக்கை.

தடுப்பு மருந்துகள் பற்றிய கட்டுரைகளைத் தொடராக வெளியிட்ட தினமலர் - பட்டம் இணைப்பின் பொறுப்பாளர்களுக்கும், சிறந்த முறையில் கட்டுரை களைத் தொகுத்து, நூலாக வெளியிட்டிருக்கும் சத்யா என்டர்பிரைசஸ் நிறுவனத்தினருக்கும், நுட்பமான அணிந்துரை அளித்திருக்கும் அரசு ஈரோடு மருத்துவக் கல்லூரியின் முதல்வர், மருத்துவர் டி.ரவிகுமார், எம்.டி., அவர் களுக்கும் எனது மனமார்ந்த நன்றி.

- அன்புள்ள

லதானந்த்

கோயமுத்தூர்
23.02.2025

உள்ளே...

1.	தடுப்பு மருந்துகளின் வரலாறும் வகைகளும்	11
2.	ரேபிஸ் தடுப்பு மருந்து	15
3.	போலியோ தடுப்பு மருந்து	18
4.	பிளேக் நோய் தடுப்பு மருந்து	22
5.	பெரியம்மைத் தடுப்பு மருந்து	25
6.	சின்னம்மைத் தடுப்பு மருந்து	29
7.	குரங்கம்மைத் தடுப்பு மருந்து	33
8.	எம்.எம்.ஆர். (Measles, Mumps, மற்றும் Rubella) தடுப்பு மருந்து	36
9.	காசநோய்த் தடுப்பு மருந்து	39
10.	டைஃபாய்ட் தடுப்பு மருந்து	42
11.	காலரா நோய்த் தடுப்பு மருந்து	45
12.	டிஃப்தீரியா நோய்த் தடுப்பு மருந்து	49
13.	கக்குவான் இருமல் (Pertussis) தடுப்பு மருந்து	52

14.	மூளைக் காய்ச்சல் தடுப்பு மருந்து	55
15.	நிமோனியா நோய்த் தடுப்பு மருந்து	58
16.	ஹெபாடிடிஸ் (கல்லீரல் அழற்சி) நோய் தடுப்பு மருந்து	61
17.	ஃப்ளூ தடுப்பு மருந்து	64
18.	இரைப்பைக் குடல் அழற்சித் தடுப்பு மருந்து	67
19.	மலேரியா நோய்த் தடுப்பு மருந்து	70
20.	தொழு நோய்த் தடுப்பு மருந்து	76
21.	புற்றுநோய்த் தடுப்பு மருந்து	79
22.	கொரோனா நோய்த் தடுப்பு மருந்து – கோவேக்ஸின்	81
23.	கொரோனா நோய்த் தடுப்பு மருந்து – கோவிஷீல்ட்	86
24.	சர்க்கரை நோய்	88

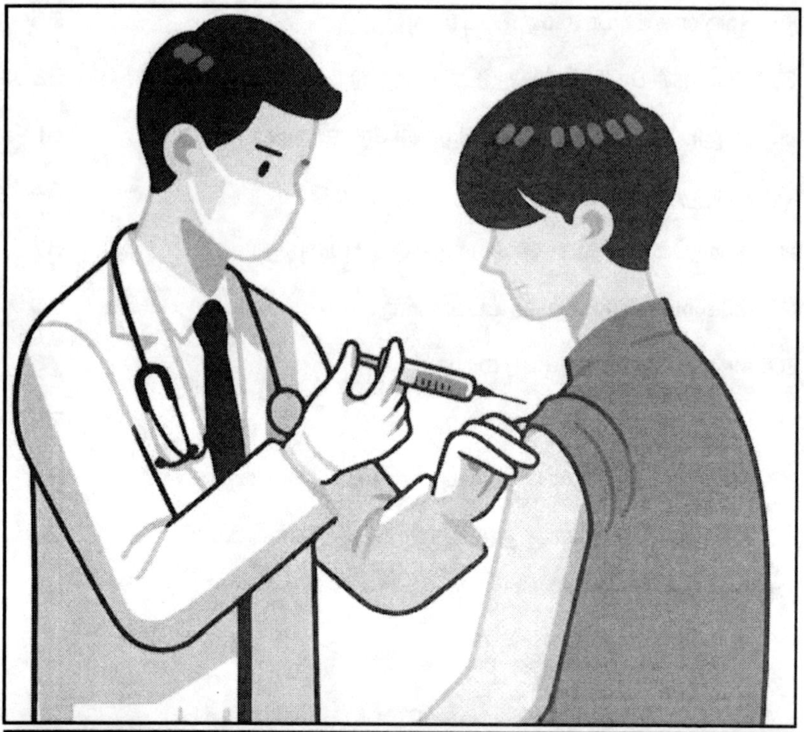

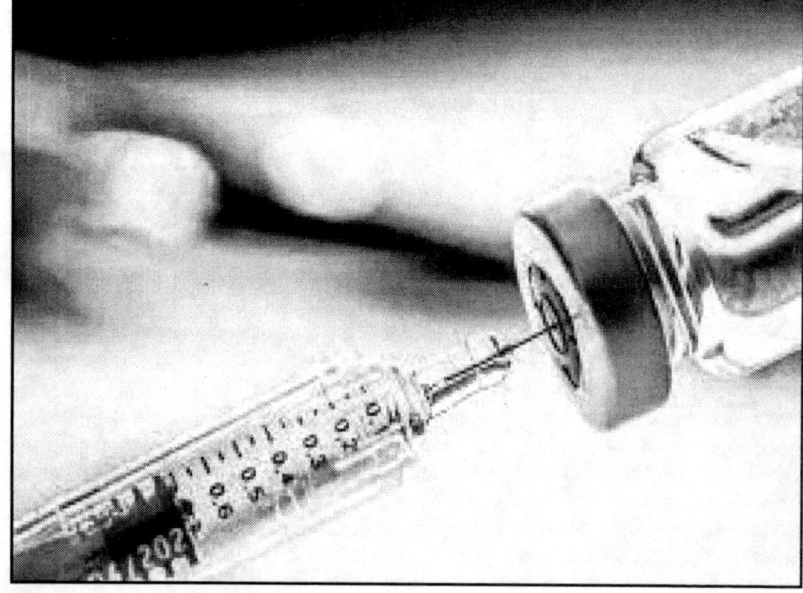

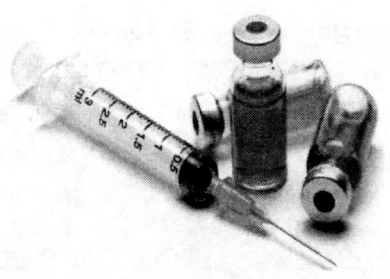

தடுப்பு மருந்துகளின் வரலாறும் வகைகளும்

பொதுவாக நோய்கள் தாக்காமல் இருப்பதற்காகப் பயன் படுத்தப்படும் மருந்துகளை 'தடுப்பு மருந்துகள்' என்பார்கள். ஆனால் இந்த வகைத் தடுப்பு மருந்துகளில் பலவும் ஊசி மூலம் செலுத்தப் படாமல் வாய் மூலமாகவும் கொடுக்கப்படுவது உண்டு.

உதாரணமாக, போலியோ சொட்டு மருந்தைச் சொல்லலாம். இது ஊசி மருந்து அல்ல; துளிகளாக அல்லது சொட்டுக்களாக வாய் மூலம் அளிக்கப்படுவது. எனவே, நோய் வராமல் கவசங்களாக நம்மைப் பாதுகாக்கும் மருந்துகளைத் தடுப்பு ஊசிகள் என்பதை விடத் 'தடுப்பு மருந்துகள்' என்பதே பொருத்தமாக இருக்கும்.

தடுப்பு மருந்துகளின் செயல்பாட்டின் அடிப்படை சுவாரசிய மானது. ஒருவருக்கு நோய் ஏற்படும் கிருமியையே செயல் இழக்கச் செய்து, அதையே மனிதனின் உடலில் செலுத்தும்போது, அந்த மனிதரின் உடம்பில் குறிப்பிட்ட அந்த நோய்க்கெதிரான எதிர்ப்பு சக்தி உருவாகிவிடும். இப்படி செலுத்தப்படும் நோய் பரப்பாத பலவீனமான கிருமிகளுக்கு 'ஆன்டிஜென்' (antigen) எனப் பெயர்.

பின்னாளில் வீரியமான அதே நோய்க் கிருமிகள் புதிதாக உடலில் நுழைந்தால் ஏற்கெனவே பெறப்பட்டிருக்கும் எதிர்ப்பு ஆற்றல், புதிதாகப் புகுந்த நோய்க் கிருமிகளைத் தாக்கி அழித்து, நோய் வராமல் பாதுக்காக்கும். இவற்றிலும் பல பொதுப் பிரிவுகள் இருக்கின்றன.

நோய் பரப்பும் கிருமிகளைத் தனியே பிரித்தெடுத்து அவற்றை உயிரிழக்கவோ அல்லது செயல் இழக்கவோ செய்து குறிப்பிட்ட அந்த நோய் தாக்காமல் இருப்பதற்காக உடலில் செலுத்துவார்கள். இதை இனாக்டிவேட்டட் தடுப்பு மருந்துகள் (Inactivated vaccines) என்பார்கள். உதாரணமாக ஃப்ளூ காய்ச்சல் தடுப்பு மருந்தில் இந்த முறை பயனாகிறது.

'பொன்னுக்கு வீங்கி' போன்ற நோய்கள் சிலவற்றுக்கான மருந்து களில், நோய் பரப்பும் கிருமிகள் முற்றிலுமாகக் கொல்லப்படாத நிலையில் உயிருடனே இருக்கும். பலவீனமான அவை உடலில் செலுத்தப்பட்டால், நோயை உண்டாக்காது. மாறாக அதே வகை நோய்க் கிருமிகளுகு எதிராகச் செயல்படும். இந்த வகைத் தடுப்பு மருந்துகளை அட்டென்னுவேட்டட் வேக்ஸின்கள் (Attenuated vaccines) என்று சொல்வார்கள்.

இன்னும் சில தடுப்பு மருந்துகளின் தயாரிப்பு முறை மிக நுட்ப மானது. நோய் பரப்பும் கிருமிகளிலிருந்து குறிப்பிட்ட பகுதியை மட்டும் பிரித்தெடுத்துத் தடுப்பு மருந்தாகப் பயன்படுத்துவார்கள். ஹீமோஃபிலஸ் இன்ஃப்ளூயென்ஸா என்ற நோய்க்கான தடுப்பு மருந்துகள் இப்படித் தயாரிக்கப்படுவனதாம். இந்த வகைக்கு சப்யூனிட் வேக்ஸின்கள் (Subunit vaccines) என்று பெயர்.

நிமோனியா போன்ற நோய்களைத் தடுக்கும் தடுப்பு மருந்துகளில் இரண்டு அம்சங்கள் பொருந்தியிருக்கும். நோய்க் கிருமியில் இருந்து பிரித்தெடுக்கப்பட்ட புரதத்தோடு, அதைச் சுமந்து செல்லும் இன்னொரு புரதத்தையும் கலந்து உடலில் செலுத்தி, நோய் எதிர்ப்பு சக்தியை மருத்துவர்கள் உண்டாக்குவார்கள். இந்த வகைத் தடுப்பு

மருந்துகள், 'காஞ்சுகேட் வேக்ஸின்கள்' (Conjugate vaccine) வகையைச் சேர்ந்தன.

எம்.ஆர்.என்.ஏ. தடுப்பு மருந்துகளில் (MRNA vaccines), மரபு ரீதியான மூலக்கூறுகள் பயன்படுத்தப்படுகின்றன. இவை செல் களுக்குக் குறிப்பிட்ட நோய் எதிர்ப்புப் புரதத்தை உருவாக்கும்படி கட்டளையிடும். கோவிட் 19 வகைத் தடுப்பு மருந்துகள் இந்தப் பிரிவைச் சேர்ந்தவையே.

வைரல் வெக்டார் வேக்ஸின்கள் (Viral vector vaccines) வேறு வகை யானவை. இதில் மரபு ரீதியான மூலக்கூறுக்களைக் கொண்டு சேர்க்க, வேறு வகையான வைரஸை உட்செலுத்துவார்கள். எபோலா நோய்த் தடுப்பு மருந்தை இதற்கு உதாரணமாகச் சொல்லலாம்.

அடிப்படையில் நச்சுத் தன்மை கொண்டிருக்கும் சில வேதிப் பொருட்களில் இருந்து நச்சுத் தன்மையை முற்றிலுமாக அகற்றி, அவற்றை உடலில் செலுத்தி, நோய் எதிர்ப்பை உருவாக்குவதும் நடக்கும்.

டிஃப்தீரியா மற்றும் டெட்டானஸ் நோய் தடுப்பு மருந்துகளின் செயல்பாட்டில் இந்த அடிப்படை பயனாகிறது. இவை டாக்ஸாய்ட் தடுப்பு மருந்துகள் (Toxoid vaccines) ஆகும்.

இன்னும் சில நடைமுறைகளின்போது, ஒன்றுக்கு மேற்பட்ட தடுப்பு மருந்துகளைக் கலந்து ஒரே சமயத்தில் பயன்படுத்துவதும் உண்டு. இவை காம்பினேஷன் தடுப்பு மருந்துகள் (Combination vaccines) எனப்படும். ரூபெல்லா, சின்னம்மை, மீஸல்ஸ் மற்றும் மம்ப்ஸ் ஆகிய நோய்களைத் தடுக்கும் எம்.எம்.ஆர்.வி. தடுப்பு மருந்தில் இவை (MMRV vaccine) பயனாகின்றன.

நவீன முறையில், மரபு ரீதியான பொறியியல் உத்தி கையாளப்படு கிறது. இதில் குறிப்பிட்ட ஒரு வகை நோய் எதிர்ப்பு ஆற்றல் உடைய புரதம் உற்பத்தி செய்யபட்டுச் செயலாற்றுகிறது.

கர்ப்பப்பைப் புற்றுநோயைத் தடுக்கும் ஹ்யூமன் பாப்பிலோமா வைரஸ் தடுப்பு மருந்துகள் (Human Papilloma Virus vaccines) இந்த வகையானவையே.

ஏற்கெனவே குறிப்பிட்டதுபோல போலியோவைத் தடுக்க, வாய் மூலம் அளிக்கப்படும் ஓரல் தடுப்பு மருந்துகளும் (Oral vaccines) புழக்கத்தில் உள்ளன.

■

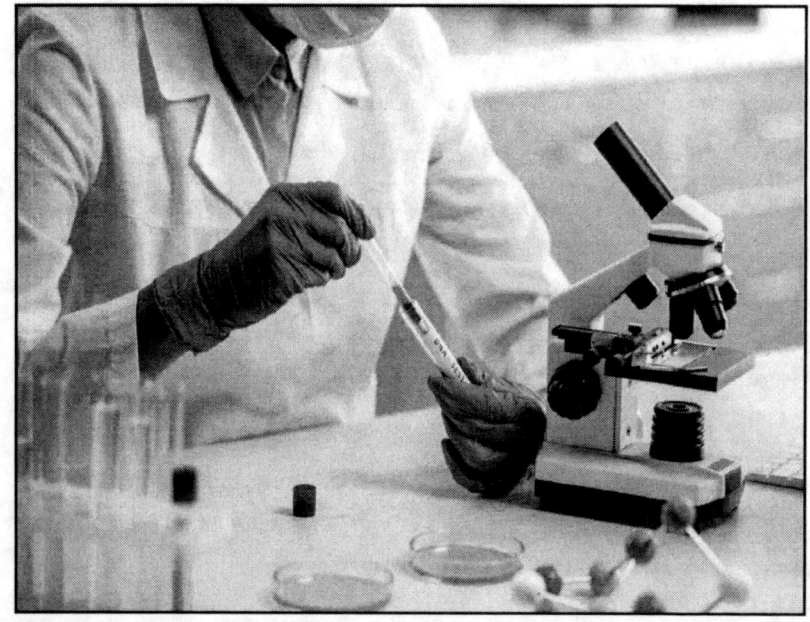

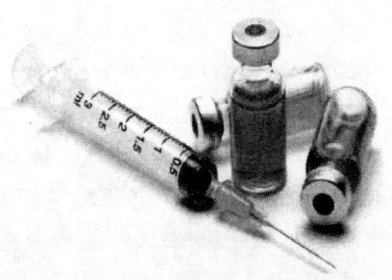

ரேபிஸ் தடுப்பு மருந்து

ரேபிஸ் என்பது ***ரேபிஸ் லிஸ்ஸா வைரஸ்*** (Rabies lyssa virus) என்னும் கிருமி ஒன்றினால் பரவும் மிகக் கொடுமையான நோய். ரேபிஸ் என்ற லத்தீன் வார்த்தைக்கு, 'பைத்தியம்' என்று அர்த்தம். அறிவியல் பெயரான லிஸ்ஸா என்பது 'வன்முறை' என்ற பொருள் கொண்ட லுட் என்ற கிரேக்க வார்த்தையில் இருந்து பிறந்தது. *4,000* ஆண்டுகளுக்கு முன்பிருந்தே இந்த நோய் மனிதர்களைத் தாக்கி யிருக்கிறது.

பொதுவாக இது விலங்குகளின் உமிழ்நீர் மூலம் பரவக்கூடியது. நாய், பூனை, குதிரை, வௌவால்கள் இந்த நோய் தாக்கும் வைரஸால் பாதிக்கப்பட்டிருந்தால், அவை கடித்த மனிதருக்கு இந்த நோய்த் தொற்று கடிபட்ட காயங்கள் மூலம் ஏற்படும்.

பாதிக்கப்பட்ட மிருகம் ஒருவரைக் கடித்தால்தான் நோய் பரவும் என்றில்லை. அதன் உமிழ்நீர் மனிதர்களின் கண்கள், வாய், மூக்கு உடலில் இருக்கும் புண்கள் வழியாகவும் உட்புகுந்து நோய்த் தொற்றை ஏற்படுத்தக்கூடும்.

என்செஃபாலிடிஸ் எனப்படும் நோயை இது உண்டாக்கிவிடும். மூளையில் இருக்கும் செல்களை வீங்கச் செய்து, நரம்பு மண்டலத்தைக் கடுமையாகப் பாதித்து மரணத்தை உண்டாக்கி விடும். நோயாளி மிகவும் வேதனைப்பட்டு இறப்பார். தடுப்பு மருந்து கண்டுபிடிப்பதற்கு முன்னர் இந்த நோய் ஏற்பட்டால் பாதிக்கப்பட்டவர் உயிர் பிழைத்ததே இல்லை; மேலும் பல சித்ரவதைகளை அனுபவித்த பின்னரே இறப்பு வரும் என்பதால் பலர் தற்கொலை செய்து கொள்வதும் நேரிட்டிருக்கிறது.

ஆண்டொன்றுக்கு சுமார் 60,000 மக்கள் இந்த நோயால் இறக் கிறார்கள். உலகிலேயே இந்த நோயைப் பரப்பியதில் முதலிடம் (99%) வகிப்பது நாய்கள்தான்!

இந்த நோய் எவ்வளவு வீரியமானது என்பதைப் பாருங்களேன். யானை ஒன்றைக் கொடிய விஷமுள்ள பாம்பு ஒன்று கொத்தி விட்டால்கூட அது பிழைக்க வாய்ப்பிருக்கிறது. ஆனால் ரேபிஸ் தொற்று உள்ள நாய் ஒன்று யானையைக் கடித்து விட்டால் அந்த யானைக்கு மரணம் நிச்சயம்!

காய்ச்சல், வாந்தி, கை கால்களை அசைப்பதில் சிரமம், தண்ணீரைப் பார்த்தால் நடுக்கம், கடிபட்ட இடத்தில் மிக அதிக அளவு வலி, போன்றன ஏற்பட்டு, சுய நினைவை இழப்பதும் நடக்கும். மத்திய நரம்பு மண்டலத்தைக் கடுமையாகத் தாக்கி, நோயாளி மூன்று மாதங்களுக்குள் பரிதாபமாக இறந்து போவார்.

1885ஆம் ஆண்டு இதற்கான தடுப்பு மருந்தை ***லூயிஸ் பாய்ச்சர்*** என்னும் விஞ்ஞானி கண்டுபிடித்தார். இவர் ஒரு மருத்துவர் அல்ல. பலவீனமான நோய்க் கிருமிகளை உடலில் செலுத்தும்போது குறிப்பிட்ட அந்த நோய்க்கு எதிரான எதிர்ப்பு சக்தியை அந்த உடல் பெற்று விடும் என்பதுதான் அவரது கண்டுபிடிப்புக்கான அடிப்படை.

வெறி நாய்கள் பவற்றையும் பின்தொடர்ந்து, அவற்றின் உமிழ்நீரைத் தானே பாதுகாப்பாக உறிஞ்சிப் பல பரிசோதனைகளையும் மேற் கொண்டார்.

ரேபிஸ் வைரஸ் தாக்கப்பட்ட முயல் ஒன்றின் தண்டு வடத்தைப் பொடி செய்து வெறி நாய்களின் உடலில் செலுத்திப் பாய்ச்சர் பரிசோதித்தார்.

பின்னர் 06.07.1885ஆம் தேதி ஜோசஃப் மெயிஸ்டெர் என்னும் ஒன்பது வயதுச் சிறுவன் ஒருவனுக்கு இந்த மருந்தைச் செலுத்தினார். அந்தப் பையனை இரு தினங்களுக்கு முன்னர்தான் வெறி நாய் ஒன்று பதினான்கு இடங்களில் கடித்திருந்தது. மெயிஸ்டர் பிழைத்துக் கொண்டான்.

இந்தத் தடுப்பு மருந்தை ஒரு முறை போட்டால் மட்டும் போதாது. வளர்ப்புப் பிராணிகளுக்கு ஒன்றிலிருந்து மூன்று ஆண்டுகளுக்கு ஒரு முறை போட்டுக் கொண்டே இருக்க வேண்டும்.

∎

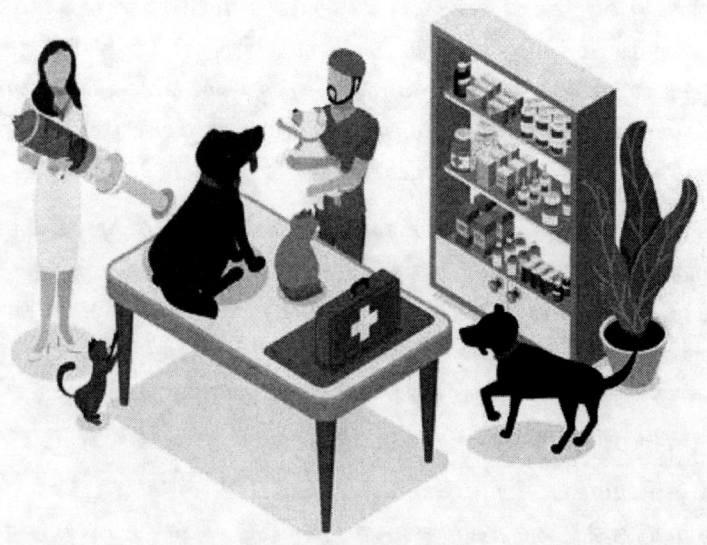

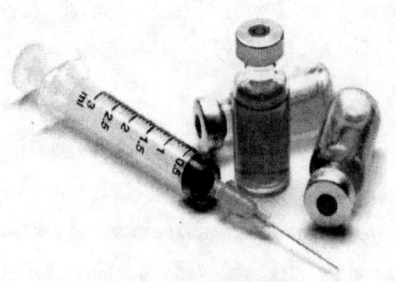

போலியோ தடுப்பு மருந்து

போலியோ நோயை *போலியோமையெலிடிஸ்* (Poliomyelitis)' என்பார்கள். இந்த வார்த்தை கிரேக்க வார்த்தைகளான 'போலியோஸ் மற்றும் மையெலோஸ்' ஆகிய வார்த்தைகளில் இருந்து வந்தது. போலியோ என்றால் 'சாம்பல்' என்றும் மைலோஸ் என்றால் 'மஜ்ஜை' என்றும் அர்த்தம். இறுதிப் பகுதியில் இருக்கும் 'இடிஸ்' என்ற லத்தீன் வார்த்தைக்கு 'வீக்கம்' என்று அர்த்தம். நோயானது தண்டுவடப் பகுதியில் உள்ள சாம்பல் நிற மஜ்ஜையைத் தாக்கிப் பாதிப்பை உண்டாக்குவதால் இந்தப் பெயர் ஏற்பட்டது.

இந்த நோய் 'போலியோ வைரஸ்' என்ற கிருமி மூலம் பரவுவது. மனிதனின் தண்டுவடத்தில் இருக்கும் நரம்புகளை இந்தக் கிருமி பாதிக்கும். காய்ச்சல், தலைவலி, தசைவலி, தொண்டைக் கரகரப்பு, வயிற்றுவலி, பசியின்மை, வாந்தி போன்ற அறிகுறிகள் இருக்கும். பலருக்கு எந்தவித அறிகுறியுமே தென்படாமலும் இருக்கும். பெரும் பாலும் குழந்தைகளையே போலியோ தாக்குகிறது.

கடுமையாகப் போலியோ தாக்கப்பட்டால் அது பக்கவாதத்தை ஏற்படுத்திக் கை, கால்களைச் சூம்பிப் போகச் செய்து நிரந்தர

ஊனத்துக்கும் வழிவகுத்துவிடும். கி.மு 1403-1365 காலகட்டத்தைச் சேர்ந்த பண்டைய எகிப்திய ஓவியங்கள் மற்றும் சிற்பங்களில்கூட இது குறிப்பிடப்பட்டுள்ளது.

நோய் தாக்கப்பட்டவரின் மலம், மற்றும் சளி போன்றவற்றில் இருந்து மற்றவருக்கு இது பரவும்.

போலியோவால் பல்லாயிரக்கணக்கான மனிதர்கள் உலகம் முழுக்க நோய்த் தாக்குதலுக்கு ஆளானர்கள்; நிரந்தர ஊனம் அடைந்தார்கள்; பலர் இறந்தும் போனார்கள்.

போலியா தாக்குதலில் இருந்து தப்பிக்க ஒரே வழி போலியோ தடுப்பு மருந்தை எடுத்துக் கொள்வதுதான். இந்தத் தடுப்பு மருந்துக்கு, ***'இனாக்டிவேடட் போலியோ வைரஸ் வேக்ஸின்'*** (Inactivated poliovirus vaccine -IPV) என்று பெயர்.

போலியோவுக்கான தடுப்பு மருந்தை 'சொட்டு மருந்து' என்பார்கள். குழந்தைகளுக்கு, பிறந்த 2 மாதங்கள், 4 மாதங்கள், 6 முதல் 18 மாதங்களுக்குள்ளான காலம் 4 வயது முதல் 6 வயதுக்குள்ளான காலம் ஆகிய இடைவெளிகளில் போலியோ சொட்டு மருந்தை வாய் மூலம் தருவதன் மூலம் போலியோ தாக்குதலில் இருந்து காப்பாற்றலாம்.

1789ஆம் ஆண்டில், ஆங்கில மருத்துவர் ***மைக்கேல் அண்டர்வுட்*** இந்த நோய்க்கான மருத்துவ விளக்கத்தை முதலில் வழங்கினார், அவர் போலியோவை **'கால்களின் பலவீனம்'** என்று குறிப்பிட்டார்.

1840ல் மருத்துவர்களான ***ஜாகப் ஹெய்ன்*** மற்றும் ***கார்ல் ஆஸ்கர் மெடின்*** ஆகியோர் போலியோவைத் தீவிரமாக ஆராய்ந்தனர். அவர்களின் பங்களிப்பின் காரணமாக போலியோவை, 'ஹெய்ன்-மெடின் நோய்' என்று அழைத்தார்கள்.

டாக்டர் ***டேவிட் போடியன்*** நோய்க் கிருமிகளின் உருவாக்கம் மற்றும் போலியோ வைரஸின் 3 வகைகளை அவரது குழுவுடன் ஆராய்ந்து அறிவித்தார்.

1952-1955 வரை உள்ள காலகட்டத்தில் போலியோ தடுப்பு மருந்து ***ஜோனாஸ் சால்க்*** என்பவரால் உருவாக்கப்பட்டது. கொல்லப்

பட்ட - செயல் இழந்த - போலியோ வைரஸ் மூலம் தடுப்பு மருந்தை அவர் உருவாக்கியிருந்தார். சால்க் தமக்கும் தமது குடும்பத்தினருக்கும் தடுப்பு மருந்து போட்டுப் பரிசோதித்தார். மேலும் 1954இல் சுமார் 13,00,000 குழந்தைகளுக்குத் தடுப்பு மருந்து கொடுத்துப் பரிசோதனைகள் மேற்கொள்ளப்பட்டன.

போலியோ தடுப்பு மருந்து கண்டுபிடிப்பதற்காக ஒரு லட்சத்துக்கு மேல் குரங்குகள் கொல்லப்பட்டிருக்கின்றன.

1960 வாக்கில் **ஆல்பர்ட் சபின்** என்பவரால் உருவாக்கப்பட்ட இரண்டாவது வகை போலியோ தடுப்பு மருந்து பயன்படுத்த அனுமதிக்கப்பட்டது. உயிருடன் இருக்கும் - ஆனால் நோய் பரப்ப இயலாத அளவு பலவீனமான வைரஸ் கிருமியை - சொட்டுகளாகக் கொடுப்பதை சபின் அறிமுகப்படுத்தினார். இது 'வாய்வழி போலியோ தடுப்பு மருந்து (Oral Polio Vaccination -OPV)' எனப் பட்டது. சோவியத் யூனியன் மற்றும் கிழக்கு ஐரோப்பாவில் முதன்முதலில் சோதிக்கப்பட்டுத் தயாரிக்கப்பட்டது.

ரோட்டரி இன்டர்நேஷனல் அமைப்பு, 1985ஆம் ஆண்டு போலியோவிற்கு எதிராக உலகக் குழந்தைகளுக்குத் தடுப்பு மருந்து போடுவதற்கான உலகளாவிய முயற்சியைத் தொடங்கியது, அதைத் தொடர்ந்து 1988 ஆம் ஆண்டில் உலகளாவிய போலியோ ஒழிப்பு முன்முயற்சி (Global Polio Eradication Initiative GPEI) நிறுவப்பட்டது.

GPEI தொடங்கியபோது, உலகம் முழுவதும் ஒவ்வொரு நாளும் 1000க்கும் மேற்பட்ட குழந்தைகளை முடமாக்கியது. அப்போதிருந்து 200க்கும் மேற்பட்ட நாடுகளில் 2,00,00,000 தன்னார்வலர்களின் ஒத்துழைப்போடு, 2.5 பில்லியனுக்கும் அதிகமான குழந்தைகள் போலியோவுக்கு எதிராகத் தடுப்பு மருந்து பெற்றுள்ளனர்.

உலக சுகாதார அமைப்பின், முக்கியமான மருந்துகளின் பட்டியலில் 'போலியோ தடுப்பு மருந்தும்' இடம் பிடித்திருக்கிறது.

தடுப்பு மருந்து கண்டுபிடிக்கப்பட்ட பிறகு படிப்படியாக போலியோவின் தாக்கம் பல நாடுகளிலும் குறைந்துவிட்டது. மேற்கு பசிபிக் பகுதிகளில் 2000 ஆண்டிலும் ஐரோப்பியப் பகுதிகளில் 2002

ஆண்டிலும் போலியோ முற்றிலுமாக ஒழிக்கப்பட்டு விட்டது. போலியோவை ஒழித்த உலகின் முதல் நாடு செக்கோஸ்லோ வாக்கியா எனலாம்.

2013ஆம் ஆண்டில் இருந்து பெருமளவு போலியோவால் பாதிக்கப்பட்ட நாடுகளாக நைஜீரியா, பாகிஸ்தான் மற்றும் ஆப்கானிஸ்தான் ஆகிய நாடுகளே இருக்கின்றன.

இந்தியாவில் 1972ஆம் ஆண்டு வாக்கில் போலியோ தடுப்பு மருந்து கொடுக்க ஆரம்பிக்கப்பட்டது. இது தற்போது வரை தொடர்கிறது. தடுப்பு மருந்து செலுத்துவதில் மிகத் தீவிரமான நடவடிக்கையால் இந்தியாவில் தற்போது போலியோ முற்றிலுமாக ஒழிந்துவிட்டது என்றே சொல்லலாம்.

மேற்கு வங்காளத்தில் 2011ஆம் ஆண்டு ஜனவரி 13ஆம் தேதி அன்று போலியா தாக்குதலுக்கு ஒரு நபர் ஆளானார். அதற்குப் பிறகு இன்று வரை வேறு யாரும் அந்நோய்க்கு ஆளாகவில்லை. காரணம் போலியோ தடுப்பு மருந்துதான்!

■

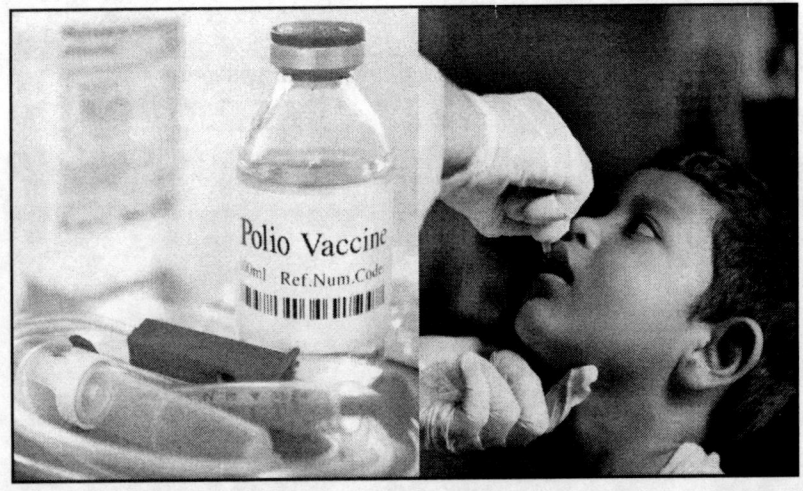

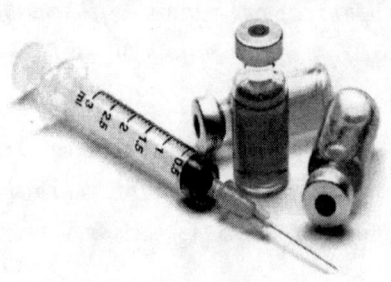

பிளேக் நோய் தடுப்பு மருந்து

ஒரு காலத்தில் உலக மக்களைப் பீதியில் ஆழ்த்திய கொடிய கொள்ளை நோய் பிளேக் ஆகும். ***யெர்ஸினியா பெஸ்டிஸ்*** என்ற பாக்டீரியாவால் இந்த நோய் ஏற்படுகிறது. ஸ்விட்ஸர்லாந்தைச் சேர்ந்த ***அலெக்ஸாண்டர் ஜான் யெர்ஸின்*** என்ற பாக்டீரியா ஆராயாச்சியாளர் பிளேக்குக் காரணமான பாக்டீரியாவை இனங் கண்டறிந்தார். எனவே அவரது நினைவாக இந்தக் கிருமிக்கு, 'யெர்ஸினியா பெஸ்டிஸ்' எனப் பெயரிட்டிருக்கிறார்கள்.

பிளேக் நோயில் மூன்று முக்கியமான வகைகள் உள்ளன. அவை :

1. புபோனிக் பிளேக் : இதுதான் பெரும்பாலானவர்களைப் பாதித்த வகை. இடுப்புப் பகுதி, அக்குள் மற்றும் கழுத்து ஆகிய வற்றில் இருக்கும் நிணநீர்ச் சுரப்பிகள் வீக்கமடைந்து காணப் படும்.

2. நிமோனிக் பிளேக் : நுரையீரலைத் தாக்கி, நிமோனியாவை உண்டாக்கும்.

3. செப்டிசெமிக் பிளேக் : ரத்த ஓட்டத்தில் கலக்கும் பாக்டீரியா உறுப்புகளைச் செயல் இழக்கச் செய்யும்.

குளிர், காய்ச்சல், சோர்வு, நிணநீர்ச் சுரப்பிகளில் வலியுடன் கூடிய வீக்கம், தோலில் கரும் புள்ளிகள் தோன்றுதல், இருமும்போது ரத்தம் வருதல் போன்றன பிளேக்கின் அறிகுறிகள்.

நோய் பாதிக்கப்பட்ட எலிகளைக் கடித்த உண்ணிகள் என்னும் ஒட்டுண்ணிகள் மனிதர்களைக் கடிக்கும்போதும், பாதிக்கப்பட்ட முயல், பூனை, அணில் மற்றும் எலி போன்ற பிராணிகளின்மீது மனிதர்களின் உடல் படும்போதும், நிமோனிக் பிளேக் நோய்த் தொற்றுள்ளவர்கள் இருமும்போதும், தும்மும்போதும் நோய் மற்றவர்களுக்குப் பரவும். பாதிக்கப்பட்ட பிராணிகளால் அசுத்த மடைந்திருக்கும் மண் மற்றும் நீர் ஆகியனவும் நோய் பரவலுக்குக் காரணங்களாகிவிடும்.

உரிய தருணத்தில் முறையான சிகிச்சை அளிக்காவிட்டால் மரணம் நிகழவும் வாய்ப்புண்டு.

கி.பி.541-542ல் கிழக்கு ரோம சாம்ராஜ்யத்தில் 25 முதல் 50 மில்லியன் மக்கள் பிளேக் நோயால் இறந்தனர்.

கி.பி.1346 முதல் 1353 வரை மத்திய ஆசியாவில் இருந்து ஐரோப்பா வுக்குப் பரவிய பிளேக் கொள்ளை நோய்க்கு 75 முதல் 200 மில்லியன் மக்கள் பலியானார்கள். (இது ஐரோப்பாவின் மொத்த மக்கள் தொகையில் 30-60% ஆகும்.)

கி.பி.1885 முதல் 1960 வரை சீனாவில் தொடங்கி, உலகெங்கும் பரவிய பிளேக் நோயால் 12 முதல் 20 மில்லியன் மக்கள் இறந்து போனார்கள்.

1897ஆம் ஆண்டு, *வால்டிமர் ஹாஃப்கின்* என்ற ரஷ்ய-ஃப்ரெஞ்சு பேக்டீரியா ஆராய்ச்சியாளர், பலவீனமான பாக்டீரியாக் கிருமி மூலம் பிளேக் நோய்த் தடுப்பு மருந்து ஒன்றைக் கண்டுபிடித்தார். மக்களின் நம்பிக்கையைப் பெறுவதற்காகத் தமக்குத் தாமே அதைச் செலுத்திப் பரிசோதித்துக் காண்பித்தார்!

1905ஆம் ஆண்டு, அமெரிக்காவில் வர்த்தக ரீதியான பிளேக் தடுப்பு மருந்து புழக்கத்துக்கு வந்தது.

1940களில் இறந்துபோன பேக்டீரியாவின் முழு செல்களைப் பயன்படுத்தித் தடுப்பு மருந்துகளைத் தயாரிக்க ஆரம்பித்தனர்.

1950களில் உயிருள்ள - ஆனால் செயலற்ற நோய்க் கிருமிகள் மூலம் தடுப்பு மருந்துகள் தயாரிக்கப்பட்டன.

1990களில் ஒன்றுக்கு மேற்பட்ட தடுப்பு மருந்துகளைச் சேர்த்துக் கூட்டுத் தடுப்பு மருந்துகள் உருவாக்கப்பட்டன.

2000களில் F1V என்ற வீரியம் மிக்க பிளேக் தடுப்பு மருந்து தயாரிக்கப் பட்டது.

1994ஆம் ஆண்டுக்குப் பிறகு இந்தியாவில் பிளேக் நோய் அரிதாகி விட்டது. இருந்தாலும் சுகாதாரமற்ற கிராமப்புறங்களில் மிகச் சிறிய அளவில் பிளேக் தொற்று காணப்படுகிறது.

தடுப்பு மருந்து எடுத்துக்கொள்வதன் மூலமும், உண்ணிகள், எலிகள் போன்றவற்றை ஒழிப்பதன் மூலமும் தூய்மையான பழக்க வழக்கங் களைக் கைக்கொள்வதன் மூலமும் பிளேக் தொற்றிலிருந்து பாதுகாத்துக் கொள்ளலாம்.

■

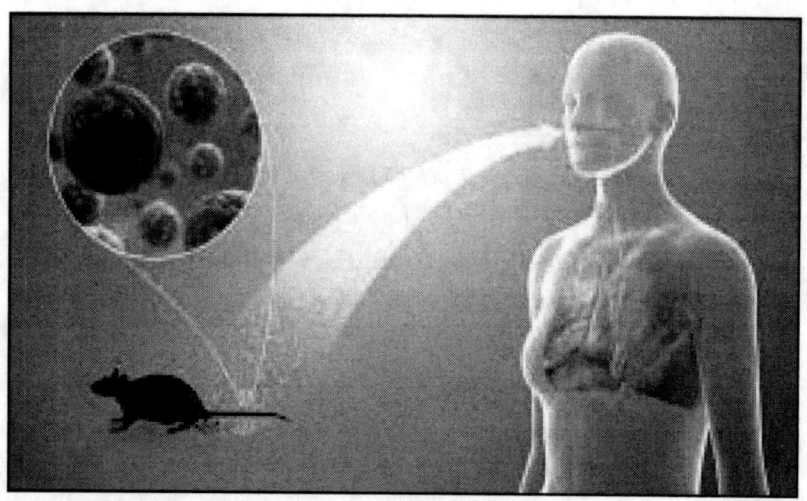

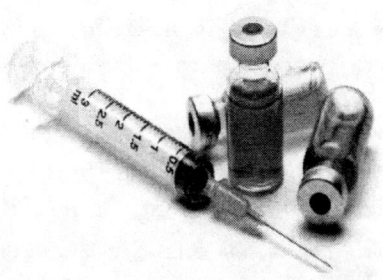

பெரியம்மைத் தடுப்பு மருந்து

தடுப்பு மருந்துகளில் மிக முக்கியமானது, பெரியம்மை தடுப்பு மருந்து ஆகும். இதில் கவனிக்கத்தக்க விஷயம் ஆங்கிலத்தில் Small pox என்பதைத் தமிழில் 'பெரியம்மை' என்கிறார்கள். (அம்மையில் இன்னொரு வகையான Chicken pox என்பதைத் தமிழில், சின்னம்மை என்பார்கள்.)

எகிப்திய மம்மிகள் சிலவற்றில்கூடப் பெரியம்மைத் தொற்று இருந்ததாக ஆராய்ச்சியாளர்கள் சொல்கிறார்கள்.

இந்த நோய்த்தொற்று ஒருவரிடம் இருந்து மற்றவர்களுக்கு வேகமாகப் பரவக் கூடியது. பெரியம்மை என்பது 'வேரியோலா வைரஸ்' என்ற கிருமி மூலம் ஏற்படுவது. 'வேரியோலா' என்ற லத்தீன் வார்த்தைக்குக் 'கொப்புளங்கள்' என்று அர்த்தம்.

பெரியம்மைத் தாக்குதலுக்கு ஆளானவருக்கு மிக அதிகமான காய்ச்சல் ஏற்படும். தசை வலி, சோர்வு, தலை மற்றும் முதுகு வலி, வாந்தி போன்றன பெரியம்மை நோயின் முக்கிய அறிகுறிகள். அத்துடன் உடலில் பல இடங்களிலும் கொப்புளங்கள் தோன்றும்.

இந்தக் கொப்புளங்கள் ஆறினாலும் என்றுமே மறையாத அளவுக்கு வடுக்களை ஏற்படுத்திவிடும்.

தடுப்பு மருந்து கண்டுபிடிப்பதற்கு முன்னர் பல லட்சம் மக்கள் இந்த நோய்க்கு பலியாகி இருக்கின்றனர். நோய் தாக்கப்பட்டவர்களில் 30% மக்கள் இறந்து போய் விட்டிருக்கிறார்கள். உயிர் பிழைத்தவர்கள் பலருக்கு உடலில் நீங்காத வடுக்களாகப் பெரியம்மைக் கொப்புளத் தழும்புகள் இருப்பதை இன்றும் பார்க்கலாம். கண்ணில் கொப்புளங்கள் ஏற்பட்டவர்களுக்குப் பார்வையே பறிபோகும் அபாயமும் இருந்தது.

கி.மு.1350களில் பெரியம்மை தாக்கிய மனிதரின் உடல் கொப்புளங் களில் இருந்து சேகரிக்கப்பட்ட வஸ்துக்களை ஆரோக்கியமான மனிதரின் உடலில் செலுத்தி ஆராய்ச்சி செய்தார்கள். அப்படிச் செலுத்தப்பட்ட மனிதருக்குக் குறைந்த அளவே பாதிப்புகள் உண்டானதை அறிந்தார்கள்.

1500களின் மத்தியில் சீனாவில் 'இன்ஸ்ஃப்லேஷன்' என்ற முறை கடைப்பிடிக்கப்பட்டது. பெரியம்மை கண்ட மனிதரின் புண்கள் ஆறிய பிறகு அவற்றின் பொருகுகள் சேகரிக்கப்பட்டு, உலர்த்திப் பொடியாக்கப்பட்டு, ஆரோக்கியமான மனிதரின் மூக்கில் ஒரு குழாய் மூலம் ஊதிப் பரிசோதனைகள் மேற்கொள்ளப்பட்டன.

1721ல் **மேரி வோர்ட்லி மான்டேகு** என்ற பெண்மணி, ஐரோப்பா வில் இதேபோல் பரிசோதனைகளை மேற்கொண்டார். துருக்கியில் அவர் இந்த நடைமுறையைக் கண்டிருக்கிறார்.

ஏறத்தாழ அதே சமயத்தில், அமெரிக்கக் குடியேற்றங்களிலும் இதே வகையான பரிசோதனைகள் மேற்கொள்ளப்பட்டன. **காட்டன் மாதெர்** என்பவர் தமது அடிமையான **ஒனஸிமஸ்** என்பவரது உடலில் இப்படிச் செலுத்தி, அது சரியாக வேலை செய்வதைக் கண்டறிந்தார். 1721ஆம் ஆண்டு மாஸ்ஸெச்சுசெட்ஸில் பெரியம்மை பெருமளவு பரவியபோது இந்த வகையான தடுப்பு மருந்தை அவர் பரிந்துரைத்தார்.

*1774*ஆம் ஆண்டு, ***பெஞ்சமின் ஜெஸ்டி*** என்பவர் மாடுகளில் இருந்து மனிதனுக்குப் பரவும் பசு அம்மை என்ற நோய்க் கிருமி யான ***போவின் வைரஸ்*** என்பது, பெரியம்மைக்கு எதிராகச் செயல்படும் எனக் கண்டுபிடித்தார்.

*1796*ஆம் ஆண்டு மே மாதம், ஆங்கில மருத்துவரான ***எட்வர்ட் ஜென்னர்*** செய்த பரிசோதனை சரித்திர முக்கியத்துவம் வாய்ந்தது. பசு அம்மையால் பாதிக்கப்பட்டிருந்த பால் விற்பனை செய்யும் பெண் ஒருவர் கையில் உள்ள புண்ணில் இருந்து சேகரிக்கப்பட்ட துகளை ***ஜேம்ஸ் ஃபிப்ஸ்*** என்ற எட்டு வயதுச் சிறுவன் உடலில் செலுத்திப் பரிசோதித்தார். சில நாட்கள் உடல் நலம் குன்றியிருந்த அந்தச் சிறுவன், பிறகு முழுக்க குணமடைந்தான். இரண்டு மாதங்கள் கழித்து - அதாவது அதே ஆண்டு ஜூலை மாதம் - பெரியம்மையால் பாதிக்கப்பட்ட ஒருவரின் புண்ணில் இருந்து சேகரிக்கப்பட்ட பொருளை அதே சிறுவன் உடலில் செலுத்தினார். அவனுக்குப் பெரியம்மை நோய்த்தொற்று ஏற்படவேயில்லை! பெரியம்மைக்கு எதிராகத் தடுப்பு மருந்து போட்டுக்கொண்ட முதல் மனிதன் என்ற பெருமை ஜேம்ஸ் ஃபிப்ஸுக்கே சேரும்.

லத்தீன் மொழியில் பசுவை, ***வேக்கா*** (Vacca) என்பார்கள். பசுவிடம் இருந்து தடுப்பு மருந்து உருவானதால், எல்லாத் தடுப்பு மருந்து களுக்கும் **'வேக்ஸின்** (Vaccine)' என்ற பொதுப் பெயர் உண்டா யிற்று.

*1950*களில் பெரியம்மைத் தடுப்பு மருந்து மருந்துகள் உலர்த்தப்பட்டு உறை நிலையில் குளிர் சாதனப் பெட்டிகளில் பாதுக்காப்பது நடைமுறைக்கு வந்தது.

இதன் விளைவாக ஐரோப்பா, வடஅமெரிக்கா மற்றும் ஜப்பான் ஆகிய நாடுகளில் பெரியம்மை முற்றிலும் ஒழிக்கப்பட்டது. ஆயினும் உலகின் பல பகுதிகளிலும் தொடர்ந்து பெரியம்மையின் தாக்குதல் இருந்தே வந்தது.

*1959*ஆம் ஆண்டு உலக சுகாதார நிறுவனம் பெரியம்மை ஒழிப்புத் திட்டத்தைத் தீவிரமாகச் செயல்படுத்தியது. சீனா மற்றும்

இந்தியாவுக்குப் பெரியம்மைத் தடுப்பு மருந்துகள் பெருமளவில் சோவியத் யூனியனால் வழங்கப்பட்டன.

உலகெங்கும் இருக்கும் விஞ்ஞானிகளின் கடும் முயற்சியாலும், உலக சுகாதார நிறுவனத்தின் சீரிய செயல்பாடுகளாலும் தடுப்பு மருந்துகள் செலுத்தப்பட்டதன் மூலம் 1971ஆம் ஆண்டு தென் அமெரிக்காவிலிருந்தும், 1975ஆம் ஆண்டு ஆசியாவிலிருந்தும், 1977ஆம் ஆண்டு ஆப்பிரிக்காவிலிருந்தும் பெரியம்மை அடியோடு ஒழிக்கப்பட்டது.

3,000 ஆண்டுகளாக மக்களை வாட்டி வதைத்த இந்த நோய்க்குத் தடுப்பு மருந்து கண்டுபிடித்த பிறகு, 1980வாக்கில் இந்த நோய் உலகிலேயே இல்லாமலாகி விட்டது.

■

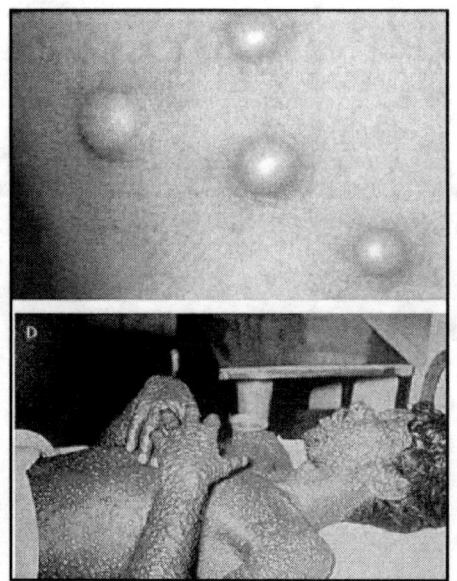

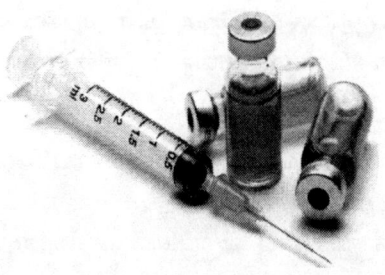

சின்னம்மைத் தடுப்பு மருந்து

சின்னம்மை (Chicken pox) என்பது பல காலமாகப் பத்து வயதுக்குள்ளான குழந்தைகளைத் தாக்கி வந்திருக்கும் ஒரு நோய். இது *வேரிசெல்லா - ஜோஸ்டெர்* என்ற வைரஸ் மூலம் பரவுகிறது. நோயாளி இருமும்போதும், தும்மும்போதும், அவரது உடற் பாகங்கள் மற்றவர் மீது படும்போதும், நோயாளி பயன்படுத்திய பொருட்களை அடுத்தவர்கள் பயன்படுத்தும்போதும், நோய் எதிர்ப்பு சக்தி குறைவாக இருப்பவர்களுக்கு இந்த நோய் பரவுகிறது. சில சமயம் இந்தக் கிருமி நரம்பு செல்களில் பதுங்கி இருந்து, பல வருடங்கள் கழித்து *அம்மை அக்கி* என்ற நோயையும் உருவாக்கி விடும்.

காய்ச்சல், தலைவலி, சோர்வு, பசியின்மை, தோலில் அரிப்பைத் தரும் சிவந்த படை, செம்புள்ளிகள், கொப்புளங்கள், லேசான இருமல், தொண்டை வறட்சி மற்றும் நிணநீர்ச் சுரப்பிகளில் வீக்கம் ஆகியன சின்னம்மையின் அறிகுறிகளாகும்.

சின்னம்மைத் தடுப்பு மருந்தை *'வேரிசெல்லா தடுப்பு மருந்து (Varicella vaccine)'* என்பார்கள்.

முதல் தடுப்பு மருந்தை ***மிச்சியாகி டகாஹாஷி*** என்ற மருத்துவர் ஜப்பானில் உருவாக்கினார். இவரை, ‘சின்னம்மையின் தந்தை’ என்பார்கள்.

அன்னே கெர்ஷோன் என்ற தொற்றுநோய் ஆராய்ச்சியாளர், வேரிசெல்லா தடுப்பு மருந்துயின் வளர்ச்சி மற்றும் பரிசோதனையில் குறிப்பிடத்தக்க பங்களிப்பை வழங்கியிருக்கிறார்.

பலவீனமான ஆனால் உயிரோடு இருக்கும் கிருமிகளைக் கொண்டு தயாரிக்கப்படும் வேரிவாக்ஸ் (Varivax) தடுப்பு மருந்து மற்றும் இறந்த கிருமிகளைக் கொண்டு உருவாக்கப்படும் ஷிங்ரிக்ஸ் (Shingrix) தடுப்பு மருந்து எனத் தடுப்பு மருந்தில் இரண்டு வகைகள் இருக்கின்றன.

இதில் வேரிவாக்ஸ் தடுப்பு மருந்து இதுவரை சின்னம்மை வராதவர்களுக்கும், தடுப்பு மருந்தை எடுத்துக் கொள்ளாதவர்களுக்கும் செலுத்தப்படும். 4 முதல் 8 வார இடைவெளிகளில் இரு தவணைகளில் செலுத்துவார்கள்.

‘ஷிங்ரிக்ஸ்’ தடுப்பு மருந்து சின்னம்மைக்குக் காரணமான அதே வைரஸான வேரிசெல்லா - ஜோஸ்டெர் என்பதால் உண்டாகும் அக்கி அம்மை நோயில் இருந்து பாதுகாப்பு அளிக்கும். ஏற்கெனவே அக்கி அம்மையால் பாதிக்கப்பட்டவர்களும் இதை எடுத்துக் கொள்ளலாம். இது 2 முதல் 6 மாத இடைவெளிகளில் இரு தவணைகளாகச் செலுத்தப்படும்.

கி.மு. 400களிலேயே சின்னம்மை பற்றி கிரேக்க மருத்துவர்களான ஹிப்போக்ரேடெஸ் உட்பட பலரும் ஆராய்ந்திருக்கின்றனர்.

18ஆம் நூற்றாண்டில், நோயாளியின் பாதிக்கப்பட்ட இடத்தில் இருந்து ரத்தத்தை வெளியேற்றும் சிகிச்சை மேற்கொள்ளப்பட்டது.

19ஆம் நூற்றாண்டில் நோயாளிக்கு வாந்தி, வயிற்றுப்போக்கு, அதிக அளவு வியர்வை வெளியேற்றம் போன்றவற்றை ஏற்படுத்தி சிகிச்சை அளிக்கும் நடைமுறை இருந்தது. அதே காலகட்டத்தில் நோய் பாதிக்கப்பட்ட பகுதியில், வெங்காயம், தேன், பால், இறைச்சி, ஈரத் துணி, களிமண் போன்றவற்றைப் பூசுவதும் மேற்கொள்ளப் பட்டிருக்கிறது.

துத்தநாக ஆக்ஸைடு, இரும்பு ஆக்ஸைடு, துத்தநாக கார்பனேட் போன்ற வேதிப் பொருட்கள் கலந்த களிம்பைப் பூசுவது 20ஆம் நூற்றாண்டின் ஆரம்பத்தில் கடைப்பிடிக்கப்பட்ட நடைமுறை.

1600களில் இந்த நோய்க்கு, 'சிக்கன் பாக்ஸ்' என்ற பெயரைச் சூட்டியவர் *ரிச்சர்ட் மார்ட்டன்* என்ற ஆங்கிலேய மருத்துவர்.

1700களில் இது பெரியம்மை அல்ல; தனி நோய் எனப் பிரித்தறியப் பட்டது.

1800களில் இது பரவக்கூடிய தொற்றுநோய் எனக் கண்டறியப் பட்டது.

1900களில் சின்னம்மைக்குக் காரணமான வைரஸ் தனியே பிரிந் தறிந்து அடையாளம் கண்டறியப்பட்டது.

1950களில் நோயாளியின் ரத்த மாதிரியைப் பரிசோதித்து அதில் சின்னம்மைத் தாக்குதலுக்கான கிருமி இருக்கிறதா எனக் கண்டறியும் பரிசோதனைகள் தோன்றின.

1970களில் தடுப்பு மருந்துக்கான ஆராய்ச்சிகள் தீவிரமடைந்தன.

1970களில் சின்னம்மைக்குக் காரணமான வேரிசெல்லா - ஜோஸ்டெர் வைரஸ் (VZV) தாக்குதலைத் தடுக்க ஆராய்ச்சிகள் மேற்கொள்ளப்பட்டன.

1970களிலும் 1980களிலும் பாதுகாப்பு, செயல்திறன் மற்றும் நோய் எதிர்ப்புசக்தியை அதிகப்படுத்துதல் ஆகியன தொடர்பாக தடுப்பு மருந்தை நோயாளிகளுக்குச் செலுத்திப் பரிசோதித்தார்கள்.

1980 ஆண்டு முதல் வேரிசெல்லா தடுப்பு மருந்துக்கு ஜப்பானில் உரிமம் கிடைத்தது.

1995 ஆம் ஆண்டு அமெரிக்காவில் இருக்கும் Food and Drug Administration அமைப்பு இதை அங்கு பயன்படுத்த அனுமதி அளித்தது.

1996ஆம் ஆண்டு, அமெரிக்கன் அகாடமி ஆஃப் பீடியாட்ரிக்ஸ், சின்னம்மைக்கு எதிரான உலகளாவிய தடுப்பு மருந்தைப் பரிந்துரைத்தது.

2006ஆம் ஆண்டு, கூடுதல் நோய் எதிர்ப்பு சக்திக்காக இரண்டாவது தவணையில் தடுப்பு மருந்து செலுத்தும் முறை நடைமுறைக்கு வந்தது.

தடுப்பு மருந்து போட்டுக் கொள்ளுவது, தூய்மையாக இருப்பது, கூடுமானவரை நோயாளியிடமிருந்து விலகி இருப்பது ஆகியன சின்னம்மை தாக்காமல் இருக்க வழிகளாகும்.

■

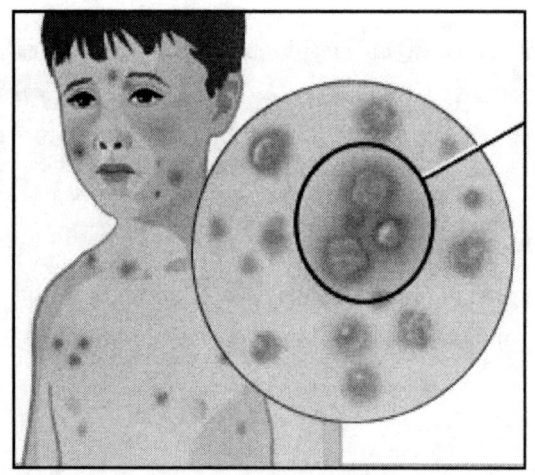

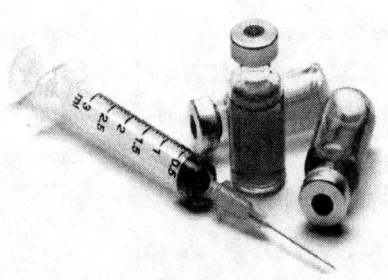

குரங்கம்மைத் தடுப்பு மருந்து

'மங்கி பாக்ஸ்' என்னும் வைரஸ் மூலம் ஏறபடும் தொற்று நோய்தான் குரங்கம்மை. இதுவும் பெரியம்மையைப் போன்றது தான். குரங்கம்மையை உண்டாக்கும் வைரஸின் அறிவியல் பெயர் MPXV.

நோய்த்தொற்றுள்ள மிருகங்கள் மற்றும் மனிதர்களிடம் இருந்து மற்றவர்களுக்கு இது பரவும். கிருமிகள் படிந்திருக்கும் பகுதிகள் மற்றும் பொருட்களைத் தொடுவதன் மூலமும் பரவும். நோயாளி இருமும்போதும், தும்மும்போதும் வெளியாகும் கிருமிகளும் மற்றவர்களைத் தொற்ற வாய்ப்புண்டு.

குரங்கம்மை நோய் பாதித்தவர்களுக்குக் காய்ச்சல், தலைவலி, தசைகளில் வலி, நிணநீர்ச் சுரப்பிகளில் வீக்கம், தோலில் சிவந்த படை மற்றும் கொப்புளங்கள் தோன்றுதல், அசதி போன்ற அறிகுறிகள் ஏற்படும். ஆரம்பத்தில் தட்டையாத் தோன்றும் சிவந்த புள்ளிகள், லேசாகப் பருத்து திரவம் நிரம்பிய கொப்புளமாக மாறிப் பிறகு பொருகு தட்டிய சிரங்கு போல மாறும்.

நோய்த்தொற்று உள்ளவர்களிடம் இருந்து விலகி இருப்பதும் முகக்கவசம் மற்றும் கையுறைகள அணிவதும் அடிக்கடி கைகளைக் கழுவுவதும், நோய் தாக்கிய மிருகங்களின் மாமிசத்தை உண்ணாமல் இருப்பதும் தடுப்பு மருந்து போட்டுக் கொள்வதும் குரங்கம்மை தாக்காமல் காக்கும்.

ஜைன்னியோஸ் *(*JYNNEOS*)* என்னும் தடுப்பு மருந்து குரங்கம்மையைத் தடுக்கும் என அங்கீகரிக்கப்பட்டிருக்கிறது. ஊசி மருந்தாக இந்தத் தடுப்பு மருந்து செலுத்தப்படும். குரங்கம்மை நோய்த் தொற்று உள்ளவர்களிடம் நெருங்கிய தொடர்பில் இருப்பவர்கள் இந்தத் தடுப்பு மருந்தை எடுத்துக் கொள்வது மிக அவசியம்.

அகாம் *2000 (*ACAM2000*)* என்னும் தடுப்பு மருந்தும் புழக்கத்தில் இருக்கிறது. ஆனால் இது கூடுதல் பக்க விளைவுகளைக் கொண்டது.

*1958*ஆம் ஆண்டு, இந்த நோய்த் தொற்று (முன்னாளில் ஜாய்ர் Zaire என அழைக்கப்பட்ட*)* காங்கோ ஜனநாயக் குடியரசில் முதன் முதலில் இனம் காணப்பட்டது. ***சினோமோல்கஸ் மேகாக்ஸ்*** என்ற குரங்கினத்தில் நோய்த் தொற்று முதலில் கண்டுபிடிக்கப்பட்டதால், ‘குரங்கம்மை’ எனப் பெயர் ஏற்பட்டிருக்கிறது.

*2022*ஆம் ஆண்டு, ஆப்பிரிக்காவில் தொடங்கி உலகெங்கும் பரவியது. அதே ஆண்டு, ஜூலை மாதத்தில் உலக சுகாதார நிறுவனம் இந்த நோயை, சர்வ தேசப் பொது சுகாதார அவசரக் கவனம் பெறத்தக்கது என அறிவித்தது.

*1960*களில் பெரியம்மைக்கு அளிக்கப்பட்ட தடுப்பு மருந்துகள் இந்த நோய்க்கு எதிராக ஓரளவு பாதுகாப்பைத் தருவதை அறிந்தார்கள்.

*1970*களிலும் *1980*களிலும் குரங்கம்மைக்கு எனத் தனிப்பட்ட தடுப்பு மருந்தை உருவாக்குவதில் ஆராய்ச்சியாளர்கள் கவனம் செலுத்தினர். ஆனால் நிதிப் பற்றாக்குறை மற்றும் போதிய கவனம் இன்மையால் தடுப்பு மருந்து கண்டுபிடிப்பதில் சுணக்கம் ஏற்பட்டது.

குரங்கம்மையை நோயை உயிரியல் ஆயுதமாகப் பயன்படுத்தக் கூடும் என்ற அச்சம் நிலவியதால், *1990*களிலும் *2000*களிலும் தடுப்பு

மருந்தைக் கண்டுபிடிக்கக் கூடுதல் ஆராய்ச்சிகள் மற்றும் மேம் பாட்டு முறைகள் மேற்கொள்ளப்பட்டன.

2003ஆம் ஆண்டு, பவேரியன் நோர்டிக் என்ற நிறுவனத்துடன் அமெரிக்க அரசு குரங்கம்மைத் தடுப்பு மருந்து ஒன்றை உருவாக்கு வது தொடர்பாக ஓர் ஒப்பந்தம் செய்து கொண்டது.

2010ஆம் ஆண்டு, அமெரிக்க ஃபுட் அண்ட் அட்மினிஸ்ட்ரேஷன் என்ற அமைப்பு (தற்போது ஜைன்னியோஸ் என அழைக்கப்படும்) இம்வாம்யூன் என்ற தடுப்பு மருந்தை அங்கீகரித்தது.

2019ஆம் ஆண்டு ஜைன்னியோஸ் தடுப்பு மருந்தை, யூரோப்பியன் மெடிசன்ஸ் ஏஜன்ஸி அமைப்பு குரங்கம்மைத் தடுப்பு மருந்து என அங்கீகரித்தது.

2022ஆம் ஆண்டு, உலக சுகாதார நிறுவனம் ஜைன்னியோஸ் மருந்தைக் குரங்கம்மைத் தடுப்பு மருந்தாகப் பரிந்துரை செய்தது.

இந்தத் தடுப்பு மருந்தைக் கண்டுபிடிக்கப் பல மருத்துவர்களும், ஆராய்ச்சியாளர்களும் பல காலம் உழைத்திருக்கின்றனர். டென்மார்க் நாட்டு உயிரியல் தொழில்நுட்ப நிறுவனமான பவேரியன் நோர்டிக் A/S ஆற்றிய பணிகள் குறிப்பிடத்தக்கன.

அந்த நிறுவனத்தின் தலைமைச் செயல் அலுவலரான பால் சாப்ளின் என்பவர் குரங்கம்மைத் தடுப்பு மருந்து கண்டுபிடிக்கும் பணிக்குத் தலைமை தாங்கினார். எரிக் பி.பெடெர்ஸன் என்னும் தலைமை அறிவியல் அலுவலர் மேற்பார்வையில் ஆராய்ச்சிகள் நடந்தன.

தடுப்பு மருந்து ஆராய்ச்சி மற்றும் மேம்பாட்டுப் பிரிவின் மூத்த துணைத் தலைவரான் சி.எஃப்.ஆண்டெர்ஸன் ஆற்றிய பணியும் குறிப்பிடத்தக்கது.

நேஷனல் இன்ஸ்டிட்யூட் ஆஃப் ஹெல்த், தி சென்டர் ஃபார் டிசீஸ் கன்ட்ரோல் அண்ட் பிரிவென்ஷன், உலக சுகாதார நிறுவனம் ஆகிய அமைப்புகளும் குரங்கம்மைத் தடுப்பு மருந்து கண்டுபிடிப்பதில் பெரும் பங்கு வகித்தன.

■

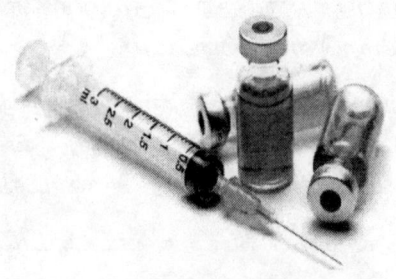

எம்.எம்.ஆர். (Measles, Mumps, மற்றும் Rubella) தடுப்பு மருந்து

எம்.எம்.ஆர் தடுப்பு மருந்து மீஸ்லெஸ் (தட்டம்மை), மம்ப்ஸ் (பொன்னுக்கு வீங்கி அல்லது புட்டாலம்மை) மற்றும் ரூபெல்லா (ஜெர்மன் தட்டம்மை) ஆகிய மூன்று நோய்களும் தாக்காமல் தடுக்கும் ஆற்றல் கொண்டது.

இவை மூன்றுமே வைரஸ் கிருமிகளால் பரவுவது; அம்மை நோய் வகையைச் சேர்ந்தன. ஆனால் கொப்புளங்கள் ஏற்படாது; சிவந்த அரிப்புடன் கூடிய படைகள் ஏற்படும்.

தட்டம்மை என்பது காய்ச்சல், இருமல், மூக்கு ஒழுகுதல் மற்றும் தோலில் சிவந்த படை போன்றவற்றை ஏற்படுத்தும். ***மீஸ்லெஸ் மோர்பில்லி வைரஸ்*** என்ற கிருமியால் இது ஏற்படும்; அதிவிரைவாகப் பரவக்கூடியது; சுவாசப் பாதையைத் தாக்கும்; வாய்க்குள் வெள்ளை மற்றும் செம்புள்ளிகள் தோன்றும்; குழந்தைகளை அதிகமாகப் பாதிக்கும்.

புட்டாலம்மை என்பது காய்ச்சல், தலைவலி மற்றும் உமிழ்நீர்ச் சுரப்பிகளில் வீக்கத்தை ஏர்படுத்தும். ***மம்ப்ஸ் ஆர்த்தோரூபுலா வைரஸ்*** என்னும் கிருமியால் உண்டாவது இந்நோய்.

ரூபெல்லா நோயைத் ஜெர்மன் தட்டம்மை அல்லது மூன்று நாள் தட்டம்மை என்றும் சொல்வார்கள். இந்த வைரஸ் சுவாசப் பாதை வழியாக உள்நுழைகிறது. தொற்று ஏற்பட்டு 5-7 நாட்கள் இரத்தத்தில் இருந்து, பின் உடல் முழுதும் பரவும். காய்ச்சல், தொண்டைக் கரகரப்பு மற்றும் அரிப்புள்ள படை ஆகியன ஏற்படும். கர்ப்பிணி களுக்கு இந்த நோய் ஏற்பட்டால் குறைபாடுகளுடன் குழந்தைகள் பிறக்கக்கூடும். ***ரூபி வைரஸ் ரூபெல்லே*** என்ற வைரஸ் இந்த நோய்த் தொற்றை ஏற்படுத்தும்.

மூன்று நோய்களும் நோயாளி இருமும்போதும் தும்மும்போதும் காற்றின் மூலம் பரவும்.

மேற்கண்ட மூன்று நோய்களும் வராமல் காக்கும் ஆற்றல் எம்எம்ஆர் தடுப்பு மருந்துக்கு உண்டு. பொதுவாக முதல் தவணை *12* முதல் *15* மாதம் வயதுள்ள குழந்தைகளுக்குப் போடப்படுவ தாகும். இரண்டவது தவணை *4* முதல் *6* வருடங்களுக்குள் போடப் படும்.

*1950 -1960*களில் தட்டம்மைத் தடுப்பு மருந்து, அமெரிக்காவைச் சேர்ந்த ***ஜான் எண்டெர்ஸ்*** என்ற உயிரியல் மருத்துவ விஞ்ஞானி மற்றும் வைரஸ் ஆராய்ச்சியாளரான ***தாமஸ் வெல்லெர்*** என்பவர் களால் உருவாக்கப்பட்டது.

*1963*ஆம் ஆண்டு, ***மாரிஸ் ஹில்லெமேன்*** என்ற அமெரிக்க நுண் கிருமி ஆராய்ச்சியாளர் புட்டாலமைக்கான தடுப்பு மருந்தைக் கண்டுபிடித்தார். (இவர் *40*க்கும் அதிகமான தடுப்பு மருந்துகளைக் கண்டுபிடித்திருக்கிறார். இவரது கண்டுபிடிப்புகள் மூலம் ஆண்டுக்கு *80* லட்சம் மக்களின் உயிர்கள் காப்பாற்றப்படுகின்றன.)

*1965*ஆம் ஆண்டு ரூபெல்லா நோய்த் தடுப்பு மருந்தைக் கண்டு பிடித்தவர் அமெரிக்க மருத்துவரான ***ஸ்டான்லி ப்ளாட்கின்.***

மூன்று நோய்களுக்குமான முதல் எம்எம்ஆர் தடுப்பு மருந்தை உருவாக்கியவர் ***மாரிஸ் ஹில்லெமேன்.*** இதில் அவர் உயிருள்ள - ஆனால் செயலிழந்த நோய்க் கிருமிகள் மூலம் தடுப்பு மருந்தைத் தயாரித்திருந்தார்.

1978ஆம் ஆண்டு, கூடுதல் வீரியத்துடன், குறைந்த அளவு பக்க விளைவுகள் கொண்ட எம்எம்ஆர் தடுப்புமருந்தின் அடுத்த கட்ட மருந்து கண்டுபிடிக்கப்பட்டது.

1980 - 1990களில் உலகெங்கும் பரவலாக இந்தத் தடுப்புமருந்து நடைமுறைக்கு வந்தது. இன்னும் ஆராய்ச்சிகள் தொடர்ந்து நடந்து கொண்டிருக்கின்றன.

தடுப்பு மருந்தை எடுத்துக் கொள்வதன் மூலமும், சுகாதாரமான பழக்க வழக்கங்களைக் கைக்கொள்வதன் மூலமும் இந்நோய்கள் மூன்றும் வராமல் பதுகாத்துக் கொள்ளலாம்.

∎

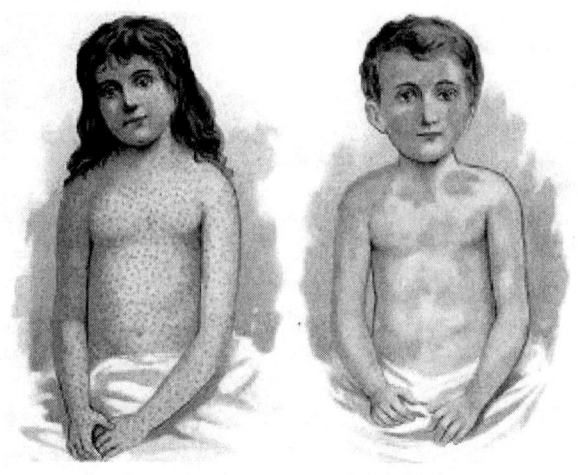

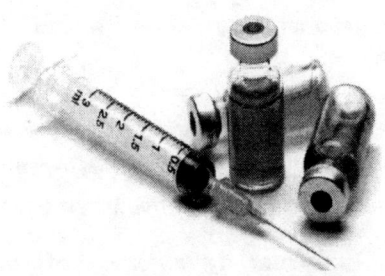

காசநோய்த் தடுப்பு மருந்து

காசநோயை உண்டாக்கும் பாக்டீரியா கிருமிக்கு ***'மைகோ பேக்டீரியம் ட்யூபெர்குலோசிஸ்'*** என்று பெயர். பொதுவாக நுரையீரலை இது தாக்கும். உடலின் இதர பகுதிகளுக்கும் இது பரவ வாய்ப்புள்ளது.

தடுப்பு மருந்து கண்டுபிடிப்பதற்கு முன்னர் உலகில் ஏராளமான வர்கள் இந்த நோய் தாக்கியதால் இறந்து போயிருக்கிறார்கள்.

1882ஆம் ஆண்டு மார்ச் 24ஆம் தேதி, ***ராபர்ட் கோச்*** என்ற ஜெர்மனி நாட்டு மருத்துவர் இந்தக் கிருமியைக் கண்டுபிடித்தார். அதனால் தான் தற்போது ஒவ்வோர் ஆண்டும் மார்ச் மாதம் வரும் 24ஆம் தேதியை, 'உலக காசநோய் தினம்' என்று அனுசரிக்கிறார்கள். அன்றைய தினம் இந்த நோய் பற்றிய விழிப்புணர்வை ஏற்படுத்தும் நடவடிக்கைகள் மேற்கொள்ளப்படுகின்றன.

காசநோய் தாக்கினால் தொடர்ந்து இருமல் இருக்கும்; ரத்தம் கலந்த கோழை வெளியேறும்; அதிகக் காய்ச்சல், சோர்வு, இரவில் வியர்த்துக் கொட்டுதல், பசியின்மை, எடைக் குறைவு ஆகியன

ஏற்படும். உரிய சிகிச்சை எடுத்துக் கொள்ளாவிட்டால் மரணமும் நேரிடலாம்.

இஸ்ரேல் கடற்கரையில், மத்திய தரைக்கடல் பகுதியில் 'அட்லிட் யாம்' நகரில் 9,000 ஆண்டுகளுக்கு முன்பே இந்த நோய் மனிதர்களைத் தாக்கியதற்கான ஆதாரங்கள் உள்ளன.

பாரீஸ் நகரை ஒரு கொள்ளை நோயாகக் காசநோய் தாக்கியிருந்த காலகட்டத்தில், 1908ஆம் ஆண்டு ஃபிரான்ஸ் நாட்டைச் சேர்ந்த **ஆல்பெர்ட் கால்மெட்** மற்றும் **கேமில்லி குவரின்** (Albert Calmette and Camille Guérin) என்ற இரு விஞ்ஞானிகள் காசநோயின் ஒரு வகையால் பாதிக்கப்பட்டிருந்த பசுவின் பாலில் இருந்து கால்நடைகளுக்குக் காசநோயை உண்டாக்கும் கிருமிகளைப் பிரித்தெடுத்து, பரிசோதனைச்சாலையில் அவற்றைப் பெருக்கி ஆராய்ச்சி செய்தனர். அந்தக் கிருமிக்கு **மைகோபேக்டீரியம் போவிஸ்** (Micobacterium bovis) என்று பெயர். கிருமி நீக்கம் செய்யப்பட்ட உருளைக்கிழங்கும் மாட்டின் பித்த நீரும் சேர்ந்த கலவையைக் கிருமிகள் வளரும் ஊடகமாகப் பயன்படுத்தினார்கள். இதுவே காசநோய் தடுப்பு மருந்து கண்டுபிடிப்பதற்கு முன்னோடியாக அமைந்தது.

பதின்மூன்றாண்டுகள் ஆராய்ச்சி செய்து, வீரியம் குறைவான காசநோய்க் கிருமிகளை இவர்கள் உருவாக்கினார்கள். அவற்றையே தடுப்பு மருந்துக்குப் பயன்படுத்தினார்கள். அந்தத் தடுப்பு மருந்துக்கு இவர்களின் நினைவாக பிசிஜி (BCG = Bacillus Calmette Guérin vaccine என்றே பெயரிடப்பட்டது. பேசில்லஸ் என்பது நோய் பரப்பும் பாக்டீரியாவின் பெயர்)

பிறந்தவுடன் குழந்தைகளுக்கு இந்தத் தடுப்பு மருந்து போடும் வழக்கம் அதன்பின் உண்டாயிற்று.

வழக்கமாக இடது தோள் பகுதியில் இந்தத் தடுப்பு மருந்து போடுவது வழக்கம். இதனால் சிறிய தழும்பு ஒன்று ஏற்படும். தடுப்பு மருந்து போட்டுக் கொண்டார்களா என்று அறிவதற்கு இதுவே ஆதாரமாக அமைந்தது. ஒரு முறை மட்டுமே இது செலுத்தப்படுகிறது.

1921ஆம் ஆண்டு, முதன் முதலில் இந்தத் தடுப்பு மருந்து மனிதருக்குப் பரிசோதிக்கப்பட்டது.

1948ஆம் ஆண்டு இந்தியாவில் இந்தத் தடுப்பு மருந்து அறிமுகமானது. 1949ஆம் ஆண்டில் இந்தியாவின் அனைத்து மாநிலப் பள்ளிப் பிள்ளைகளுக்கும் செலுத்தப்பட்டது.

பாதிக்கப்பட்ட நோயாளி இருமும்போதோ, தும்மும்போதோ, பேசும்போதோ, பாடும்போதோ காற்றின் மூலம் மற்றவர்களுக்குக் காசநோய் பரவும். எனவே பாதிக்கப்பட்டவருடன் நெருங்கி இருக்காமல் இருந்தால் நோய்த் தொற்றைத் தவிர்க்கலாம். இந்தக் கிருமி உடலில் இருந்தாலும்கூடப் பலருக்கு காச நோய் தாக்குவதில்லை என்பது ஆச்சரியமே!

■

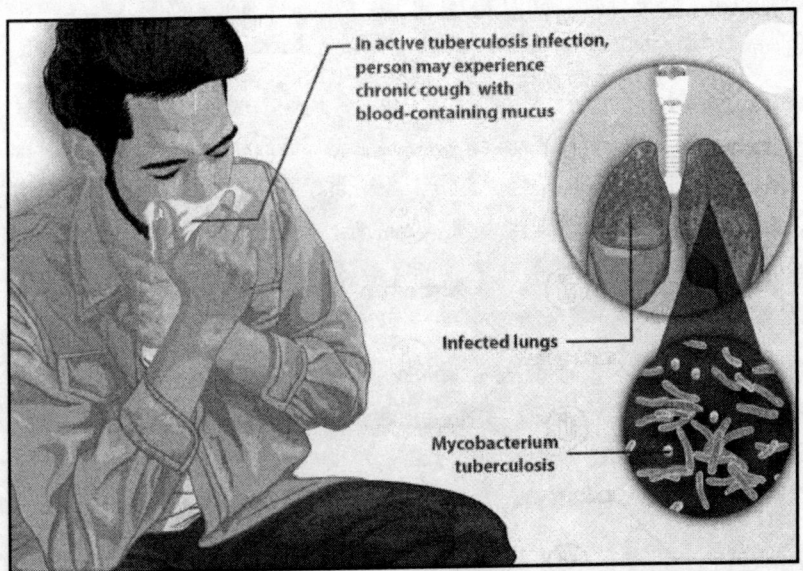

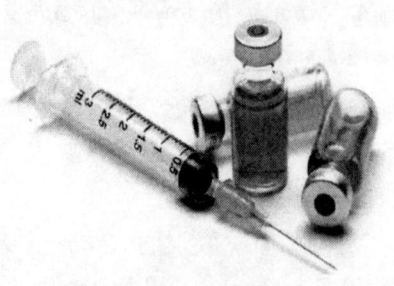

டைஃபாய்ட் தடுப்பு மருந்து

சால்மோனெல்லா டைஃபி (Salmonella Typhi) என்னும் ஒரு வகை பாக்டீரியாவால் டைஃபாய்ட் என்னும் உயிருக்கு ஆபத்து விளைவிக்கக்கூடிய நோய் பரவுகிறது. உடலுக்குள் புகுந்துவிட்டால் இந்த பாக்டீரியா ரத்தத்தில் கலந்து வெகுவேகமாகப் பெருகிவிடும்.

டைஃபாய்ட் நோய் கண்டவர்களுக்குத் தொடர்ந்து அதிகமான காய்ச்சல், சோர்வு, தலைவலி, குமட்டல், வயிற்று வலி, மலச்சிக்கல் அல்லது வயிற்றுப்போக்கு போன்றன ஏற்படும். உரிய தருணத்தில் தேவைப்படும் சிகிச்சை அளிக்காவிட்டால் மரணம்கூட நிகழும். ஒருவரின் ரத்த மாதிரியைப் பரிசோதித்து டைஃபாய்ட் தொற்று இருக்கிறதா என மருத்துவர்கள் உறுதி செய்வார்கள்.

நோய்த் தொற்று ஏற்பட்டவரின் மலம் மற்றும் சிறுநீர் மூலம் மற்றவருக்குப் பரவும். இவற்றால் மாசடைந்த, சுகாதாரமற்ற உணவுகளை உட்கொள்வதால் ஒருவருக்கு டைஃபாய்ட் வர நேரிடுகிறது.

கிருமிகள் உள்ள நீரில் கழுவப்பட்ட காய்கறிகள் மற்றும் உணவுகளைச் சாப்பிட்டாலும் இது தொற்றும். மலம் கழித்து விட்டு முறையாகக் கை கழுவாமல் வாயைத் துடைப்பதும் நோய்த் தொற்றுக்குக் காரணமாகி விடும். உரிய சிகிச்சை எடுத்துக் கொண்டால், 3 அல்லது 5 நாட்களில் குணமாகிவிடும்.

1896ஆம் ஆண்டு *அல்ம்ரோத் எட்வர்ட் ரைட், ரிச்சர்ட் ஃபெய்ஃபெர் மற்றும் வில்ஹெம் கோல்லி* (Almroth Edward Wright, Richard Pfeiffer and Wilhelm Kolle) என்ற பிரிட்டன் மற்றும் ஜெர்மனியைச் சேர்ந்த விஞ்ஞானிகளால் டைஃபாய்ட் தடுப்பு மருந்து உருவாக்கப் பட்டது. இதன் பக்க விளைவுகளின் காரணத்தால் 2018ஆம் ஆண்டு இதில் சில மாற்றங்கள் பரிந்துரைக்கப்பட்டன.

1880ஆம் ஆண்டு, ஜெர்மன் நாட்டைச் சேர்ந்த நுணுகிருமி ஆராய்ச்சியாளரான *கார்ல் ஜோசஃப்* (Karl Joseph Eberth) எபெர்த் என்பவர்தான் டைஃபாய்டுக்குக் காரணம் பேக்டீரியாதான் என்று கண்டுபிடித்தார்.

நான்காண்டுகளுக்குப் பிறகு, ஜெர்மனியியின் ஹனோவர் நகரைச் சேர்ந்த நுண்கிருமி ஆராய்ச்சியாளரான, *ஜார்ஜ் தியோடார் அகஸ்டஸ் காஃப்கி* (Georg Theodor August Gaffky) என்பவர் அந்தக் கிருமிக்கு, *'எபெர்தெல்லா டைஃபி'* எனப் பெயரிட்டார். அதைத் தான் இப்போது சால்மோனெல்லா டைஃபி என்கிறார்கள்.

சால்மோனெல்லா டைஃபி என்ற கிருமியின் விகேப்சுலார் பாலி சாக்கரைட் என்னும் வேதிப்பொருளைப் பிரித்து, மிக அதிக அளவில் சுத்திகரிப்பு செய்யப்பட்டு இந்தத் தடுப்பு மருந்து தயாரிக்கப்படுகிறது. இந்தத் தடுப்பு மருந்துக்கு **டைப்பார்** (Typbar) என்று பெயர்.

இதைப் போட்டுக் கொண்டால் 3 ஆண்டுகள் வரை பலன் இருக்கும். இது ரத்தத்தில் நோய் எதிர்ப்புப் புரோட்டின்களை உற்பத்தி செய்து, டைஃபாய்ட் பாக்டீரியா தாக்குதலில் இருந்து காப்பாற்றுகிறது.

இதிலும் தற்போது இரு வகைகள் உள்ளன. ஒன்றில் கிருமியை உயிரிழக்கச் செய்து அதிலிருந்து பெறப்படும் வேதிப்பொருளைக் கொண்டு தயாரிக்கப்படுவது; இன்னொன்று உயிருள்ள - ஆனால் பலவீனமான - கிருமி மூலம் தயாரிக்கப்படுவது.

சுகாதாரமற்ற குடிநீர், மற்றும் தின்பண்டங்களை உண்பதைத் தவிர்த்தால் டைஃபாய்ட் தொற்று அண்டாது.

∎

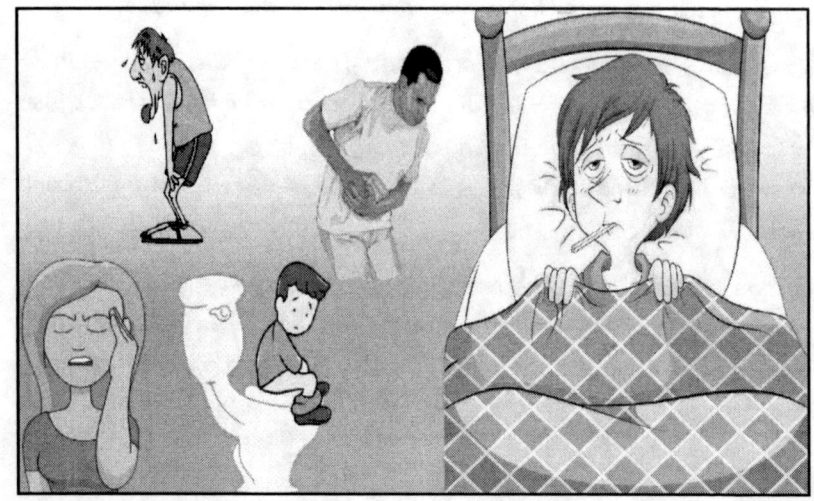

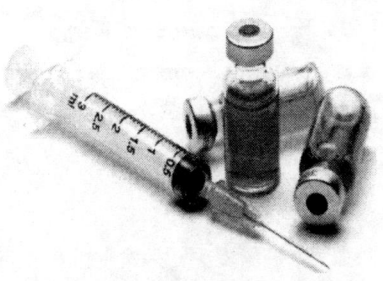

காலரா நோய்த் தடுப்பு மருந்து

காலரா நோய்க்கு உலகெங்கும் லட்சக்கணக்கான மக்கள் உயிரிழந்திருக்கின்றனர். காலராவுக்கு, 'நீலச் சாவு' என்ற பெயரும் உண்டு. உடலில் இருக்கும் நீர்ச்சத்துக்கள் பெரிதும் வெளியேறி விடுவதால் நோயாளியின் உடல் நீலமாகி இறந்து விடுவார். அதனால்தான் இந்தப் பெயர் ஏற்பட்டிருக்கிறது.

காலரா நோயைப் பரப்பும் கிருமிக்கு **வைப்ரோ காலரே** என்று பெயர். 1884ஆம் ஆண்டு **ராபர்ட் கோச்** என்ற ஜெர்மன் மருத்துவர் இதைக் கண்டுபிடித்தார்.

இந்தக் கிருமி குடலில் நச்சுப் பொருள் ஒன்றை உருவாக்கும். அது உடலில் ஏராளமான அளவு திரவத்தைச் சுரக்கச் செய்யும். இதன் விளைவாகக் கடுமையான வயிற்றுப்போக்கு ஏற்பட்டு, உடலில் இருக்கும் நீரும், தாது உப்புக்களும் வெளியேறும். அத்துடன் சோர்வு, குழி விழுந்த கண்கள், வாய் உலர்ந்து போதல், அதீத தாகம், வறண்டு போய்ச் சுருக்கம் விழுந்த தோல், சிறுநீர் கழிப்பதில் அளவுக் குறைபாடு, சீரற்ற இதயத் துடிப்பு ஆகியன ஏற்படும்.

இந்தியாவில் 1817ஆம் ஆண்டு, கல்கத்தா அருகே பெரும் கொள்ளை நோயாகக் காலரா தோன்றியது. இந்தியாவில் இருந்து தென் கிழக்கு ஆசியாவுக்கு இது பரவி, மத்தியக் கிழக்கு, ஐரோப்பா மற்றும் கிழக்கு ஆப்பிரிக்கா வரை வர்த்தகப் பாதைகள் மூலம் பரவியது.

ஜான் ஸ்னோ என்ற இங்கிலாந்து மருத்துவரை, காலராவின் தந்தை என்கிறார்கள். இவர்தான் தூய்மையற்ற நீரில் இருக்கும் நுண்கிருமி ஒன்றின் மூலம் காலரா பரவுகிறது என்று கண்டுபிடித்தார்.

1852ஆம் ஆண்டு, காலரா கடுமையாகப் பரவிய இடங்களில் இருக்கும் அடிபம்ப் தண்ணீர்க் குழாய்களில் இருக்கும் கைப்பிடி களை அகற்றும்படி அதிகாரிகளுக்கு இவர் ஆலோசனை சொன்னார். அதன்படி செய்தபோது பாதிக்கப்பட்ட இடங்களின் தண்ணீரை மக்கள் பயன்படுத்த இயலவில்லை; காலரா பெருமளவு கட்டுக்குள் வந்தது!

வேதியிலாளர் மற்றும் நுண்கிருமி ஆராய்ச்சியாளரான ***லூயிஸ் பாய்ச்சர்*** என்ற ஃபிரான்ஸ் நாட்டவர்தான்தான் முதன் முதலில் காலராவுக்கான தடுப்பு மருந்தை உருவாக்கினார். 1877ஆம் ஆண்டு, கோழிகளின் மீது இவர் மருந்தைச் செலுத்திப் பரிசோதித்தார்.

1884ஆம் ஆண்டு, ஸ்பெயின் நாட்டு மருத்துவரான ***ஜாவ்ம் ஃபெர்ரன் ஐ க்ளுவா*** என்பவர், ஃபிரான்ஸ் நாட்டின் மார்செல்லி நகரில், காலராவால் பாதிக்கப்பட்ட நோயாளி ஒருவரின் உடலில் இருந்து உயிருள்ள கிருமி மூலம் தடுப்பு மருந்தை உருவாக்கினார். இதை ஸ்பெயின் நாட்டின் வாலென்சியா நகரில் 30,000 பேருக்கு மேற்பட்டவர்களுக்குக் கொள்ளை நோய்க் காலத்தில் செலுத்தினார்.

விளாடிமிர் ஹாஃப்கின் என்ற ரஷ்யரும் காலராவுக்கான தடுப்பு மருந்து உருவாக்குவதில் பெரும் ஆராய்ச்சிகள் செய்தார். இவர் அடிப்படையில் மருத்துவர் அல்ல; விலங்கியல் படித்தவர். எனினும் காலராவுக்குத் தடுப்பு மருந்து கண்டுபிடிக்கும் ஆர்வத்தால், கல்கத்தாவில் காலரா உச்சத்தில் இருந்தபோது அங்கே சென்று ஆராய்ச்சிகளை மேற்கொண்டார்.

முதலில் கினியா பன்றிகள், முயல்கள் மற்றும் புறாக்களில் தமது கண்டுபிடிப்பு மருந்தைச் செலுத்தி ஆராய்ச்சிகளை மேற் கொண்டார்.

எனினும் 1970களில் உலக சுகாதார நிறுவனத்தால் ஊசி மூலம் செலுத்தப்படும் காலரா தடுப்பு மருந்துகள் நிறுத்தப்பட்டு விட்டன. பாதுகாப்பை அளிப்பதைக் காட்டிலும் அதிகமான வலியை இவை கொடுத்ததே காரணம்.

தற்போது மேம்படுத்தப்பட்ட வடிவில், **ட்யூகோரால், ஷன்சோல், எயூவிச்சோல்** (Dukoral, Shanchol, Euvichol) போன்ற தடுப்பு மருந்துகள் புழக்கத்தில் உள்ளன. இவை உயிரிழந்த **விப்ரியோ காலரே** என்னும் பாக்டீரியாவைப் பயன்படுத்தித் தயாரிக்கப்படு கின்றன.

இந்தத் தடுப்பு மருந்துகளை நேரடியான சூரிய வெளிச்சம் மற்றும் தண்ணீர் ஆகியன படாமல் குளிர்சாதனப் பெட்டியில் வைத்திருக்க வேண்டும்.

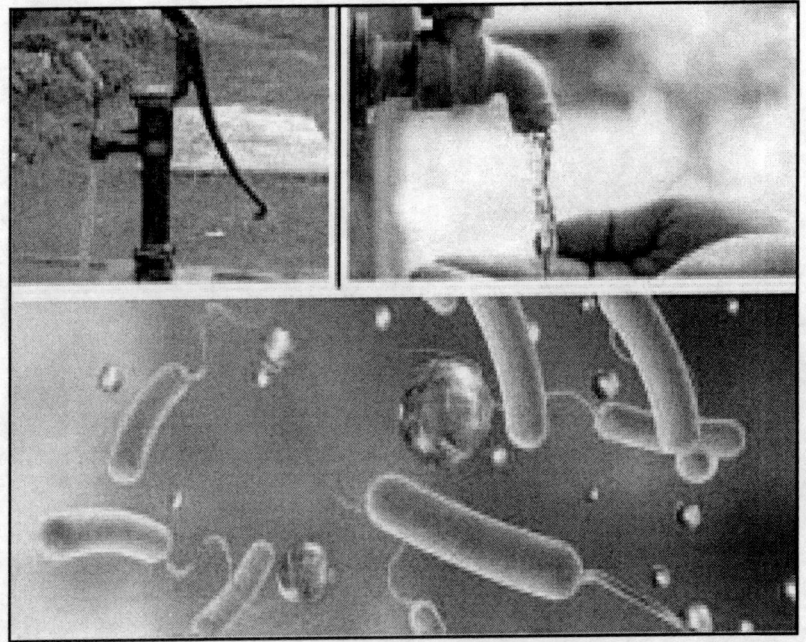

காலராவைத் தடுப்பது எப்படி?

- தூய்மையான குடிநீர் மற்றும் உணவுப் பண்டங்களை மட்டுமே உபயோகப்படுத்த வேண்டும்.
- கழிவுகளை முறையாக அப்புறப்படுத்த வேண்டும்.
- பழங்களையும், காய்கறிகளையும் நன்கு கழுவிய பிறகே உபயோகிக்க வேண்டும்.
- கழிவறையைத் தூய்மையாக வைத்திருப்பது அவசியம்.
- கழிவறைக்குச் சென்று வந்த பிறகு கைகளை நன்கு சுத்தப்படுத்த வேண்டும்.

∎

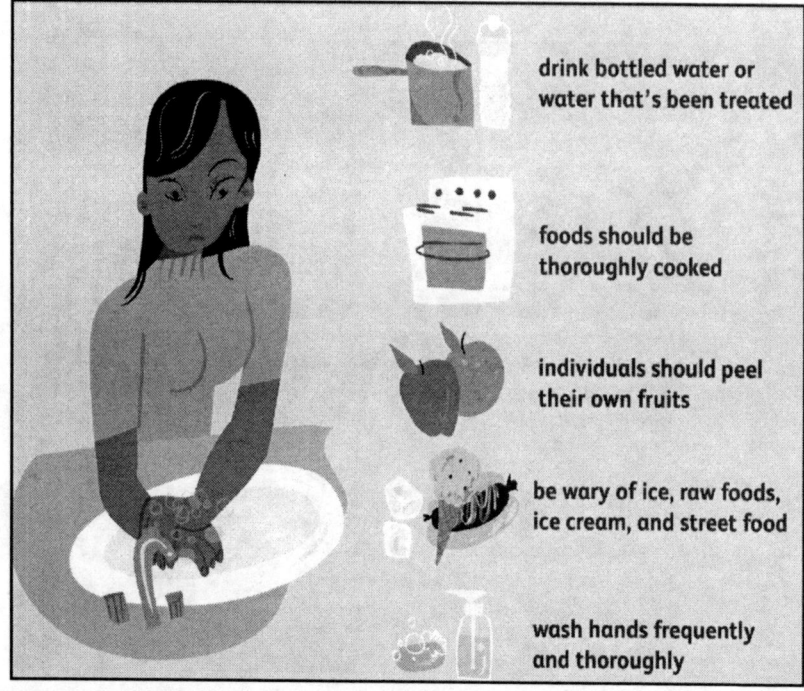

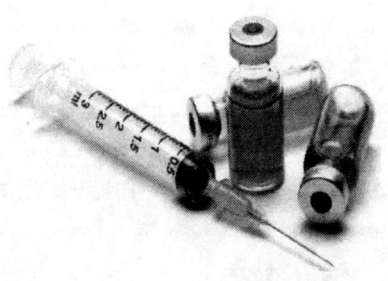

டிஃப்தீரியா நோய்த் தடுப்பு மருந்து

டிஃப்தீரியா (Diphtheria) என்னும் தொற்று நோய், மூக்கு மற்றும் தொண்டையில் உள்ள ஜவ்வுகளைப் பாதிக்கும். அங்கே சாம்பல் நிறத் திசு உருவாகித் தொண்டையில் கரகரப்பு, குரல் பாதிப்பு, கழுத்தின் இருபுறத்திலும் தாடைகளுக்குக் கீழ் நிணநீர்ச் சுரப்பி களில் வீக்கம் ஆகியன உண்டாகும். சுவாசிப்பதிலும், உணவை விழுங்குவதிலும் சிக்கலை ஏற்படுத்தும். இந்த நோய்க்குக் காரணமானது ***கோரினேபேக்டீரியம் டிஃப்திரியே*** (Corynebacterium diphtheria) என்னும் பேக்டீரியாவாகும். நோய் கொண்ட ஒருவர் இருமும்போதோ அல்லது தும்மும்போதோ மற்றவருக்கு இது பரவும். *1500*களில் டிஃப்தீரியா கொள்ளை நோயாகப் பரவியது.

கி.மு.ஐந்தாம் நூற்றாண்டு முதலே எகிப்து மற்றும் கிரேக்க தேசங்களில் இந்த நோய் இருந்திருக்கிறது. ஹிப்போகிரேடெஸ் (Hippocrates) என்னும் கிரேக்க மருத்துவர் இதைப் பற்றிக் குறிப்பிட்டிருக்கிறார். கி.பி.ஆறாம் நூற்றாண்டில் எயிஷியஸ் (Aetius) என்ற ரோமானியரும் இதை விளக்கியிருக்கிறார்.

*1883*ஆம் ஆண்டு ***எட்வின் க்லெப்ஸ்*** (Edwin Klebs) என்னும் ஜெர்மன் - ஸ்விஸ் நுண்கிருமி ஆராய்ச்சியாளர் முதன் முதலாக நோய்க்குக் காரணமான பேக்டீரியாவை நோயாளி ஒருவரின் திசுக்களில் கண்டறிந்தார். *1884*ஆம் ஆண்டு, ஜெர்மனி நாட்டைச் சேர்ந்த ***ஃப்ரெட்ரிச் லோஃப்ஃப்லெர்*** (Friedrich Löffler) என்னும் பாக்டீரியா ஆராய்ச்சியாளர், அந்தக் கிருமியைப் பரிசோதனைச் சாலையில் பெருக்கி ஆராய்ந்தார்.

ஜெர்மன் நாட்டைச் சேர்ந்த ***எமில் வோன் பெஹ்ரிங்*** (Emil von Behring) என்ற உடலியலாளரை டிஃப்தீரியாவின் தந்தை என்பார்கள். இவர் *1890*களிலும், *1900*களிலும் டிஃப்தீரியா நோய்க்கான சிகிச்சை களை ஆராய்ந்தவர்.

எமில் வோன் பெர்ஹிங் மற்றும் பிற ஆராய்ச்சியாளர்கள் ரத்தத்தில் இருக்கும் பிளாஸ்மா மற்றும் சீரம் போன்றவற்றை ஒருவர் உடலில் இருந்து மற்றவருக்குச் செலுத்தும்போது நோய் எதிர்ப்புக்குக் காரணமான ஆன்டிபாடீஸ் (antibodies) ஆகியனவும் உட்செலுத்தப் பட்டு, நோய் எதிர்ப்பு சக்தியை உண்டாக்கும் என்று கண்டுபிடித் தனர். *1900*ஆம் ஆண்டு, நோய் எதிர்ப்பு சக்திகொண்ட குதிரையின் உடலில் இருந்து பெறப்பட்ட ரத்தத்தைச் செலுத்தி டிஃப்தீரியா வராமல் தடுக்க இயலும் என பெர்ஹிங் நிறுவினார்.

*1923*ஆம் ஆண்டு, ஃபிரான்ஸ் நாட்டைச் சேர்ந்த ***கேஸ்டன் ரேமோன்*** (Gaston Ramon) என்ற கால்நடை மருத்துவர், டிஃப்தீரியா நோய்க் கிருமியை மிகச் சிறிய அளவில் ஃபார்மால்டிஹைட் என்ற வேதிப்பொருளுடன் கலந்து சூடுபடுத்தும்போது அது நச்சுத் தன்மையை இழக்கிறது என்றும் அதையே டிஃப்தீரியாவுக்குத் தடுப்பு மருந்தாகப் பயன்படுத்தலாம் எனவும் கண்டுபிடித்தார். இதுவே தற்காலத்தில் பயன்படும் டிஃப்தீரியா தடுப்பு மருந்துகளின் முன்னோடி எனலாம்.

DTaP மற்றும் Tdap என்ற இரண்டு தடுப்பு மருந்துகள் (Tetanus-diphtheria-acellular Pertussis vaccine) டிஃப்தீரியா வராமல் தடுப்பதற்காக அளிக்கப்படுவன ஆகும். இதில் DTaP என்பது குழந்தை களுக்கும், சிறு வயதினருக்கும் அளிக்கப்படுவது; Tdap என்பது

கொஞ்சம் வயது கூடிய சிறுவர் சிறுமியருக்கும், பெரியவர்களுக்கும் அளிப்பதாகும். இவை ரண ஜன்னி, மற்றும் கக்குவான் இருமல் ஆகியன வராமலும் பாதுகாக்கும்.

டிஃப்தீரியா வராமல் பாதுகாக்கத் தடுப்பு மருந்து போட்டுக் கொள்வது சிறந்த முறையாகும். நோயாளியுடன் இருப்பவர்கள் கைகளை மிகச் சுத்தமாக வைத்துக் கொள்வது அவசியம். உணவு தயாரிக்கும் முன்னரும், சாப்பிட்ட பின்னரும் சுத்தமாகக் கை கழுவ வேண்டும்.

நோயாளியுடன் தொடர்பில் இருப்பவர்கள் குறிப்பிட்ட காலம் வரை பேக்டீரியா கொல்லி மருந்துகளை மருத்துவரின் ஆலோசனை யின் பேரில் எடுத்துக் கொள்ள வேண்டும்.

ஒரு முறை தடுப்பு மருந்து எடுத்துக் கொண்டால் சுமார் பத்து ஆண்டுகள் வரை நோயிலிருந்து பாதுகாப்பைப் பெறலாம்.

■

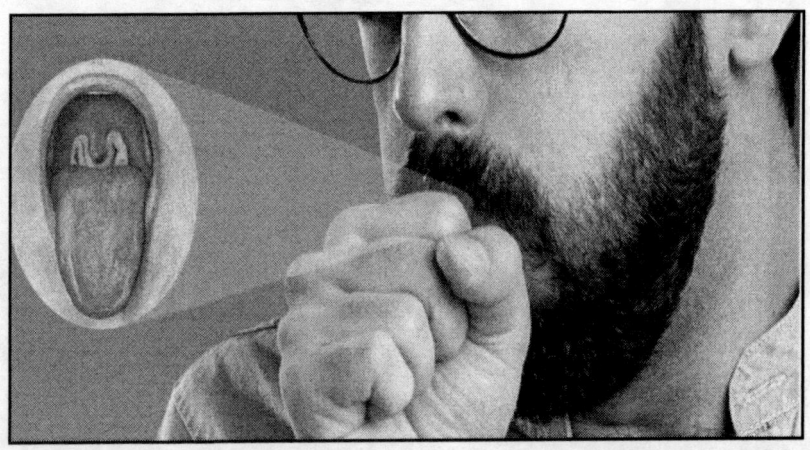

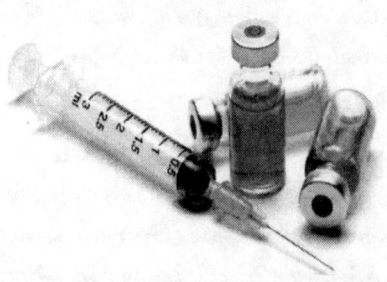

கக்குவான் இருமல் (Pertussis) தடுப்பு மருந்து

கக்குவான் இருமல் என்பது கடுமையான மூச்சுப் பாதை நோய்த் தொற்றாகும். இந்த வகை இருமலுக்கு, 'கடுமையான இருமல் வியாதி' என்ற பெயரும் உண்டு. இருமும்போது, 'ஊஃப் ஊஃப்' என்ற இளைப்புச் சத்தம் ஏற்படுவதால் 'ஊஃபிங் காஃப்' (whooping cough) என்றும் சொன்னார்கள். நீண்ட நாட்கள் தொந்தரவு தந்ததால், 'நூறு நாள் இருமல்' என்பதும் பெயராயிற்று.

சாதாரணச் சளியைப் போல இந்த நோய் ஆரம்பிக்கும். மூக்கில் சளி ஒழுகுதல், தும்மல், லேசான இருமல் மற்றும் காய்ச்சல் தோன்றும். ஒன்று அல்லது இரண்டு வாரங்களுக்குப் பிறகு கடுமையான இருமல் வாட்டி வதைக்கும். இளைப்பு ஓசையும் வெளிப்படும். நோயாளி இருமும்போதோ, தும்மும்போதோ அவரிடம் இருந்து மற்றவருக்கு இது பரவுகிறது.

மூன்று வயதுக்கும் குறைவான வயதுடைய குழந்தைகளே அதிகம் பாதிக்கப்படுகின்றனர். உரிய சிகிச்சை எடுக்காவிடில் மரணமும் நேரலாம்.

1578ஆம் ஆண்டு, பாரிஸ் நகரில் கொள்ளைநோயாக இது பரவியது. அதே ஆண்டில் இதைக் கக்குவான் இருமல் நோய் என்று *குய்ல்லௌம் டி பைல்லௌ* (Guillaume de Baillou) என்ற ஃபிரான்ஸ் நாட்டு மருத்துவர் விளக்கினார்.

1906ஆம் ஆண்டு, இந்த நோய்க்குக் காரணமான *போர்டெடெல்லா பெர்டுஸ்ஸிஸ்* (Bordetella pertussis) என்ற பாக்டீரியா கிருமியை *ஜூல்ஸ் போர்டெட்* (Jules Bordet) என்ற பெல்ஜியம் விஞ்ஞானியும் *ஆக்டேவ் ஜென்கௌ* (Octave Gengou) என்ற பாக்டீரியாவிய லாளரும் கண்டுபிடித்தார்கள்.

1939ஆம் ஆண்டு, *பேர்ல் கெண்ட்ரிக் மற்றும் கிரேஸ் எல்டெரிங்* (Pearl Kendrick and Grace Eldering) ஆகியோர் கக்குவான் இருமலுக்கான தடுப்பு மருந்தை கண்டுபிடித்தனர்.

செயலிழந்த நிலையில் உள்ளதும், நோய்த்தொற்றை ஏற்படுத்தாததுமான பாக்டீரியாவை உடலில் செலுத்துவதன் மூலம் உடலுக்கு நோய் எதிர்ப்பு சக்தியை உண்டாக்கினர்.

அதுவரை நூற்றுக்கு 15.1 என்ற வீதத்தில் குழந்தைகள் பாதிக்கப்பட்டுக் கொண்டிருந்தனர். தடுப்பு மருந்துப் பயன்பாட்டுக்குப் பிறகு நூற்றுக்கு 2.3 என்ற அளவில் பாதிப்புக் குறைந்திருக்கிறது என்பதை அந்த இரு விஞ்ஞானிகளும் எடுத்துக்காட்டினர்.

1914ஆம் ஆண்டு, இந்த மருந்துக்கான உரிமம் அமெரிக்காவில் முதலில் வழங்கப்பட்டது. 1948ல் டிஃப்தீரியா, ரண ஜன்னி மற்றும் கக்குவான் இருமல் ஆகிய மூன்று நோய்களுக்குமான ஒரே கூட்டுத் தடுப்பு மருந்து DDP (Diphtheria, Tetanus, and Pertussis) என்ற பெயரில் அழைக்கப்பட ஆரம்பித்தது.

1978ஆம் ஆண்டு முதல் இந்தியால் இந்தத் தடுப்பு மருந்து பயனுக்கு வந்திருக்கிறது.

குழந்தைகள் பிறந்து 8 முதல் 16 வாரங்களுக்குள் தடுப்பு மருந்தைக் கொடுக்க வேண்டும். பிறகு மருத்துவரின் மேற்பார்வையில் உரிய

இடைவெளியில் மீண்டும் தடுப்பு மருந்தை எடுத்துக் கொள்வது அவசியம்.

கருவுற்ற தாய்மார்களுக்கு அளிப்பதன் மூலம், பிறக்கும் குழந்தையைக் கக்குவான் இருமலில் இருந்து காப்பாற்ற முடியும்.

சுமார் 5,00,000 லட்சம் உயிர்கள் இந்தத் தடுப்பு மருந்தால் காப்பாற்றப்பட்டிருக்கின்றன.

∎

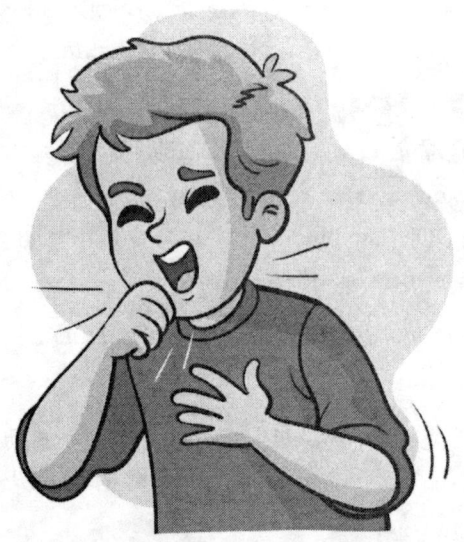

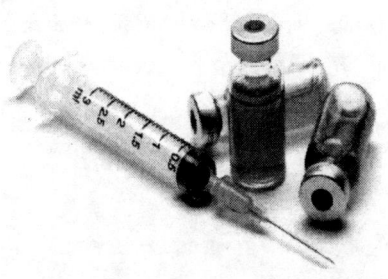

மூளைக் காய்ச்சல் தடுப்பு மருந்து

மூளைக் காய்ச்சல் என்பது மூளை மற்றும் மற்றும் தண்டு வடத்தைச் சுற்றியிருக்கும் திசுக்களில் ஏற்படும் வீக்கத்தையும் அதன் தொடர்ச்சியாக ஏற்படும் உடல் நலக் குறைவையும் குறிக்கும். ஆங்கிலத்தில் இதை *மெனிஞ்சிடிஸ்* (Meningitis) என்பார்கள்.

நெஸ்ஸெரியா மெனிஞ்சிடிடெஸ் (Neisseria meningitides) போன்ற பாக்டீரியா, வைரஸ், காளான்கள் மற்றும் ஒட்டுண்ணிகள் இந்த நோயை ஏற்படுத்தக்கூடும்.

நோய்த் தொற்று இருப்பவர் இருமும்போதோ, தும்மும்போதோ அவரிடமிருந்து மற்றவருக்கு நோய் பரவும். நோய்க் கிருமிகள் வாய், மூக்கு மற்றும் காது மூலம் உடலில் புகுந்து, ரத்த ஓட்டத்தில் கலந்து, மூளையைச் சென்றடைந்து பாதிப்பைத் தரும்.

அதிகக் காய்ச்சல், தலைவலி, கழுத்து வலி, வலிப்பு மற்றும் வெளிச்சத்தைக் கண்டால் ஒவ்வாமை போன்றவை இந்த நோயின் அறிகுறிகளாகும்.

*1970ஆம் ஆண்டு, அமெரிக்காவில் உள்ள ராக்ஃபெல்லர் பல்கலைக்கழகத்தில் பேராசிரியராகப் பணிபுரிந்தவரும் மருத்துவ விஞ்ஞானியுமான **எமில் கிளாஸ் கோட்ஸ்ச்லிச்*** (Emil Claus Gotschlich) *என்பவர் மூளைக் காய்ச்சலுக்கான தடுப்பு மருந்தை உருவாக்கியதில் முன்னோடி ஆவார்.*

1880ஆம் ஆண்டு இதற்குக் காரணமான பாக்டீரியா கண்டுபிடிக்கப் பட்டிருக்கிறது.

1900 காலகட்டத்தில், முழு பாக்டீரியா செல்களில் இருந்து தடுப்பு மருந்தை உருவாக்க ஆராய்ச்சியாளர்கள் முயற்சி செய்தனர். நெஸ்ஸெரியா மெனிஞ்சிடிடிஸ் பாக்டீரியாவால் ஏற்படும் மூளைக் காய்ச்சலுக்குத் தடுப்பு மருந்துகள் உருவாக்கப்பட்டன.

1920 முதல் 1950ஆம் ஆண்டுவாக்கில், செயல் இழந்த கிருமிகளைக் கொண்டு தடுப்பு மருந்து தயாரிக்க முயன்றனர். ஆனால் அது போதிய அளவு பாதுகாப்பைத் தரவில்லை.

1940களில் பெனிசிலின் மருந்து இந்த நோய் சிகிச்சையில் முக்கியப் பங்கு வகித்தது.

1960களில் ஸ்ட்ரெப்டோக்கோகஸ் நிமோனியா என்ற பாக்டீரியா வால் ஏற்படும் மூளைக் காய்ச்சல் நோய் தொடர்பான தடுப்பு மருந்து உருவாக்கப்பட்டது. இதே சமயத்தில் பாலிசாக்கரைட் என்னும் சர்க்கரை மூலக்கூறுகளைப் பயன்படுத்தித் தடுப்பு மருந்துகள் அறிமுகமாயின. இவை சற்றுக் கூடுதல் பாதுகாப்பை வழங்கின. ஆனால் இவற்றின் செயல்பாடு குறுகிய காலமே இருந்தது.

1980களில் கூடுதல் நோய் எதிர்ப்பு சக்தியைத் தரும் வகையில் பாலிசாக்கரைட்களைப் புரதத்துடன் இணைத்துத் தடுப்பு மருந்துகள் தயாரிக்கப்பட்டன.

*1990 - 2000 காலத்தில், தடுப்பு மருந்துகளான **மெனாக்ட்ரா** மற்றும் **மென்வியோ** ஆகியன புழக்கத்துக்கு வந்தன.*

*2000*ஆம் ஆண்டு வாக்கில் ஒன்றுக்கும் மேற்பட்ட பாக்டீரியாத் தாக்குதலை எதிர்கொள்ளும் விதமாகத் ***ப்ரெவ்னார்*** மற்றும் ***நியுமோவாக்ஸ்*** தடுப்பு மருந்துகள் அறிமுகப்படுத்தப்பட்டன.

*2010*களில் ***பெக்ஸெரோ*** மற்றும் ***ட்ருமென்பா*** ஆகியன மூளைக் காய்ச்சல் தடுப்புக்கு உதவின. மேலும் *2010*களில் MenACWY-CRM மற்றும் MenB-4C ஆகிய தடுப்பு மருந்துகளைச் சேர்த்துப் பயன் படுத்தும் முறையும் நடைமுறைக்கு வந்திருக்கிறது.

இன்னும் சக்தி வாய்ந்த தடுப்பு மருந்துகளுக்கான ஆராய்ச்சிகள் இன்றளவும் தொடர்ந்து நடைபெற்றுக் கொண்டே இருக்கின்றன.

மூளைக் காய்ச்சல் தடுப்பு மருந்துகளை உருவாக்கவும், மேம்படுத்த வும் பல மருத்துவர்களும், ஆராய்ச்சியாளர்களும், விஞ்ஞானிகளும் தொடர்ந்து பாடுபட்டிருக்கிறார்கள்.

வில்லியம் மார்டன், கோலின் மாக்லியாட், ராபர்ட் ஆஸ்ட்ரியன், எமில் கோட்ஸ்ச்லிச், போர்டெர் ஆண்டெர்ஸன், ஜான் ராபின்ஸ், ஜேன்புல்மேன், ரினோ ரப்போலி மற்றும் மேத்யூ ஸ்னேப் போன்ற மருத்துவர்கள் இந்தத் தடுப்பு மருந்துகளை உருவாக்குவதில் வெவ்வேறு காலகட்டங்களில் பங்காற்றியிருக்கின்றனர்.

■

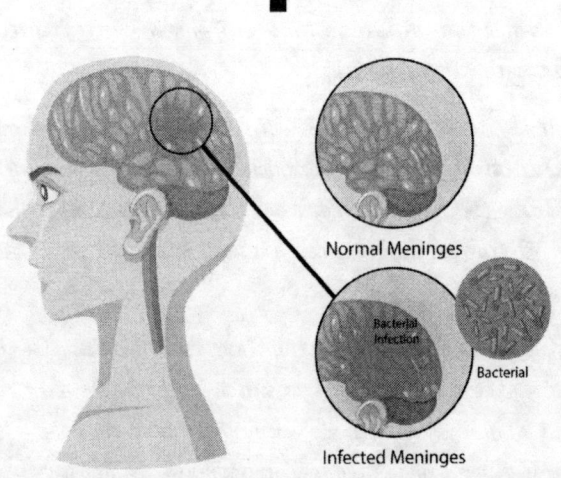

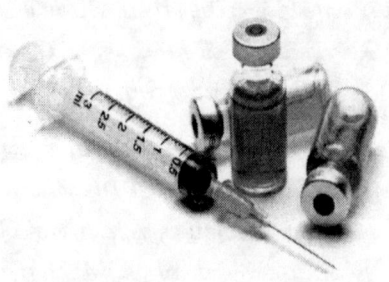

நிமோனியா நோய்த் தடுப்பு மருந்து

நிமோனியா நோய் கண்டவர்களுக்கு இருமல், குளிர் ஜுரம், மூச்சிரைப்பு, நெஞ்சு வலி, அதிகப்படியான வியர்வைச் சுரப்பு, தலை சுற்றல் வாந்தி, களைப்பு போன்ற அறிகுறிகள் தோன்றும். சிலருக்கு ரத்தத்தில் ஆக்ஸிஜன் அளவு குறைவதால் தோல், உதடுகள் மற்றும் நகக் கண்களில் லேசாக நீல நிறம் ஏற்படுவதும் உண்டு. உரிய சமயத்தில் சரியான சிகிச்சையை எடுத்துக் கொள்ளாவிட்டால் உயிரிழப்புகளும் நேரக்கூடும்.

நிமோனியா நோய்க்கு முக்கியக் காரணம் ***ஸ்ட்ரெப்டோகோக்கஸ் நிமோனியே*** என்னும் பாக்டீரியா ஆகும். ***க்ளெப்சியெல்லா நிமோனியே, சூடோமோனாஸ் அருகினோஸா, மைக்கோ பிளாஸ்மா நிமோனியே*** போன்ற பாக்டீரியாக்களும் சில சமயம் காரணமாவதுண்டு.

இன்ஃப்ளுயென்ஸா வைரஸ், அடினோவைரஸ், ரைனோவைரஸ், கொரோனா வைரஸ் போன்ற வைரஸ் கிருமிகள் காரணமாகவும் நிமோனியா ஏற்படக் கூடும். இவையன்றி சில வகைக் காளான்கள் மற்றும் ஒரு செல் உயிரிகள்கூட நிமோனியாத் தொற்றை உருவாக்கும்

ஆற்றல் கொண்டன. நோய் எதிர்ப்பு சக்தி குறைவானவர்களே நிமோனியா தாக்குதலுக்கு எளிதில் ஆளாகிறார்கள்.

காற்றின் மூலம் பரவுவது இந்நோய். நோய்த் தொற்று உள்ள ஒருவர் பேசும்போதும், இருமும்போதும், தும்மும்போதும் நோய்க்குக் காரணமான பாக்டீரியா அல்லது வைரஸ், காற்றின் மூலம் பரவி, மற்றவர்களுக்குத் தொற்றை ஏற்படுத்துகிறது.

நோயாளி பயன்படுத்திய பொருட்களைப் பயன்படுத்துவதாலோ அல்லது அவருடன் கை குலுக்குவதாலோகூட நோய் பரவும் வாய்ப் பிருக்கிறது. மிக அரிய நிகழ்வுகளில் காயங்கள் மூலமும் ஒருவரின் உடலுக்குள் நோய்க்கிருமிகள் புக வாய்ப்பு ஏற்படும்.

நிமோனியா கி.மு.3,000 முதல் கி.பி. 500 வரையான பழங்காலத் திலே இருந்திருப்பதாக ஆராய்ச்சியாளர்கள் கருதுகின்றனர். கி.மு.1550ல், எபெர்ஸ் பேபைரஸ் என்ற பண்டைய மருத்துவக் குறிப்புளில் இந்த நோய் பற்றிய விவரங்கள் இருக்கின்றன.

நியூமோகோக்கல் தடுப்பு மருந்து இப்போது நிமோனியா வராமல் தடுக்கப் பயன்படுத்தப்படுகிறது.

நிமோனியாவுக்கான தடுப்பு மருந்து குறிப்பிட்ட ஒரே நபரால் ஒரே நாளில் உருவானது அல்ல; பல விஞ்ஞானிகளும், மருத்துவர்களும் பல காலமாக நிமோனியாத் தொற்றுத் தடுப்பு மருந்துகளைக் கண்டுபிடிக்கத் தீவிரமாக உழைத்திருக்கிறார்கள்.

லூயிஸ் பாய்ச்சர், ராபர்ட் ஆஸ்ட்ரியன், ஜான் பி.ராபின்ஸ், போர்டெர் ஆண்டெர்ஸன் போன்ற பலரும் நிமோனியாத் தடுப்பு ஊசி கண்டுபிடிப்பில் ஈடுபட்டிருக்கிறார்கள்.

1900களில் நிமோக்கோக்கல் தடுப்பு மருந்தை பேக்டீரியாவின் முழு செல்களின் சாரத்தில் இருந்து உருவாக்கும் முயற்சிகள் நடை பெற்றன.

1920களில் பேக்டீரியா செல்களின் வெளிப்புறத்தில் இருக்கும் மேல் உறையான கேப்சியூலார் பாலிசாக்ரைட் என்னும் புரதத்தின் மூலம் முதல் நிமோனியா தடுப்பு மருந்து தயாரிக்கப்பட்டது.

*1970களில் 14 வகையான பேக்டீரியாத் தொற்றுகளில் இருந்து காக்கும் **நிமோவேக்ஸ் 14** என்னும் தடுப்பு ஊசி மருந்து கண்டு பிடிக்கப்பட்டது.*

1980களில் பலவீனமான செயல் இழந்த பேக்டீரியா அல்லது வைரஸ் நோய்க் கிருமிகளை, அவற்றைச் சுமந்து செல்லும் புரதத்துடன் இணைத்துத் தயாரிக்கப்பட்ட காஞ்சுகேட் தடுப்பு மருந்துகள் கண்டுபிடிக்கப்பட்டன.

2000 ஆண்டில், பிசிவி 7 என்னும் 7 வகை நிமோனியாக் கிருமிகளை அழிக்கும் தடுப்பு மருந்து கண்டுபிடிக்கப்பட்டது. இது 2 வயதுக்கும் குறைவான குழந்தைகளுக்குச் செலுத்தப்பட்டது.

2010ல் பிவிசி13 தடுப்பு மருந்து குழந்தைகளுக்கும், பெரியவர் களுக்கும் பாதுகாப்பைக் கொடுத்தது.

2020ல் பிவிசி20 இன்னும் அதிக ஆற்றல் கொண்ட தடுப்பு மருந்தாக அறிமுகமானது. இது 18 வயதுக்கும் மேலானவர்களுக்குச் செலுத்தப்பட்டது.

தடுப்பு மருந்துகளை எடுத்துக் கொள்வதன் மூலமும், சுகாதாரத்தைப் பேணுவதன் மூலமும், நோயாளி பயன்படுத்திய பொருட்களைப் பயன்படுத்தாமல் இருப்பதன் மூலமும் நிமோனியா தாக்காமல் பாதுகாத்துக் கொள்ளலாம்.

■

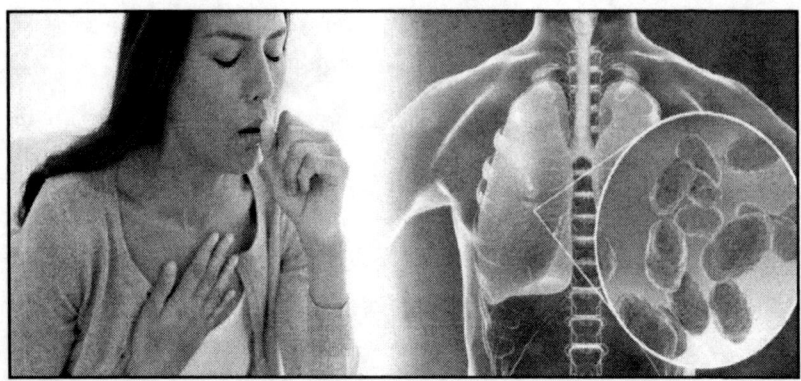

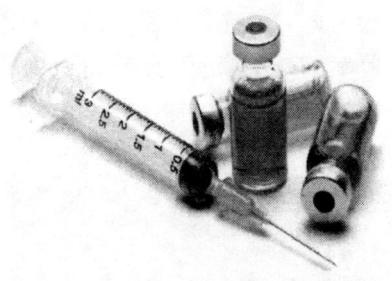

ஹெபாடிடிஸ் (கல்லீரல் அழற்சி) நோய் தடுப்பு மருந்து

ஹெபாடிடிஸ் என்பது கல்லீரலை வீங்கச் செய்யும் ஒரு வகை நோய். இதைக் கல்லீரல் அழற்சி என்பார்கள். வைரஸ் கிருமிகளால் ஏற்படுவது. சில நச்சுப் பொருட்கள், பிற நோய்களுக்கு எடுத்துக் கொண்ட மருந்துகள், உடலில் நோய் எதிர்ப்பு சக்தி குறைதல் போன்ற காரணங்களாலும் ஹெபாடிடிஸ் நோய் தோன்றக்கூடும். உலக அளவில் 3 கோடி நபர்கள் ஹெபாடிடிஸ் நோயால் பாதிக்கப் பட்டிருக்கிறார்கள்.

இதில் A, B, C, D மற்றும் E என ஐந்து வகைகள் உண்டு.

அசுத்தமான உணவு மற்றும் தண்ணீர், ரத்தம் மற்றும் உடல் திரவங்கள், கழிவுகள் மூலம் ஒருவரிடத்தில் இருந்து மற்றவருக்குப் பரவும். நோயாளியுடன் நெருங்கிய தொடர்பில் இருப்பவர்களுக்கு நோய்த்தொற்று ஏற்படும் சாத்தியங்கள் அதிகம்.

சோர்வு, வாந்தி, வயிற்று வலி, கரு நிறத்தில் சிறுநீர் கழித்தல், தோலும் கண்களும் மஞ்சளாக மாறுதல், மஞ்சள் காமாலை உருவாகுதல் போன்றன நோயின் அறிகுறிகளாகும்.

A மற்றும் B வகை நோய்களுக்கான தடுப்பு மருந்துகள் புழக்கத்தில் இருக்கின்றன. அவற்றைச் செலுத்திக் கொள்வது, சுகாதாரம் மற்றும் பாதுகாப்பான வாழ்க்கை முறைகளைப் பின்பற்றுவது, ஒருவர் பயன்படுத்திய ஊசிகளை மறுமுறை பயன் படுத்தாமல் இருப்பது போன்றவற்றால் இந்த வகைத் தொற்றுகளைத் தவிர்க்கலாம்.

ஹெபாடிடிஸ் A தடுப்பு மருந்து, செயலிழந்த கிருமிகள் மூலம் தயாரிக்கப்படுகிறது. ஆறு முதல் பன்னிரண்டு மாத இடைவெளி களில் இரண்டு தவணைகளாகப் போடப்படுகிறது.

ஹெபாடிடிஸ் B தடுப்பு மருந்து, ஹெபாடிடிஸ் வைரஸின் டி.என்.ஏ.வின் ஒரு பகுதியைப் பிரித்தெடுத்து, ஈஸ்ட் செல்களின் டி.என்.ஏ.வில் பொருத்தப்பட்டுத் தயாரிக்கப்படுகிறது.

பிறந்தவுடனும், ஒரு மாதத்திலும், ஆறு மாதத்திலும் மூன்று தவணைகளாக இது போடப்படும்.

மேற்சொன்ன இரு தடுப்பு மருந்துகளையும் சேர்த்துத் தயாரிக்கும் கூட்டுத் தடுப்பு மருந்தை ஹெபாடிடிஸ் A மற்றும் B வைரஸ் தொற்று களுக்கு எதிராகச் செலுத்துவார்கள்.

1940 மற்றும் 1950களில் A மற்றும் B வகை நோய்களுக்கான வைரஸ் தனியே அடையாளம் காணப்பட்டன. முதல் தடுப்பு மருந்தும் உருவானது. 1980ல் C வகை வைரஸ் கண்டறியப்பட்டது. தற் காலத்தில் D மற்றும் E வைரஸ் தனியே பிரித்தறியப்பட்டிருக்கிறது.

ஹெபாடிடிஸ் E தடுப்பு மருந்து 2012ஆம் ஆண்டு சீனாவில் உருவாகி யிருக்கிறது.

ஹெபாடிடிஸ் தடுப்பு மருந்து கண்டுபிடிப்புக்காகப் பல காலமாக மருத்துவர்களும், விஞ்ஞானிகளும், ஆராய்ச்சியாளர்களும் உழைத் திருக்கின்றனர்.

1970ஆம் ஆண்டு, போலந்து நாட்டைப் பூர்விகமாகக் கொண்ட அமெரிக்கரான ஆண்ட்ரூ ஜே. ஸ்மூனெஸ் என்பவர் ஹெபாடிடிஸ் A தடுப்பு மருந்தைக் கண்டுபிடித்தார்.

அதை *1980*ஆம் ஆண்டு, மாரிஸ் ஹில்லெமேன் என்பவர் மேம்படுத்தினார்.

*1967*ஆம் ஆண்டு **பாருச் ப்ளூம்பெர்க்** என்ற அமெரிக்க மருத்துவர் ஹெபாடிடிஸ் B வைரஸைக் கண்டுபிடித்தார்; அதற்கான முதல் தடுப்பு மருந்தை *1970*களில் உருவாக்கினார். இந்தக் கண்டுபிடிப்புக் காக அதே ஆண்டு நோபல் பரிசு இவருக்கு கிடைத்திருக்கிறது.

அமெரிக்காவைச் சேர்ந்த வைரஸ் ஆராய்ச்சியாளரும், நுண்கிருமி ஆய்வாளருமான இர்விங் மில்மேன் என்பவர் மேற்படி தடுப்பு மருந்தை மேம்படுத்தினார்.

*1990*களில் மருத்துவர் ஃபிலிப் மைனர், ஹெபாடிடிஸ் A மற்றும் B வைரஸுக்கு எதிரான கூட்டுத் தடுப்பு மருந்தை உருவாக்கினார்.

*2000*ஆம் ஆண்டில் ஹெபாடிடிஸ் நோய்க்கு எதிரான தடுப்பு மருந்தை மருத்துவர் **சுஸேன் எமெர்ஸன்** கண்டுபிடித்தார்.

*2012*ஆம் ஆண்டில் சீனாவின் ஸியாமென் இன்னோவாக்ஸ் பையோடெக் நிறுவனம் செகோலின் (Cecolin) என்ற தடுப்பு மருந்தை ஹெபாடிடிஸ் Eக்கு எதிராகத் தயாரித்திருக்கிறது.

தற்போதைய நிலவரப்படி ஹெபாடிடிஸ் C மற்றும் Dக்கு உரிமம் பெற்ற தடுப்பு மருந்து எதுவும் இல்லை. அவற்றுக்குக் காரணமான வைரஸின் சிக்கலான தன்மைகள், அவற்றுக்கெதிரான உடலின் நோய் தடுப்பு ஆற்றல் பற்றி முழுமையாக அறியாமல் இருப்பது, விரைவில் புதுப்புது அமைப்புகளில் கிருமி மாறிக்கொண்டே இருப்பது, ஆராய்ச்சிகளுக்கான போதுமான நிதி மற்றும் வல்லுநர் களின் பற்றாக்குறை ஆகியன தடுப்பு மருந்து கண்டுபிடிப்பதில் தாமதத்தை ஏற்படுத்துகின்றன.

■

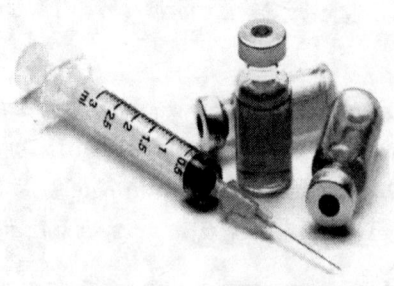

ஃப்ளூ தடுப்பு மருந்து

ஃப்ளூ என்பது இன்ஃப்ளூயென்ஸா என்ற நோயின் சுருக்கம். இன்ஃப்ளூயென்ஸா A, B, C எனப்படும் மூன்று வெவ்வேறு வைரஸ் கிருமிகள், *3* வகையான ஃப்ளூவுக்குக் காரணமானவை.

பன்றிக் காய்ச்சல் (Swine flu - H1N1*)* என்பதும் ஒரு வகையான் ஃப்ளூ நோய்தான். இந்த நோய்க்குக் காரணமான வைரஸ், பன்றிகளைத் தாக்கும் வைரஸைப் போலத் தோற்றமளிப்பதால் இந்தப் பெயர் ஏற்பட்டிருக்கிறது.

நோயாளி சுவாசிக்கும்போதும் பேசும்போதும்கூட ஒருவரிடம் இருந்து மற்றவருக்கு நோய் தொற்றும். நோயாளியைத் தொடும் போதும் அவர் தொட்ட பொருட்களைப் பயன்படுத்தும்போதும் நோய்த்தொற்று ஏற்படலாம்.

பறவைகள், விலங்குகள், பன்றிகளிடமிருந்தும் மனிதருக்கு நோய்த் தொற்று ஏற்படும். அசுத்தமான தண்ணீர் மற்றும் உணவினாலும் இது பரவும்.

காய்ச்சல், தொண்டைக் கரகரப்பு, இருமல், மூக்கொழுகுதல், உடல் வலி, தலைவலி, அசதி ஆகியன இதன் அறிகுறிகள்.

நோயாளியின் உடம்புக்குள் மட்டும் அல்ல; உடம்புக்கு வெளியிலும் அவர் உடல் பட்ட பகுதிகளில் 48 மணி நேரம் வரை உயிர் வாழ்ந்து தோய்த்தொற்றைப் பரப்பும் ஆற்றல்மிக்கது இந்த வைரஸ் கிருமி.

முறையான சிகிச்சையை உரிய சமயத்தில் எடுத்துக் கொள்ளா விட்டால் நிமோனியா, மாரடைப்பு, பக்கவாதம் மற்றும் இதய சம்மந்தமான பிரச்சனைகளையும் ஏற்படுத்திவிடும். அரிதான சில சமயங்களில் மூளையையும் பாதித்து விடும்.

2009-2010 ஆண்டுகளில் H1N1 வகை ஃப்ளூ நோயால் சுமார் 5,75,000 மக்கள் இறந்திருக்கின்றனர்.

1930ஆம் ஆண்டு, பிரிட்டனைச் சேர்ந்த மருத்துவரும், வைரஸ் ஆராய்ச்சியாளரும் நோய் எதிர்ப்புச்சக்தி ஆய்வாளருமான **வில்ஸன் ஸ்மித்** என்பவரால் ஃப்ளூவுக்கான முதல் தடுப்பு மருந்து உருவாக்கப்பட்டது. நோய்க்குக் காரணமான வைரஸை, அதன் இறந்த நிலையில் பயன்படுத்தி உருவாக்கிய தடுப்பு மருந்து இது.

1940ஆம் ஆண்டு, அமெரிக்க நுண்கிருமி ஆராய்ச்சியாளரும், தொற்றுநோய் ஆய்வாளருமான **தாமஸ் ஃப்ரான்சிஸ் (ஜூனியர்)** என்பவர் ஃப்ளூவுக்குக் காரணமான வரைஸ் கிருமியைக் கண்டறிந் தார். அப்போதிருந்தே தடுப்பு மருந்துகள் புழக்கத்தில் வர ஆரம்பித்து விட்டன.

1940களில் இரண்டாம் உலகப் போரின்போது அமெரிக்கா தனது ராணுவ வீரர்களைப் பாதுக்காக்க ஃப்ளூ தடுப்பு மருந்தைச் அதிகளவில் செலுத்தியது.

1950ஆம் ஆண்டில், வணிக ரீதியான ஃப்ளூ தடுப்பு மருந்து சந்தையில் அறிமுகப்படுத்தப்பட்டது.

1960களில் மூன்று வெவ்வேறு வகையான ஃப்ளூ கிருமித்தொற்றைத் தடுக்கும் வகையில் மூன்று மருந்துகளின் சேர்க்கையுடன் தடுப்பு மருந்து ஒன்று பயன்பாட்டுக்கு வந்தது. இதைக் கண்டுபிடித்தவர் **ஜோனாஸ் சால்க்** என்ற அமெரிக்க விஞ்ஞானி.

1980களில் கூடுதல் பாதுகாப்பு மற்றும் செயல்திறனுள்ள ஸ்பிளிட் வைரஸ் வேக்ஸின் என்பதை உபயோகிக்க ஆரம்பித்தார்கள்.

1990களில் 65 வயதுக்கும் மேற்பட்ட அனைவருக்கும் ஆண்டு தோறும் செலுத்தக்கூடிய தடுப்பு மருந்து நடைமுறைக்கு வந்தது.

2000ஆவது ஆண்டு வாக்கில் நான்கு முனைத் தடுப்பாக 4 வெவ்வேறு கிருமிகளில் இருந்து காப்பாற்றும் மருந்து பயன்பட ஆரம்பித்தது.

2019-2020 ஆண்டுகளில் ஃப்ளூ தடுப்பு மருந்து செலுத்திக் கொண்டதால் லட்சக்கணக்கானோர் பெரிய பாதிப்புகளில் இருந்து தப்பினர்.

Fluzone High-Dose Quadrivalent vaccine, Flublok Quadrivalent recombinant flu vaccine மற்றும் Fluad Quadrivalent adjuvanted flu vaccine ஆகிய மூன்று தடுப்பு மருந்துகள் தற்சமயம் உபயோகிக்கப்படுகின்றன.

இன்றைய தேதியில் இன்னும் வீரியமான ஃப்ளூ தடுப்பு மருந்து களைக் கண்டுபிடிக்க உலகெங்கிலும் ஆராய்ச்சிகள் நடைபெற்றுக் கொண்டிருக்கின்றன.

∎

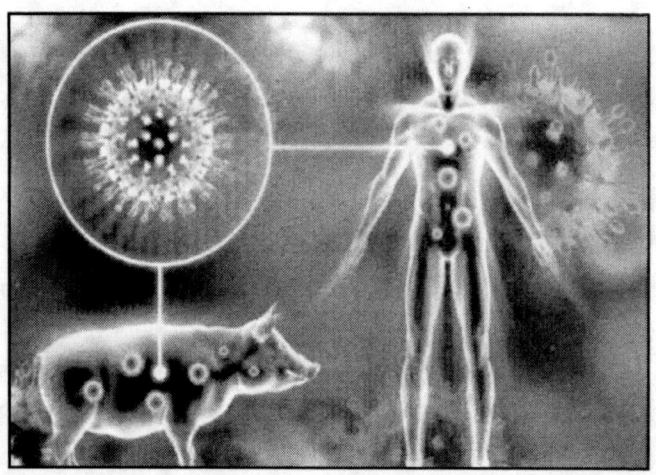

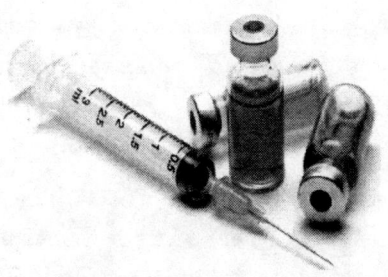

இரைப்பைக் குடல் அழற்சித் தடுப்பு மருந்து

இரைப்பைக் குடலழற்சி (Gastroenteritis) என்பது வயிறு மற்றும் சிறுகுடல் ஆகிய இரண்டையும் பாதிக்கும் நோயாகும். வயிற்றுப் போக்கு, வாந்தி, வயிற்று வலி ஆகியன இதன் அறிகுறிகள். காய்ச்சல், சத்தின்மை, நீரிழப்புகூட ஏற்படக்கூடும்.

இந்த நோயை உண்டாக்குவது, ***'ரோடோ வைரஸ்'*** என்னும் ஒரு நுண்கிருமி. இதன் அறிவியல் பெயர் ***ரோட்டோவைரஸ் கேஸ்ட்ரோஎன்டெரிடிஸ்*** (Rotavirus gastroenteritis) என்பதாகும். உலகில் உள்ள ஒவ்வொரு குழந்தையும் ஐந்து வயதிற்குள் ஒரு முறையாவது ரோட்டா வைரஸால் பாதிக்கப்படுகிறது.

மனிதக் கழிவுகள் மூலமும், தூய்மைக் குறைவான உனவு மற்றும் குடிநீர் மூலமும், நோய்த்தொற்று உள்ளவருடன் நெருங்கிய தொடர்பில் இருப்பதன் மூலமும் நோயாளியிடம் இருந்து மற்றவர்களுக்கு இது பரவுகிறது.

தடுப்பு மருந்து எடுத்துக் கொள்ளுவது, சுகாதாரமான பழக்க வழக்கங்களைக் கைக்கொள்வது ஆகியன இந்த நோய் தாக்காமல் பாதுகாக்க உதவும்.

1943ஆம் ஆண்டு, குழந்தைகளிடம் இந்நோயைப் பரப்புவது வடிகட்டக்கூடிய ஒரு நுண்கிருமி என்பதை போலந்து அமெரிக்கரான **ஆல்பர்ட் சபின்** என்ற மருத்துவ ஆராய்ச்சியாளர் மற்றும் அவருடன் பணிபுரிபவர்கள் கண்டறிந்தார்கள்.

1963ஆம் ஆண்டு, எலக்ட்ரான் மைக்ராஸ்கோப் மூலம் ஆராய்ந்து நோய்க்குக் காரணமான வைரஸ், சக்கரம் போன்ற தோற்றத்தைக் கொடிருப்பதை அறிந்தார்கள். லத்தீன் மொழியில், 'ரோடா' என்றால் சக்கரம் என்று அர்த்தம். எனவே இந்த வைரஸுக்கு 'ரோடா வைரஸ்' என்று பெயரிட்டார்கள்.

1973ஆம் ஆண்டு, உலகளாவிய அளவில் குழந்தைகளின் வயிற்றுப் போக்குக்கு முக்கியக் காரணம் ரோடா வைரஸ் எனக் கண்டுபிடித்தார்கள்.

1978ஆம் ஆண்டு, முதன் முதலாக ரோடோவைரஸ் வாய்வழித் தடுப்பு மருந்து அமெரிக்கக் கால்நடை மருத்துவரும் ஆராய்ச்சியாளருமான **ஹெச்.எஃப். கிளார்க்** என்பவரால் கண்டுபிடிக்கப்பட்டது. ஆனால் அது பாதுகாப்புக் காரணங்களை முன்னிட்டுத் திரும்பப் பெறப்பட்டது.

1980ஆம் ஆண்டு ரோடோ வைரஸின் மரபியல் தன்மை, அதை எதிர்க்கும் ஆற்றல் மற்றும் நோய்க் கிருமி உருவாக்கம் ஆகியன தொடர்பாக ஆராய்ச்சிகள் தீவிரம் அடைந்தன.

1998ஆம் ஆண்டு, உரிமம் பெற்ற முதல் ரோடோவைரஸ் தடுப்பு மருந்து புழக்கத்துக்கு வந்தது. ஆனால் குடலில் மடிப்புகளை ஏற்படுத்தும் அபாயம் இருந்ததால் அது திரும்பப் பெறப்பட்டது.

2006ஆம் ஆண்டு, குழந்தைகள் மருத்துவ நிபுணரான அமெரிக்கர் **பால் ஆஃபிட்** என்பவர் உருவாக்கிய டோடோ டெக் மற்றும் மருத்துவர் **டி.வெஸிகரி** என்பவர் கண்டுபிடித்த ரோடாரிக்ஸ் என்னும் இரு தடுப்பு மருந்துகள் உலகெங்கும் பயன்படுத்தும் உரிமத்தைப் பெற்றன.

2009 ஆம் ஆண்டு, உலக சுகாதார நிறுவனம் ரோடோ வைரஸ் தடுப்பு மருந்துகளைப் பயன்படுத்த உலக நாடுகளுக்குப் பரிந்துரை செய்தது.

2010ஆம் ஆண்டு, உலகெங்கும் ரோடோ வைரஸ் தடுப்பு மருந்து புழக்கத்துக்கு வந்தது; நோய் பாதிப்பும் கணிசமாகக் குறைந்தது.

இந்த நோய்க்கான தடுப்பு மருந்துகள் 2016ஆம் ஆண்டு முதல் இந்தியாவில் கிடைக்கின்றன. 6, 10 மற்றும் 14 மாதங்கள் வயதான குழந்தைகளுக்கு வாய் வழியே தடுப்பு மருந்து கொடுக்கப்படுகிறது.

2018ஆம் ஆண்டு, இந்தத் தடுப்பு மருந்தை எடுத்துக் கொள்ள ஆரம்பித்ததில் இருந்து உலகெங்கும் ரோடோ வைரஸ் தொடர்பான மரணங்களில் 29% குறைந்திருக்கின்றன என்று உலக சுகாதார மையம் அறிவித்தது.

அமெரிக்க மருத்துவர் மற்றும் விஞ்ஞானியான டாக்டர் **ரோஜர் கிளாஸ்** என்பவர் இந்த ஆராய்ச்சியில் பெரும் பங்காற்றியிருக்கிறார். இவரைத் தவிர இந்தத் தடுப்பு மருந்து உருவாக்குவதில் இன்னும் பல மருத்துவர்களும் ஆராய்ச்சியாளர்களும் பல ஆண்டுகளாக உழைத்திருக்கின்றனர். தொடர்ந்து ஆராய்ந்தும் வருகின்றனர்.

■

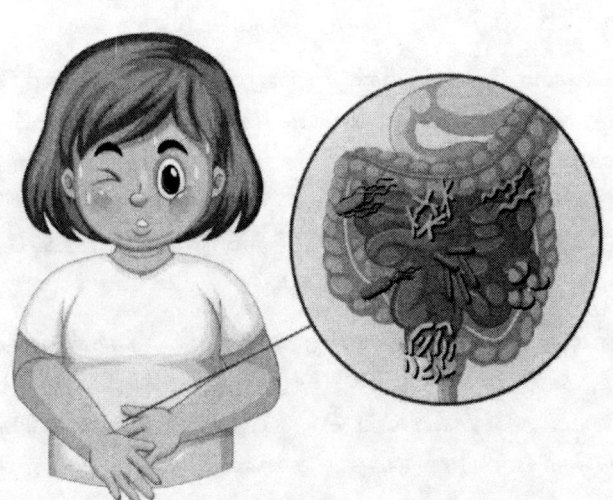

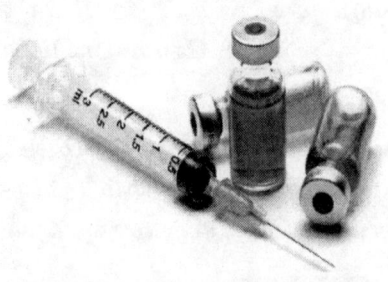

மலேரியா நோய்த் தடுப்பு மருந்து

இத்தாலிய மொழியில் ***mala aria*** என்றால் ***அசுத்தக் காற்று*** என்று அர்த்தம். பதினெட்டாம் நூற்றாண்டின் மத்தியில், சதுப்பு நிலங்களில் இருந்து வெளியாகும் அசுத்தமான காற்றே மலேரியா வுக்குக் காரணம் என்று நம்பியதால், சதுப்பு நிலங்களுக்கு அருகில் பரவும் நோய்க்கு மலேரியா என்று பெயரிட்டனர்.

பலரும் மலேரியா நோய், கொசு கடிப்பதால் வருகிறது என நினைப் பார்கள். ஓரளவுக்கு அது உண்மையும்கூட. ஆனால் மலேரியா வுக்குக் முக்கியக் காரணமானது, பிளாஸ்மோடியம் என்னும் ஒரு செல் நுண்கிருமி. இதை மலேரியல் பேரசைட் என்றும் சொல் வார்கள். இந்தக் கிருமி வளர்வதற்கு இரண்டு உயிரினங்கள் தேவை. அதில் ஒன்று கொசு; மற்றது மனிதன்!

கொசுவிலும் அனோஃபிலிஸ் என்ற வகைக் கொசுதான் கிருமியை வளர்த்து, மனிதன் உடலில் செலுத்தி, மலேரியா நோயை வரவழைக்கும். அனோஃபிலிஸ் கொசுக்களிலும் பெண் கொசுக்கள் மட்டுமே நோய்ப் பரவலுக்குக் காரணம் என்பது இன்னோர் ஆச்சரியம்!

முதல் நிலையில் நோய்க் கிருமி மனிதனின் ரத்தத்தில் இருக்கும் சிவப்பணுக்களைத் தாக்கிப் பெருகி நோயை உண்டாக்கும். இரண்டாம் நிலையில், நோய் பாதிக்கப்பட்ட மனிதனைக் கடிக்கும் கொசுவின் உடலில் புகுந்து வளர்ந்து, மீண்டும் மனிதனைத் தாக்கும் வடிவம் பெற்று, கொசு மனிதனைக் கடிக்கும்போது அவனுக்கு நோயை உண்டாக்கும்.

பிளாஸ்மோடியம் வகைக் கிருமியில் ஐந்து வகைகள் இருந்தாலும், *பிளாஸ்மோடியம் ஃபால்ஸிபேரம்* என்ற வகைதான் மிக அதிகமான மலேரியா நோய்ப் பரவலுக்குக் காரணமாக இருக்கிறது. மலேரியா நோய் கண்டால், குளிர், காய்ச்சல், தலைவலி, தலைசுற்றல் மற்றும் வாந்தி, வயிற்றுப் போக்கு, வயிற்று வலி, அசதி, சோர்வு போன்றன ஏற்படும்.

உரிய சமயத்தில் முறையான சிகிச்சை எடுத்துக் கொள்ளாவிட்டால் சிறுநீரகம், கல்லீரல் மற்றும் மண்ணீரல் ஆகிய உள்ளுறுப்புகள் செயலிழக்க நேரிடும்; சுவாசக் கோளாறுகளுக்கும் வாய்ப்புண்டு; நோய் மிகவும் முற்றினால் கோமா நிலைக்குச் சென்று, மரணம் சம்பவிக்கவும் காரணமாகி விடும்.

100க்கும் மேற்பட்ட நாடுகளில் மலேரியா கொள்ளை நோயாகத் தாக்கியிருக்கிறது. குறிப்பாக சகாராவிற்குத் தெற்கில் அமைந்திருக்கும் ஆபிரிக்கக் கண்டப் பகுதிகளில் அதிக பாதிப்பு ஏற்பட்டிருக்கிறது.

உலக சுகாதார நிறுவனத்தின் கணக்குப்படி, 2020ஆம் ஆண்டில் 24,10,00,000 நபர்கள் மலேரியா நோய்க்கு ஆளாகியிருக்கிறார்கள்; அவர்களில் 6,27,000 பேர் இறந்திருக்கிறார்கள்.

மலேரியா நோய் கி.மு.3,000 முதல் கி.பி.500 வரையான கால கட்டங்களிலேயே இருந்திருக்கிறது என எகிப்து, சீனா, கிரேக்கம் மற்றும் இந்தியா நாட்டுப் பழங்கால மருத்துவக் குறிப்புகளில் இருந்து தெரிகிறது.

கி.பி. 500 முதல் 1,500 வரை ஐரோப்பாவின் நீர் தேங்கும் சதுப்பு நிலப்பகுதிகளில் பரவியது.

கி.பி.1,500 முதல் 1,900 வரையான காலகட்டத்தில் ஐரோப்பியக் காலனி நாடுகளில் பரவி, ஐரோப்பியர்களையும் உள்ளூர் மக்களையும் தாக்கியது.

மலேரியா வந்துவிட்டால், 'சின்கோனா' மரத்தில் இருந்து தயாரிக்கப்பட்ட கொய்னின் என்ற மருந்தைக் கொடுப்பது வழக்கம்.

1,900 முதல் 2,000ஆவது ஆண்டுக்கு இடைப்பட்ட சமயத்தில் உலகின் முன்னேறிய நாடுகள் பலவற்றில் கொசுக்களை அழித்ததன் மூலமும், முறையான மருத்துவத்தின் மூலமும் மலேரியா ஒழிக்கப் பட்டது.

2,000 ஆண்டிலிருந்து தற்போது வரை, வளர்ந்து வரும் நாடுகளில் இன்னமும் மலேரியா ஒரு கொடும் நோயாகவே உள்ளது.

ஆர்ட்டெமிசினின் என்ற மருந்து கலந்த கூட்டு மருந்துகளை எடுத்துக் கொள்வதன் மூலம் மலேரியா ஓரளவு கட்டுப்பாட்டுக்குள் வந்திருக்கிறது.

1,880ஆம் ஆண்டு, ***சார்லஸ் லூயிஸ் அல்ஃபோன்ஸ் லாவெரான்*** என்ற ஃபிரெஞ்சு மருத்துவர், நோய்க்குக் காரணமான ***'மலேரியல் பேரசைட்'*** என்ற நுண்கிருமியைக் கண்டுபிடித்தார். இந்தக் கண்டு பிடிப்புக்காக 1907ஆம் ஆண்டு, உடலியல் அல்லது மருத்துவத்திற் கான நோபல் பரிசை வென்றார்.

1,897ஆம் ஆண்டு ***சர் ரோனால்ட் ரோஸ்*** என்ற பிரிட்டிஷ் மருத்துவர், அனோபிஃபிலிஸ் கொசு மூலம்தான் மலேரியாக் கிருமி பரவுகிறது என்பதைக் கண்டுபிடித்தார். இந்தக் கண்டுபிடிப்புக்காக இவருக்கு மருத்துவம் அல்லது உடலியங்கியலுக்கான நோபல் பரிசு 1902ஆம் ஆண்டு கிடைத்தது.

1,902ஆம் ஆண்டு, ***வால்டர் ரீட்*** என்ற அமெரிக்க ராணுவ மருத்துவர், எப்படிக் கொசுக்கள் மலேரியாவைப் பரப்புகின்றன என்பதை செய்முறையில் விளக்கினார்.

1,955ஆம் ஆண்டு உலக சுகாதார நிறுவனம், மலேரியா ஒழிப்புத் திட்டத்தைக் கொண்டு வந்தது.

1,910களிலிருந்து 1,940கள் வரை முழு நோய்க்கிருமி மூலம் தடுப்பு மருந்துகள் தயாரிக்க முற்பட்டனர். ஆனால் அவை எதிர்பார்த்த பலன் தரவில்லை.

1,950களில் இருந்து 1,960கள் வரை செயல் இழந்த ஒட்டுண்ணிகளின் மூலம் தடுப்பு மருந்துகள் தயாரித்தனர். இவை ஓரளவு மட்டுமே பலன் தந்தன.

1,970களிலிருந்து 1,980கள் வரை குறிப்பிட்ட ஒட்டுண்ணியின் புரதத்தை நோக்கி ஆய்வுகள் மேற்கொண்டு, நோய்க் கிருமியின் சுத்திகரிக்கப்பட்ட பகுதிகள் மூலம், SPf66 என்ற தடுப்பு மருந்தை உருவாக்கினர்.

1,980களில் இருந்து 2,000கள் வரை பிரிட்டனைச் சேர்ந்த கிளாஸ்கோ ஸ்மித் க்ளைன் என்ற மருந்து தயாரிப்பு நிறுவனம், RTS, S என்ற தடுப்பு மருந்தை உருவாக்கியது. இதற்கு ஓரளவு பலன் கிடைத்தது. *ஜோ கோஹென்* என்ற மருத்துவ ஆராய்ச்சியாளர் இதில் பெரும் பங்கு வகித்தார்.

கென்யாவைச் சேர்ந்த *ஆல்லன் பாம்பா* என்ற மருத்துவர், தடுப்பு மருந்துகள் உருவாக்குவதிலும், அவற்றைப் பரிசோதிப்பதிலும் உழைத்தார்.

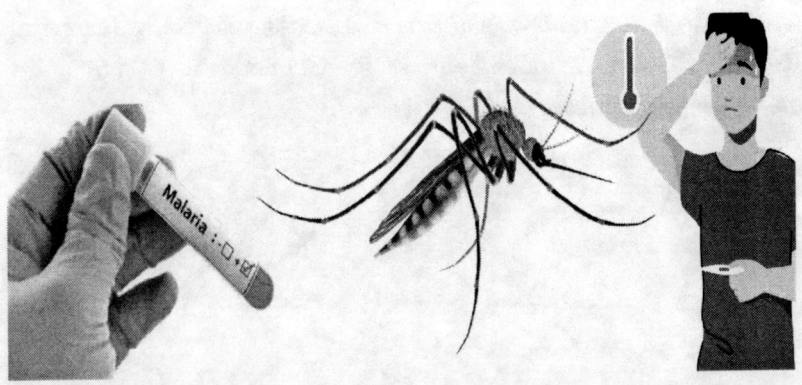

ப்ரையன் கிரீன்வுட் என்ற பிரிட்டிஷ் மருத்துவர், மருத்துவமனை களில் தடுப்பு மருந்துகளைப் பரிசோதிப்பதில் பங்கு வகித்தார்.

ஸ்பெயின் நாட்டு மருத்துவர் *பெட்ரோ அலோன்சோ* என்பவர் மருத்துவமனைகளில் இதனைப் பரிசோதனை செய்வதில் தீவிரம் காட்டினார்.

2,015ஆம் ஆண்டில், உலக சுகாதார நிறுவனம் RTS, S மலேரியாத் தடுப்பு மருந்துக்கு உரிமம் வழங்கியது.

தற்போது R21 என்ற தடுப்பு மருந்து, கூடுதல் வீரியத்துடனும், அதிக செயல்திறனுடனும் பயன்படுத்தப்பட்டு வருகிறது. ஆராய்ச்சிகள் தொடர்ந்து நடைபெற்றும் வருகின்றன.

கொசுக்கள் அண்டாமல் இருக்கும்படி பார்த்துக் கொள்வதே மலேரியாவில் இருந்து தப்பிக்கும் முக்கிய முறை.

வீட்டைச் சுற்றிலும் கொசுக்கள் முட்டையிடும் அளவு தண்ணீர் தேங்காமல் பார்த்துக் கொள்ள வேண்டும். கொசு வலை பயன் படுத்துவதும், கொசு விரட்டிகளை உபயோகிப்பதும் சிறப்பான பலன்களைத் தரும்.

தூங்கும்போது கொசு கடிக்க முடியாதபடி, கை கால்களை மூடி ஆடைகளை அணிவதும் போர்வைகள் போர்த்திக் கொண்டு தூங்கு வதும், கொசு விரட்டி ஸ்ப்ரேக்களை அடிப்பதும் நல்லது.

மலேரியா பாதிப்பு அதிகமாக நிலவும் பகுதிகளுக்குச் சென்றாக வேண்டிய கட்டாயம் ஏற்படும்போது, மருத்துவரின் ஆலோசனை யோடு கீமோப்ரோஃபைலாக்ஸிஸ் போன்ற மலேரியாவுக்கு எதிரான மருந்துகளை உட்கொள்ளலாம்.

■

FAST
CARD
HIT
HIT

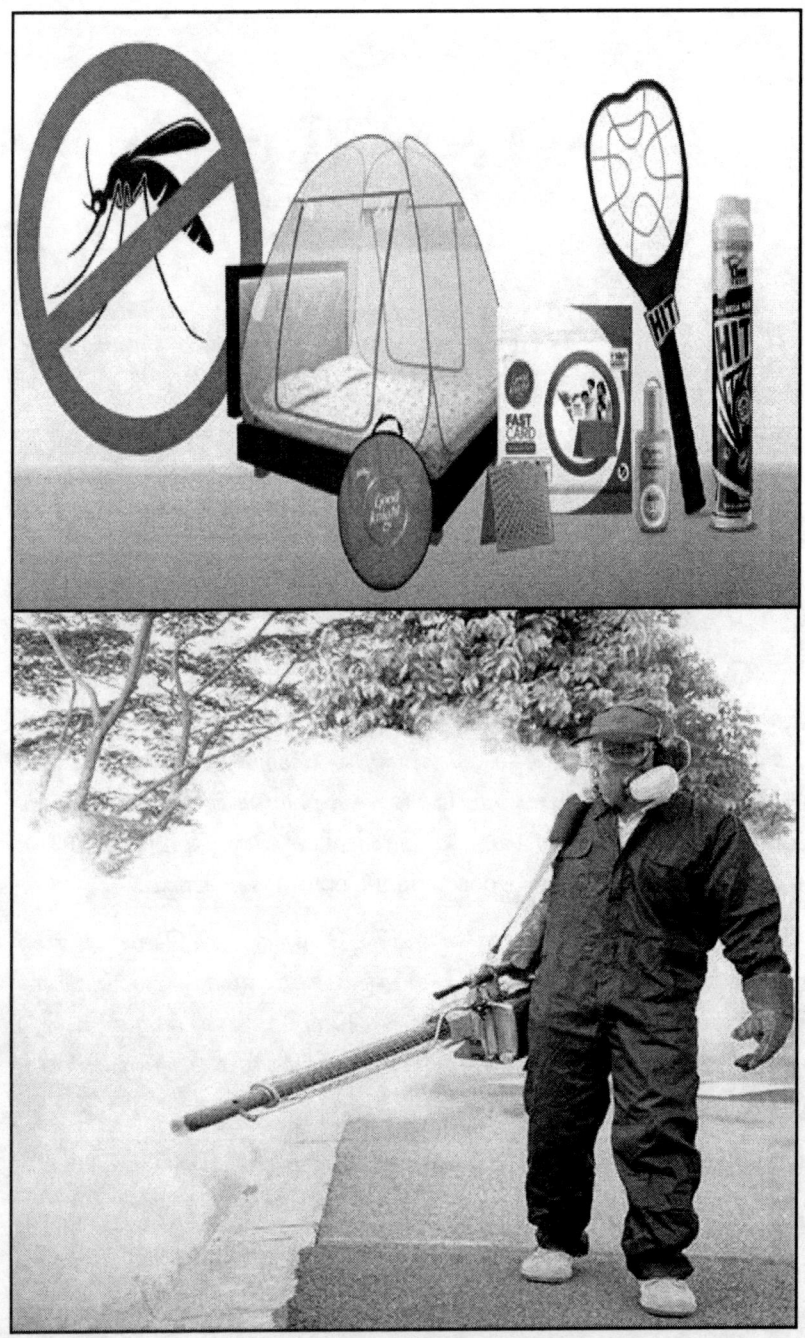

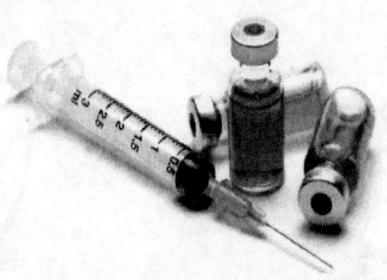

தொழு நோய்த் தடுப்பு மருந்து

தொழு நோய் என்பது வரலாற்றிலே மனிதர்கள் மிகவும் அஞ்சி நடுங்கிய நோய். இது நரம்பும் தோலும் சம்பந்தப்பட்டது. உரிய சிகிச்சையைத் தக்க த்ருணத்தில் மேற்கொள்ளாவிட்டால் விரல்கள் சேதமாவது உட்படப் பல குறைபாடுகள் ஏற்பட்டுவிடும். இந்த நோய்க்குக் காரணமான பாக்டீரியாவின் பெயர் ***மைகோ பேக்டீரியம் லெப்ரே*** (Micobacterium leprae) என்பதாகும்.

*1873*ஆம் ஆண்டு, நார்வேயைச் சேர்ந்த ***ஜி.ஹெச்.ஆர்மர் ஹான்ஸன்*** என்பவர் தொழுநோய்க்குக் காரணமான பாக்டீரியாக் கிருமியான மைகோபேக்டீரியம் லெப்ரே என்பதைக் கண்டு பிடித்தார். இவரின் கண்டுபிடிப்புக்கு அங்கீகாரம் தரும் வகையில் இந்த நோயை, ***'ஹான்ஸன் நோய்'*** என்பார்கள்.

காசநோய்த் தடுப்புக்குப் போடப்படும் பிஸிஜி BCG (Bacillus Calmette-Guerin) தடுப்பு மருந்து ஓரளவு இந்த நோயையும் தடுக்கும்.

மைகோபேக்டீரியம் இண்டிகஸ் ப்ரானி (Mycobacterium indicus pranii -MIP) என்பது இந்தியாவின் ட்ரக் கன்ட்ரோலர் மற்றும் அமெரிக்கா

வின் FDAவின் அங்கீகாரத்தையும் பெற்றுள்ள தொழுநோய்த் தடுப்பு மருந்தாகும்.

*1970*ஆண்டில், புது டெல்லியில் இருக்கும் ஆல் இண்டியா மெடிகல் சயின்சஸ் அமைப்பின் மருத்துவர் ***ஜி.பி.டல்வார்*** தலைமையில் இயங்கிய குழு இந்தத் தடுப்பு மருந்தைக் கண்டுபிடித்தது.

இது நோய்த் தொற்றை ஏற்படுத்தாத உயிரற்ற பேக்டீரியாவிலிருந்து தயாரிக்கப்படும் தடுப்பு மருந்து ஆகும். தொழு நோயாளிகளுடன் நெருங்கிய தொடர்பில் இருப்பவர்கள், நோய்த் தடுப்புக்காக இந்தத் தடுப்பு மருந்தை எடுத்துக் கொள்ள வேண்டும். இந்தத் தடுப்பு மருந்தின் விளைவாக மூன்று ஆண்டுகளில் நோய்த் தாக்கம் சுமார் *60%* குறைந்திருக்கிறது.

பையோமெடிகல் இன்ஸ்டிட்யூட் ஆஃப் வெனிஜுலா என்ற அமைப்பைச் சேர்ந்த மருத்துவர் ***ஜஸின்டோ கோன்விட்*** என்பவர் தமது குழுவினருடன் தடுப்பு மருந்து ஒன்றின் மாதிரியை உருவாக்கியிருக்கிறார்.

மண்ணில் வாழும் மைகோபேக்டீரியம் வேக்கே Micobacterium vaccae என்பது நோய்த் தொற்றை ஏற்படுத்தாத ஒரு பாக்டீரியா. இதை வைத்தும் தடுப்பு மருந்துகள் கண்டுபிடிக்க ஆராய்ச்சிகள் நடக்கின்றன.

*2017*ஆம் ஆண்டு, அமெரிக்காவின் சியாட்டிலில் உள்ள இன்ஃபெக்ஷியஸ் டிசீசஸ் ரீசர்ச் இன்ஸ்டிட்யூட் (IDRI) என்ற அமைப்பைச் சேர்ந்த விஞ்ஞானிகள், ***லெப்வாக்ஸ்*** (LepVax) என்னும் தடுப்பு மருந்தை உருவாக்கியிருக்கிறார்கள். இது கூடுதல் பாதுகாப்பை அளிக்கும் என்று எதிர்பார்க்கப்படுகிறது.

*2005*ஆம் ஆண்டு முதலே இந்தியாவில் இருந்து தொழுநோய் அகற்றப்பட்டு விட்டதாகக் கருதினாலும், உலகில் உள்ள புதிய நோயாளிகளின் எண்ணிக்கையில் *52%*க்கும் மேல் இந்தியாவில் இருப்பதாக ஆய்வறிக்கைகள் சொல்கின்றன.

ஆரம்பக் கட்டத்திலேயே நோயைக் கண்டுபிடித்து உரிய சிகிச்சை அளித்தால் இந்த நோயை முற்றிலுமாகக் குணப்படுத்தி விட முடியும்.

நோயாளியுடன் தொடர்பில் இருப்பவர்கள் நோய்த் தொற்று உள்ளதா எனப் பரிசோதித்துக் கொள்ள வேண்டும்.

∎

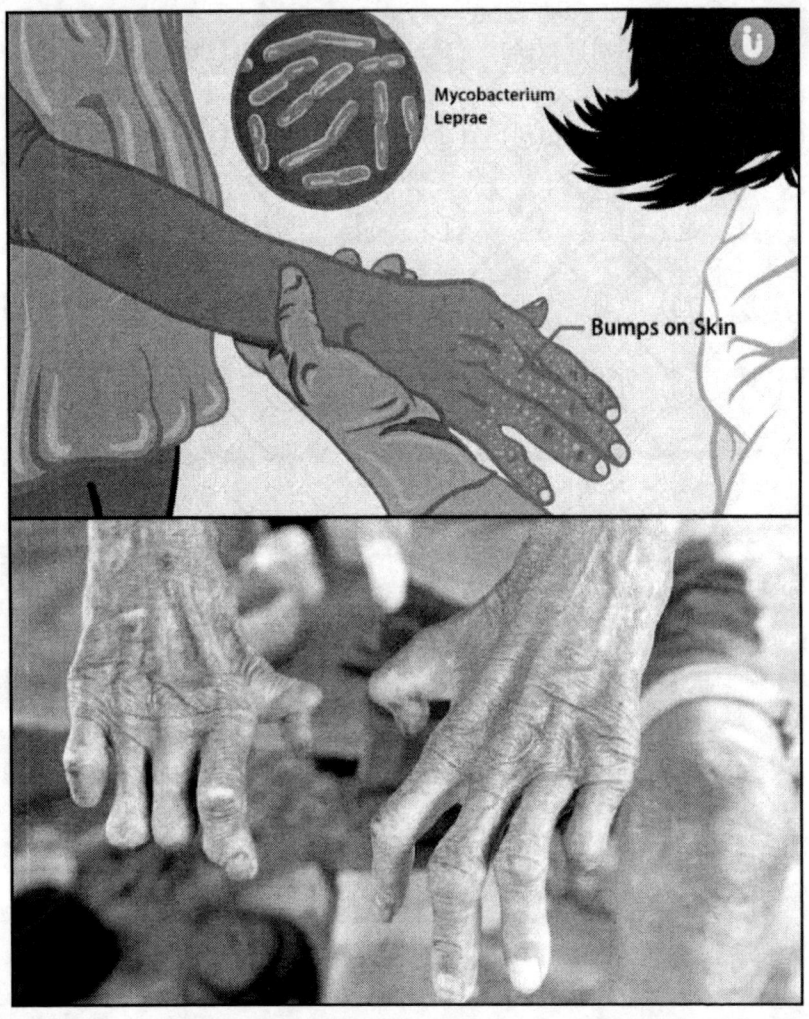

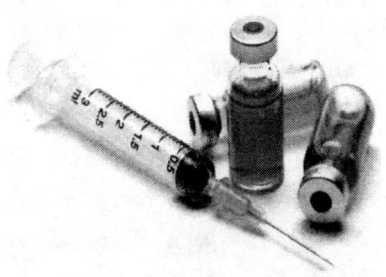

புற்றுநோய்த் தடுப்பு மருந்து

பல வகையான புற்றுநோய்கள் வராமல் தடுப்பதற்கும், வந்து விட்டால் குணமாக்குவதற்கும் உரிய மருந்துகளைக் கண்டுபிடிக்க ஆராய்ச்சியாளர்கள் தொடர்ந்து முயன்று வருகின்றனர். இந்த மருந்துகளின் நோக்கம், உடலில் இருக்கும் நோய் எதிர்ப்பு சக்தியைத் தூண்டி, புற்றுநோய் செல்களை அடையாளம் கண்டு அழிக்கச் செய்வதாகும். புற்றுநோய் தடுப்பு மருந்துகளின் வகைகள்:

ஆரம்ப நிலையிலேயே தடுப்பவை :

முதல் நிலைப் புற்றுநோய்களைத் தடுக்கும் விதமாக இவை செயல் படும். கர்ப்பப்பை புற்றுநோயைத் தடுக்கும் 'ஹெச்பிவி (Human Papilloma Virus - HPV)' தடுப்பு மருந்தையும் (கார்டாசில் 9), கல்லீரல் புற்றுநோயைத் தவிர்க்கும் 'ஹெபாடிடிஸ் பி (Hepatitis B)' தடுப்பு மருந்தையும் குறிப்பிடலாம். இது கர்ப்பப் பை, ஆசனவாய் மற்றும் ஹ்யூமன் பாபில்லோமா வைரஸ் என்னும் கிருமியால் ஏற்படும் இதர புற்றுநோய்களுக்கான தடுப்பு மருந்தும் ஆகும்.

நோய் பரவாமல் தடுக்கும் மருந்துகள் :

இவை ஏற்கெனவே புற்றுநோய் ஒருவரைப் பாதித்திருந்தால், அவரது நோய் எதிர்ப்பு சக்தியைத் தூண்டி, புற்றுநோய் செல்களைத்

தாக்கி அழிக்கச் செய்யும். உதாரணமாக புராஸ்டேட் சுரப்பிப் புற்றுநோயை எதிர்க்கும், 'சிபுலெயுசெல்-டி' தோல் புற்றுநோய்க்கு எதிரான 'மெலனோமா' தடுப்பு மருந்து ஆகியவற்றைக் குறிப்பிடலாம்.

மார்பகப் புற்றுநோய்க்குக் காரணமான 'ஹெர் 2 (Human Epidermal growth factor Receptor 2)' என்னும் புரதத்தைக் கட்டுப் படுத்த மார்பகப் புற்றுநோய் தடுப்பு மருந்துகளை உருவாக்கும் பணியிலும் ஆராய்ச்சியாளர்கள் தீவிரமாக ஈடுபட்டு வருகின்றனர்.

இந்த மருந்துகள் எப்படி வேலை செய்கின்றன?

ஆன்டிஜென்கள் உற்பத்தி : புற்றுநோய் செல்களில் இருந்து எடுக்கப் பட்ட 'ஆன்டிஜென்கள்' எனப்படும் குறிப்பிட்ட புரதங்கள் அல்லது புரதப் பகுதிகளை உடலின் நோய் எதிர்ப்பு சக்தி மண்டலத்துக்கு இந்த மருந்துகள் செலுத்தும்.

உடலில் உள்ள நோய் எதிர்ப்பு மண்டலம், இந்த ஆன்டிஜென்களை உடல் சாராத வெளிப்பொருட்கள் என அடையாளம் கண்டு கொள்ளும்; அதனால் 'டி-செல்கள்' மற்றும் 'பி செல்கள்' (T-cells and B-cells) எனப்படும் நோய்த் தடுப்பு செல்களைத் தூண்டி, புற்றுநோய் செல்களை எதிர்க்கும் ஆற்றலைக் கொடுக்கும்.

நோய் செல்களை நினைவில் இருத்துதல் : அதன் பின்னர், உடலில் இருக்கும் நோய் எதிர்ப்பு மண்டலம் ஆன்டிஜென்களை நினைவில் வைத்துக் கொள்ளும். வருங்காலத்தில் புற்றுநோய் செல்கள் எதுவும் உடலில் தோன்றினால், அவற்றை இனங்கண்டு அழிக்கும்.

தடுப்பு மருந்துகளின் செயல்திறன் மாறுபடுவதால் இன்னும் கூடுதல் ஆராய்ச்சிகள் தேவைப்படுகின்றன.

இந்தத் தடுப்பு மருந்துகள் வேண்டாத பக்க விளைவுகளை அளிக்கக் கூடியன. அவற்றைக் குறைக்கவும் விஞ்ஞானிகள் முயன்று வருகின்றனர்.

ஒவ்வொரு வகையான புற்றுநோயும் தனிப்பட்ட தன்மை கொண்டவை; அவற்றுக்கேற்ப தடுப்பு மருந்துகளை உருவாக்கவும் ஆராய்ந்துவருகின்றனர்.

■

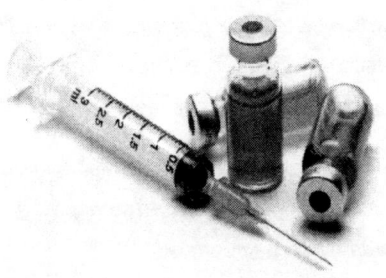

கொரோனா நோய்த் தடுப்பு மருந்து - கோவேக்ஸின்

கொரோனா வைரஸ் டிசீஸ் என்ற நோயைச் சுருக்கமாக கோவிட்-19 என்பார்கள். முதன் முதலில் சீனாவின் வூஹான் மாகாணத்தில் 2019ஆம் ஆண்டு டிசம்பர் மாதம் பாதிப்பு தோன்றியது. 2019ஆம் ஆண்டில் உற்பத்தியான நோய் என்பதால் 19 என்ற எண்ணுடன் சேர்த்து அறியப்படுகிறது. உலகின் பல நாடுகளிலும் மிக அதிக அளவில் இந்த நோயால் மக்கள் பாதிக்கப் பட்டனர். ஏராளமான மரணங்களும் நிகழ்ந்தன. உலகெங்கும் பல நாடுகள் வீடுகளை விட்டு மக்களை வெளியே நடமாட அனுமதிக்க வில்லை. நாடுகளின் அனைத்திலும் வர்த்தகம் மற்றும் போக்கு வரத்து போன்ற எந்தவிதச் செயல்பாடுகளும் மேற்கொள்ளப்பட வில்லை.

மின்னல் வேகத்தில் பரவிய நோய் இது. ஒருவருக்கு நோய் ஏற்பட்டால் கிட்டத்தட்ட அந்த வீட்டில் வசிக்கும் அனைவருக்கும் தொற்றியது. இந்த நோய்க்குக் காரணமானது ஒரு வகை வைரஸ் கிருமி. அதன் பெயர் Severe Acute Respiratory Syndrome Coronavirus 2 (SARS-CoV-2) என்பதாகும்.

காய்ச்சல், இருமல், மூக்கில் நீர் வடிதல், உடல்வலி, சோர்வு, மூச்சிரைப்பு, தலைவலி, தொண்டைக் கரகரப்பு, குமட்டல் வயிற்றுப்போக்கு போன்றவை நோயின் அறிகுறிகள்.

நோய் பாதிக்கப்பட்டவர்களில் எதிர்ப்பு சக்தி அதிகம் இருந்தவர்கள் காய்ச்சல், சளி, இருமல் மற்றும் லேசான மூச்சுத் திணறல் ஆகிய வற்றுடன் தப்பி உயிர் பிழைத்தனர்.

நோய் எதிர்ப்பு சக்தி குறைவானவர்கள், முதியவர்கள், இதய நோய், சர்க்கரை நோய், சுவாசக் கோளாறுகள் மற்றும் புற்றுநோய் பாதித்தவர்கள் போன்றவர்களை நோய் கடுமையாகத் தாக்கியது. வயது வித்தியாசம் இல்லாமல் மக்கள் பலரையும் மரணமடையச் செய்தது.

நோயைக் கட்டுக்குள் கொண்டுவரத் தடுப்பு மருந்து கண்டுபிடித்தே ஆகவேண்டும் என்ற கட்டாயம் மருத்துவர்களுக்கும், ஆராய்ச்சி யாளர்களுக்கும், உலக அரசாங்கங்கள் பலவற்றுக்கும் ஏற்பட்டது.

பல நாடுகளில் ஒரே சமயத்தில் விஞ்ஞானிகள் பலரும் தடுப்பு மருந்து கண்டுபிடிக்கும் முயற்சிகளில் தீவிரமாக ஈடுபட்டனர்.

அதன் விளைவாகக் கண்டுபிடிக்கப்பட்ட தடுப்பு மருந்துகளில் ஒன்றுதான் ***கோவேக்ஸின்*** (Covaxin). செயல் இழந்த முழு வைரஸில் இருந்து இது உருவாக்கப்பட்டிருக்கிறது.

2020ஆம் ஆண்டு, ஜூன் மாதம் பாரத் பயோடெக் என்ற நிறுவனம் இண்டியன் கவுன்சில் ஆஃப் மெடிக்கல் ரீசர்ச் என்ற அமைப்புடன் இணைந்து இந்தத் தடுப்பு மருந்தைத் தயாரித்திருக்கிறது.

அவசரத் தேவைகளுக்காக கோவிட்-19 நோய்த் தடுப்புக்காகப் பயன்படுத்தலாம் என்ற உலக சுகாதார நிறுவனத்தின் அனுமதியைப் பெற்ற முதல் இந்தியத் தயாரிப்புத் தடுப்பு மருந்து இதுதான்.

2020ஆம் ஆண்டு ஜூலை மாதம், முன்னோட்டமாகப் பரி சோதித்துப் பார்க்கப்பட்டபோது நம்பிக்கையூட்டும் முடிவுகள் கிடைத்தன.

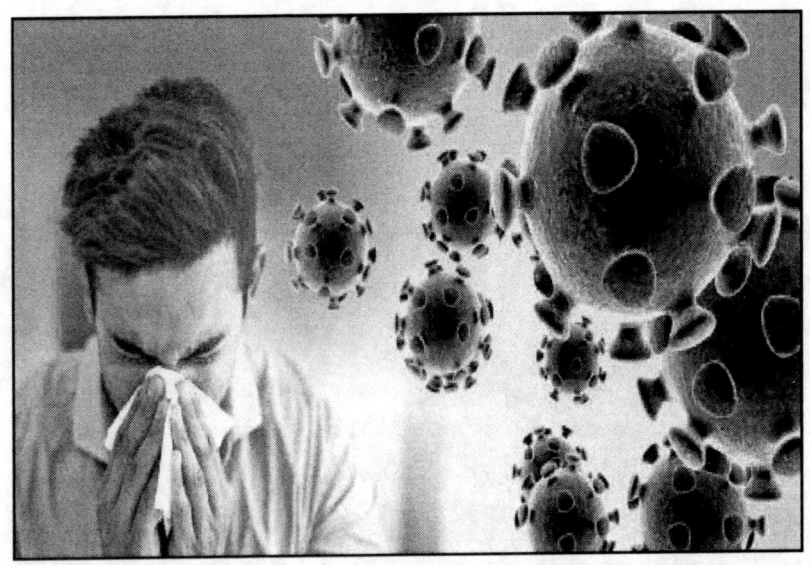

2020ஆம் ஆண்டு, முதல் கட்டமாக மனிதர்கள் மீது பரிசோதனை செய்யப்பட்டது. இதில் 375 பேர் பரிசோதனைக்கு ஆளானர்கள்.

அதே ஆண்டு, நவம்பர் மாதம் இரண்டாம் கட்டப் பரிசோதனைகள் 1,000 நபர்கள் மீது செய்யப்பட்டன.

மூன்றாவது கட்டமாக அதே ஆண்டு டிசம்பர் மாதம் இந்தியாவில் 25,800 நபர்கள் மீது பரிசோதனைகள் மேற்கொள்ளப்பட்டன.

2021ஆம் ஆண்டு, கட்டுப்படுத்தப்பட்ட அவசரத் தேவைகளுக்கு கோவேக்ஸின் தடுப்பு மருந்தை இந்தியாவில் பயன்படுத்த அனுமதி கிடைத்தது.

2021ஆம் ஆண்டு மார்ச் மாதம் மூன்றாம் கட்டப் பரிசோதனைகளில் கோவேக்ஸின் தடுப்பு மருந்து 81% திறன் கொண்டது என நிரூபிக்கப் பட்டது.

2021ஆம் ஆண்டு, உலக சுகாதார நிறுவனம் கோவேக்ஸின் தடுப்பு மருந்தை அவசரத் தேவைகளுக்குப் பயன்படுத்தலாம் என அங்கீகாரம் அளித்தது.

2021ஆம் ஆண்டு மே மாதம் உலக நாடுகளின் தேவைகளைப் பூர்த்தி செய்வதற்காக கோவேக்ஸின் உற்பத்தி விரிவுபடுத்தப் பட்டது.

2021ஆம் ஆண்டு, ஜுன் மாதம் 2 முதல் 18 வயது வரையுள்ளவர் களுக்குப் பயன்படுத்தலாம் என்ற அங்கீகாரம் கிடைத்தது.

2021ஆம் ஆண்டு, 13 நாடுகளின் அவசரத் தேவைகளுக்கு கோவேக்ஸின் பயன்படுத்தலாம் என உலக சுகாதார நிறுவனம் அனுமதியளித்தது.

உலகளாவிய அளவில் பயன்பாட்டுக்கு வந்திருக்கும் கோவேக்ஸின் தடுப்பு மருந்தின் தரத்தை மேம்படுத்தும் ஆராய்ச்சிகள் தொடர்ந்து நடைபெற்று வருகின்றன.

கோவேக்ஸின் தடுப்பு மருந்து உருவாக்கத்தில் பாரத் பையோடெக் நிறுவனத்தைச் சேர்ந்த மருத்துவர்கள் கிருஷ்ணா எல்லா, சுசித்ரா எல்லா, ரேச்சஸ் எல்லா, சுமதி கிருஷ்ணன் ஆகியோரின் பங்களிப்பு மிக முக்கியமானது.

இவர்களுடன் இண்டியன் கவுன்சில் ஆஃப் மெடிக்கல் ரீசர்ச் (ICMR) அமைப்பைச் சேர்ந்த மருத்துவர்களான பலராம் பார்கவா,

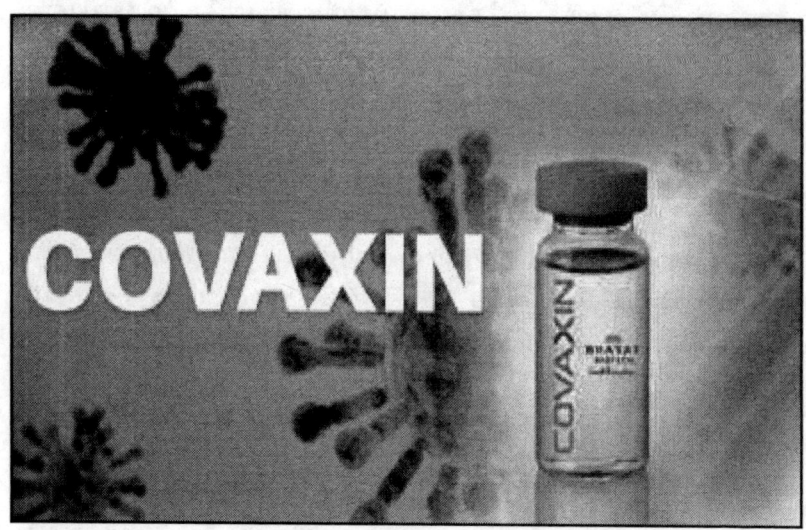

நிவேதிதா குப்தா ஆகியோரும் கோவேக்ஸின் தயாரிப்பில் பெரும் பங்கு வகித்தனர்.

உரிய இடைவெளிகளில் இரண்டு முறை தடுப்பு மருந்து போட்டுக் கொள்வதாலும், முகக்கவசம் அணிவதாலும், சமூக இடை வெளியைப் பின்பற்றுவதாலும், அடிக்கடி கைகளை சோப் போட்டுக் கழுவுவதாலும், கூட்ட நெரிசல்களைத் தடுப்பதாலும், நோய் அறிகுறிகள் தென்பட்டவுடன் வீட்டைவிட்டு வெளியே நடமாடாமல் இருப்பதாலும் கோவிட் தொற்றுப் பரவலைத் தவிர்க்கலாம்.

∎

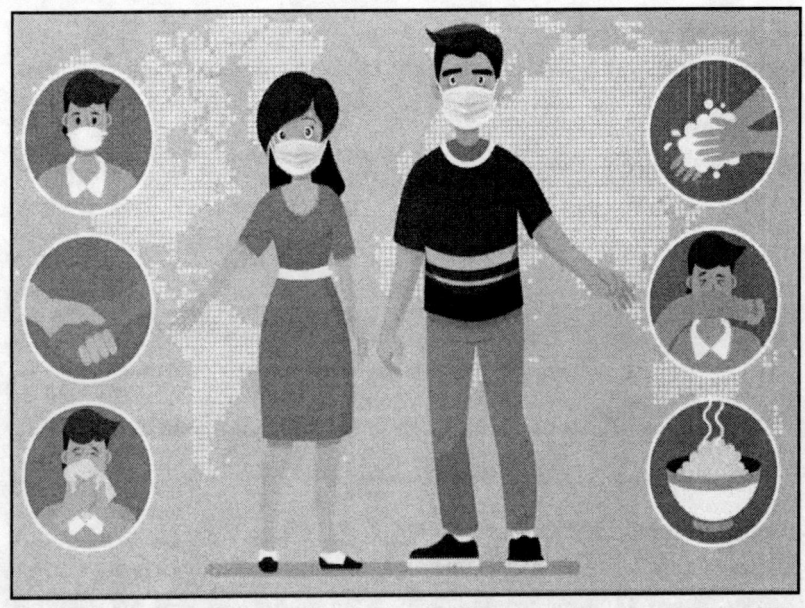

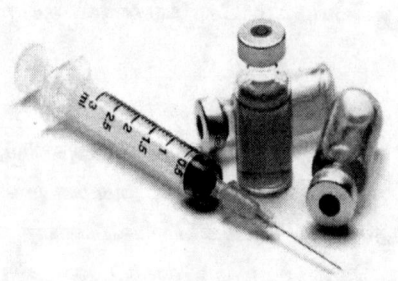

கொரோனா நோய்த் தடுப்பு மருந்து - கோவிஷீல்ட்

உலகத்தையே முடக்கிப்போட்ட பெருந்தொற்று கோவிட்-19 எனப்படும் கொரோனா நோய். இந்த நோய்க்கான பல தடுப்பு மருந்துகள் புழக்கத்தில் இருந்தாலும் கோவேக்ஸின் மற்றும் கோவிஷீல்ட் ஆகியனவே இந்தியாவில் பரவலாகப் பயன்படுத்தப் பட்டு வருகின்றன.

உலக நாடுகள் பலவற்றிலும் அனைத்துவிதப் பொதுச் சேவைகள் மற்றும் போக்குவரத்து போன்ற அனைத்தையும் செய்லற்றுப் போகச் செய்து, மக்களை வீட்டுச் சிறையிலேயே வைத்திருந்த பெருந்தொற்றான கொரோனா நோயின் தடுப்பு மருந்தான கோவிஷீல்ட் என்பதை 4 - 12 வார இடைவெளிகளில் இரண்டு தவணைகளாகப் போட்டுக் கொள்ள வேண்டும்.

2021ஆம் ஆண்டு, அவசரத் தேவைகளுக்காக கோவிஷீல்ட் தடுப்பு மருந்து போட்டுக் கொள்ளலாம் என்ற அங்கீகாரத்தைப் பெற்றது.

இந்தத் தடுப்பு மருந்து கேம்பிரிட்ஜைத் தலைமையிடமாகக் கொண்ட பிரிட்டன் ஸ்வீடன் மருந்துத் தயாரிப்பு நிறுவனமான ஆக்ஸ்ஃபோர்ட்- அஸ்ட்ராஜெனெகா என்பதுடன் இணைந்து, சீரம்

இன்ஸ்டிட்யூட் ஆஃப் இந்தியா (SII) அமைப்பு உருவாக்கியிருக்கிறது. கொரோனா தொற்றுக்கு எதிராக இதன் செயல்திறன் *70-80%* எனக் கண்டறிந்திருக்கிறார்கள்.

நோய்த் தொற்றை ஏற்படுத்தும் வைரஸான SARS-CoV-2 என்பதன் புரதத்தைச் சுமந்து செல்லும் வகையில் நோய்த் தொற்றை ஏற்படுத்தாத ChAdOx1 (Chimpanzee Adenovirus Oxford 1) என்னும் பலவீனமான வைரஸ் ஒன்றை உருவாக்கினார்கள்.

மனிதர்களின் சிறுநீரக செல்களைப் பிரித்தெடுத்து, அதில் இந்த வைரஸை அதிக அளவில் பெருகச் செய்தனர்.

இந்த செல்களில் இருந்து வைரஸை மீண்டும் பிரித்தெடுத்து, தூய்மைப்படுத்தினர். இந்த வைரஸுக்குள் SARS-CoV-2 வைரஸின் புரதத்தைச் செலுத்தினார்கள். இதை மேன்மேலும் பெருகச் செய்தார்கள். வைரஸ் துகள்கள் மேலும் தூய்மைப்படுத்தப்பட்டுச் செறிவூட்டப்பட்டன. இவற்றைக் கெட்டுப் போகாமல் பாது காக்கும் துணைப் பொருட்களுடன் கலந்தார்கள். இப்படித் தயாரிக்கப்பட்ட தடுப்பு மருந்து மருந்து, மிகக் கடுமையான தரக் கட்டுப்பாடு மற்றும் பாதுகாப்புப் பரிசோதனைகளுக்குப் பிறகு, குப்பிகளில் அடைக்கப்பட்டுப் பயன்பாட்டுக்கு வந்தது.

இந்தத் தடுப்பு மருந்தை உருவாக்க பிரிட்டனைச் சேர்ந்த பேராசிரியர்கள் சாரா கில்பர்ட், ஆண்ட்ரூ பொல்லார்ட், மருத்துவர் தெரஸா லாம்பே, மற்றும் ஆராய்ச்சியாளர் சாண்டி டக்ளஸ் ஆகியோர் பெரும் பங்கு ஆற்றியிருக்கின்றனர்.

கொரோனாவுக்கு எதிரான தடுப்பு மருந்துகளான கோவேக்ஸின் மற்றும் கோவிஷீல்ட் தவிர ஃபைசர் - பையோஎன்டெக், மாடெர்னா, ஸ்புட்னிக் வி, சைனோஃபார்ம், சைனோவேக், நொவாவேக்ஸ் போன்ற பல தடுப்பு மருந்துகளும் உலகளாவிய நிலையில் புழக்கத்தில் இருக்கின்றன.

■

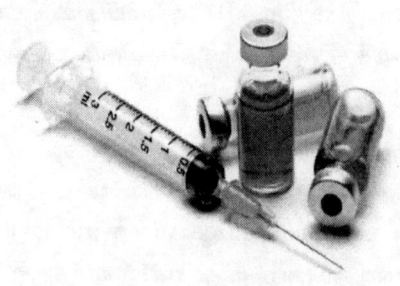

சர்க்கரை நோய்

உலகெங்கும் சுமார் 60 கோடிக்கும் அதிகமானோர் இந்த நோயினால் பாதிக்கப்பட்டிருப்பதாகப் புள்ளி விவரங்கள் சொல்கின்றன. இந்தியாவில் இந்த எண்ணிக்கை 8 கோடியைத் தொடுகிறது.

சர்க்கரை நோய்க்கான மருந்துகளை வாழ்நாள் முழுக்கத் தொடர்ந்து எடுத்துக்கொள்வது, உணவுக் கட்டுப்பாடு, தவறாமல் செய்யும் உடற்பயிற்சி ஆகியன இந்த நோயைக் கட்டுக்குள் வைத்திருக்க உதவும்.

இந்த நோய் கட்டுப்பாட்டில் இல்லாமல் போனால் உடல் சோர்வு ஏற்படும்; சிறுநீரகங்களின் செயலிழப்பு நேரிட வாய்ப்புண்டு; கண்ணின் பார்வை நரம்புகள் பாதிக்கப்பட்டு பார்வை இழப்பும் கூட ஏற்படலாம். புண்கள் லேசில் ஆறாது. சில சமயம் உடல் கால் போன்ற உறுப்புகளில் காயங்கள் ஏற்பட்டு அவை ஆறாமல், செப்டிக் ஆகி அறுவை சிகிச்சை மூலம் கால்களையே அகற்றவும் நேரிட்டு விடும்.

நீரிழிவு நோய் அல்லது சர்க்கரை நோய் ஒருவரின் உடலில் எதிர்ப்பு சக்தியைக் குறைக்கும் தன்மையுடையது. எனவே, பிற பல நோய்கள் எளிதில் தாக்கும் அபாயம் இருப்பதால், மற்ற நோய்களுக்கான உரிய தடுப்பு மருந்துகளைத் தவறாது சர்க்கரை நோயாளிகள் எடுத்துக் கொள்ள வேண்டும் என்பது மருத்துவர்களின் ஆலோசனையாகும்.

சர்க்கரை நோய்க்கான தடுப்பு மருதுகள் கண்டுபிடிக்கும் ஆராய்ச்சிகள் தொடர்ந்து நடைபெற்று வருகின்றன. மிருகங்கள் மீது பல பரிசோதனைகள் நடத்தப்பட்டு வருகின்றன. விரைவில் *டயபெடீஸ்* என அழைக்கப்படும் சர்க்கரை நோய்க்கு மருத்துவர்களும், விஞ்ஞானிகளும் திறன் மிகுந்த தடுப்பு மருந்தைக் கண்டுபிடித்து விடுவார்கள் என உறுதியாக நம்பலாம்!

∎

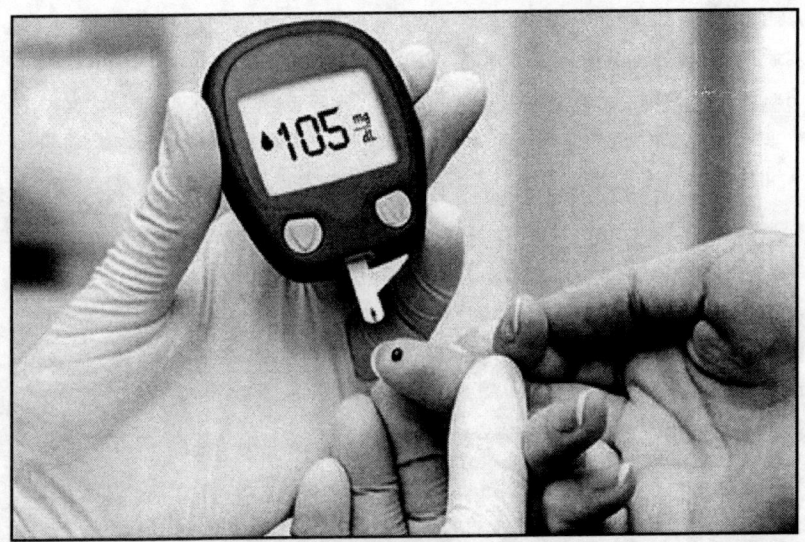

நூலாசிரியர் பற்றி...

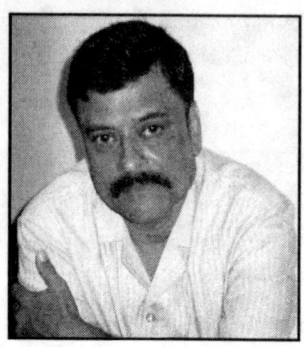

‘லதானந்த்’ என்ற புனைபெயரில் எழுதிவரும் இவரது இயற்பெயர் டி.ரத்தினசாமி. கோவையின் துடியலூரைச் சேர்ந்தவர். இவரது தந்தை ஆர்.திருஞானசம்பந்தம், கோவையில் இருந்து வெளியான, ‘வசந்தம்’ இதழின் ஆசிரியரும் உரிமையாளரும் ஆவார். கொங்கு வட்டார வழக்கில் புகழ்பெற்ற நாவல்களை எழுதிய ஆர்.ஷண்முகசுந்தரம் இவரது பெரியப்பா.

நூலாசிரியர் 35 ஆண்டுகள் தமிழக அரசுப் பணிபுரிந்தவர். ஆரம்பத்தில் தணிக்கைத் துறையில் பணியாற்றிய இவர் பின்னர் வனத் துறையில் பணியாற்றி, உதவி வனப் பாதுகாவலர் பதவியில் இருந்து ஓய்வு பெற்றவர். பணி ஓய்வுக்குப் பிறகு, ஆனந்த விகடன் குழுமத்தில் இருந்து வெளியான டாக்டர் விகடனில் பணியாற்றியிருக்கிறார். கல்கி குழும இதழான ‘கோகுலம்’ சிறுவர் இதழில் ஐந்தாண்டுகள் பொறுப்பாசிரியராகவும், கல்கி குழும ‘பரதன் பப்ளிகேஷனஸ்’ நிறுவனத்தின் பதிப்பாசிரியராகவும் பணியாற்றியிருக்கிறார்.

வனங்களில் வினோதங்கள், மெமரி பூஸ்டர், பிருந்தாவன் முதல் பிரயாகை வரை, புண்ணியம் தரும் புற்றுக் கோவில்கள், எனப்படுவது, வாங்க பழகலாம், சாதனைத் திலகங்கள், மாத்தி யோசிங்க பாஸ், வாழ்வியலின் உண்மைகள், நீலப்பசு, பெண்கள் அல்ல சாதனையாளர்கள், இவர்களைப் போல் நானும் மற்றும் ஸ்டார்ஸ் & சூப்பர் ஸ்டார்ஸ் ஆகிய தலைப்புகளில் எழுதப்பட்டிருக்கும் இவரது நூல்கள் குறிப்பிடத்தக்கன.

உடைந்த கண்ணாடிகள், பாம்பின் கண் – தமிழ் சினிமா ஓர் அறிமுகம் போன்ற நூல்களை மொழிபெயர்த்துள்ளார்.

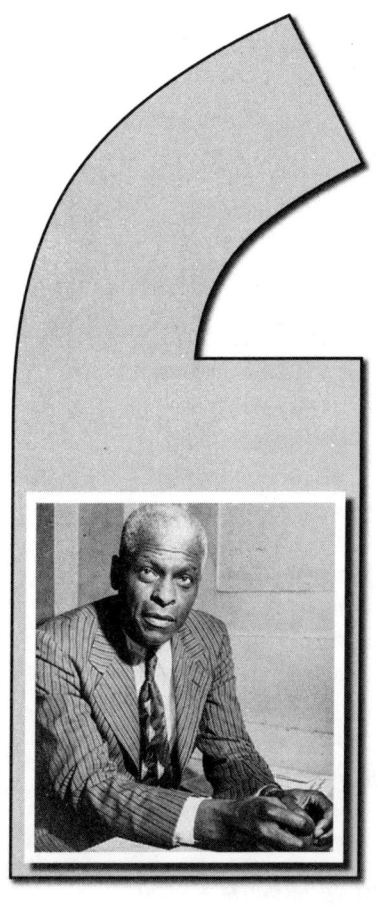

> வாழ்வில் மிகப்பெரிய சோகம், நமது நோக்கத்தை அடையாமல் இருப்பதல்ல. ஒரு நோக்கமே வாழ்வில் இல்லாமல் வாழ்ந்துவிடுவதுதான்
> - பெஞ்சமின் ஈ. மெய்ஸ்

உள்ளே வரலாமா சார்?

அத்தியாயம் 1

இளைஞர்களை வர்ணிக்கும்போது பொதுவாக ‘துடிப்புள்ள இளைஞர்கள்’ என்றே வர்ணிக்கிறார்கள். அது தவறு என்று சொல்ல வரவில்லை. ஆனால் அந்த ‘துடிப்பு’ எந்த மாதிரியான துடிப்பு? தற்காலிகமானதா? நிரந்தரமானதா? எதை நோக்கிய துடிப்பு அது? மனமும் மூளையும் ஒருங்கிணைந்த துடிப்புதானா அது? அல்லது உடல் மட்டும் துடிக்கின்ற துடிப்பா? இப்படி பல கேள்விகள் முளைக்கின்றன. காரணம், இன்றைய இளைஞர்களின் பெரும்பாலான ‘லப்டப்’புகள் வெறும் ‘லவ்டப்’புகளாகவே உள்ளன. அது தவறு என்று சொல்லமுடியாது. சக்தி மிகுந்த அந்த திமிங்கில உணர்ச்சி, வரவேண்டிய காலத்தையும் இடத்தையும் மாற்றிக்கொள்வதுதான் பிரச்சனை.

சரி, ஏதோ ஒரு துடிப்பு இருக்கிறது என்பது மட்டும் மறுக்க முடியாத உண்மையாக வைத்துக் கொள்வோம். அது போதும். அது ‘லவ்டப்’ மட்டும்தான் என்றாலும்கூடப் பரவாயில்லை. ஆனால் இந்த புத்தகம் பயனுள்ளதாக அமைய வேண்டுமானால் இதை வாசிப்பவரிடம் ஏதாவதொரு துடிப்பு வேண்டும். அது அடிப்படை. அஸ்திவாரம் அதுதான். அது இருந்துவிட்டால், மெல்ல மெல்ல உங்களுக்குத் தேவையான தாஜ்மஹாலை, செங்கோட்டையை அல்லது உங்களுக்கான உலக அதிசயத்தை நீங்களே

உருவாக்கிக் கொள்வதற்கு என்னால் உதவ முடியும்.

> **1**
>
> **நடக்கக் கற்றுக்கொள்ளும் ஒரு குழந்தையைப் பாருங்கள். அது விழுந்து விழுந்து எழுந்து முயன்றுகொண்டே இருக்கும். ஐயையோ, கீழே விழுந்துவிட்டோமே, இனிமேல் நடக்க முடியாமல் போய்விடுமோ என்று சிந்திப்பதில்லை.**

லட்சியம், நோக்கம், குறிக்கோள் இவை போன்ற விஷயங்களையே நான் 'துடிப்பு' என்று சொல்கிறேன். இந்த துடிப்பு காதல் நிறைவேற வேண்டும் என்பதாகவோ, தேர்வில் 'பாஸ்' பண்ண வேண்டும் என்பதாகவோ இருக்கலாம். தேர்வு என்று சொல்லும்போது அது பத்தாவது, ப்ளஸ்டூ, டிகிரி, டிப்ளமா போன்ற பள்ளி, கல்லூரி, பல்கலைக் கழகம் சம்பந்தப்பட்ட எந்த தேர்வாகவும் இருக்கலாம். அல்லது வங்கிகள், ரயில்வே வேலைக்கான தேர்வுகள், டி.என்.பி.எஸ்.ஸி (TNPSC), யூ.பி.எஸ்.ஸி (UPSC), ஐ.ஏ.எஸ். (IAS). ஐ.பி.எஸ். (IPS), ஐ.ஐ.டி. (IIT), பொறியியல், மருத்துவம் போன்ற எந்த படிப்புக்கானதாகவோ அல்லது எந்த வேலைக்கானதாகவோ வேண்டுமானாலும் இருக்கலாம். அல்லது 'இன்டர்வ்யூ' என்று சொல்லப்படும் நேர்முகத்தேர்வாக இருக்கலாம். அல்லது வாழ்வில் ஏற்படும் எந்த பிரச்சனையிலிருந்தும், சோதனையிலிருந்தும் தேறவேண்டும் என்ற முனைப்பாக இருக்கலாம்.

எதுவாக இருப்பினும் ஒன்றை மட்டும் முக்கியமாக நினைவில் வைத்திருக்க வேண்டும். "வாழ்வில் மிகப்பெரிய சோகம், நமது நோக்கத்தை அடையாமல் இருப்பதல்ல. ஒரு நோக்கமே வாழ்வில் இல்லாமல் வாழ்ந்துவிடுவதுதான்" என்று பெஞ்சமின் ஈ. மெய்ஸ் என்பவர் கூறுகிறார். அவர் நோக்கமில்லாத வாழ்வு என்று குறிப்பிடுவது துடிப்பில்லாத வாழ்வைத்தான்.

அப்படியெனில், துடிப்புள்ளவர்களுக்காகத்தான் இந்த புத்தகம். அது சரியான துடிப்பாக இல்லாவிட்டால், துடிப்பின் திசையை மாற்றுவது அவசியம். கத்தி இருக்க வேண்டும். அது கூர்மையாக இல்லாவிட்டால் அதை கூர்மைப்படுத்துகின்ற காரியத்தைச் செய்யலாம். துருவை நீக்கலாம். அல்லது கூர்மையாகத்தான் உள்ளது, ஆனால் அது

நம்மை நோக்கியே திருப்பி வைக்கப்பட்டுள்ளது என்றாலும், அதிலுள்ள அபாயத்தை உணரவைத்து, அதன் திசையை மாற்ற உதவலாம். ஆனால் துடிப்பே இல்லாவிட்டால் ஒன்றும் செய்ய முடியாது.

வாழ்வில் எதையாவது சாதிக்க வேண்டும் என்ற ஆசையில்லாதவர்கள் நடமாடும் பிணங்களுக்கு ஒப்பானவர்கள். மூச்சுவிட்டுக் கொண்டிருப்பது வேறு, வாழ்வது என்பது வேறு. 'கோமா'வில் இருப்பவர்களை வாழ்பவர்கள் என்று சொல்ல முடியாது.

வாழ வேண்டும் என்ற ஆசை கொண்டவர்களுக்கு இந்த சின்ன நூல் சிறிய அளவிலாவது உதவும்.

துடிப்புள்ளவர்கள் எல்லாருமே இளைஞர்கள்தான். என்றாலும் இந்த வர்ணனை மாணவர்களுக்கே மிகவும் பொருத்தமானதாகும். திறமை, கற்பனை, அறிவு, உழைக்கும் தகுதி எல்லாமே உச்சியில், உச்ச கட்டத்தில் இருக்கும் ஒரு காலகட்டம் மாணவப் பருவம் தான் என்று சொன்னால் அது மிகையல்ல. மாணவப் பருவம் என்று சொல்லிவிட்டதால் அது பள்ளி அல்லது கல்லூரிப் பருவம்தான் என்ற முடிவுக்கு வந்து விடவேண்டியதில்லை. அப்படி ஒரு முடிவுக்கு வருவது சரிதான் என்றாலும், முற்றிலுமாக அது சரியல்ல.

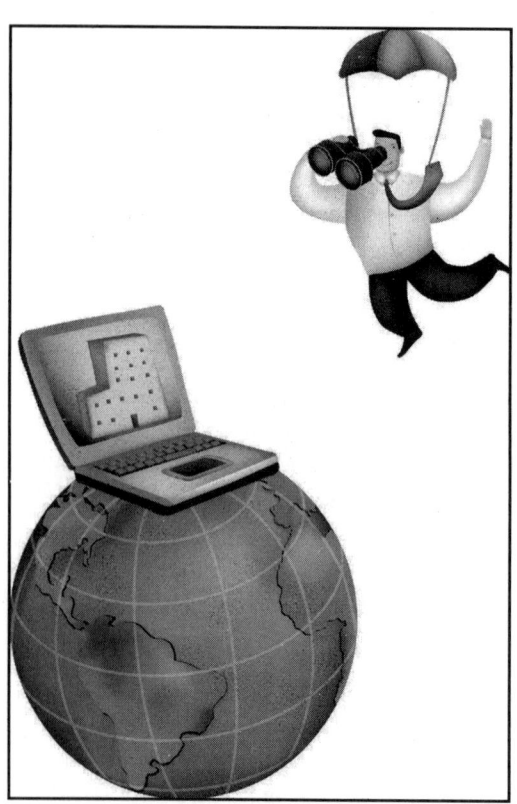

8 நாகூர் ரூமி

2

கரித்துண்டிலும் வாழைமட்டையிலும் கற்பூரம் ஒளிந்து கொண்டுள்ளது ஆரம்பத்தில் கற்பூரங்களாய் இருந்தவர்கள் போகப்போக கரித்துண்டுகளாகவும் வாழைமட்டைகளாகவும் மாறிப்போனதும் உண்டு

கற்றுக்கொள்கின்ற பருவம் எல்லாமே மாணவப் பருவம்தான். இருபது ஆண்டுகளாக பேராசிரியராக நான் இருந்துவிட்டாலும் இன்னும் என் மாணவப்பருவம் முடிந்துவிடவில்லை என்றே உணர்கிறேன். கற்றுக்கொள்ளும் காலகட்டம் வாழ்நாள் முழுவதும் தொடரத்தான் செய்கிறது என்றாலும், பொதுவாக நாம் மாணவர்கள் என்று யாரைச் சொல்வோமோ, இளைஞர்கள் என்று யாரைச் சொல்வோமோ, குறிப்பாக அவர்களுக்காகத்தான் இந்த புத்தகம்.

நடக்கக் கற்றுக்கொள்ளும் ஒரு குழந்தையைப் பாருங்கள். அது விழுந்து விழுந்து எழுந்து முயன்றுகொண்டே இருக்கும். ஐயையோ, கீழே விழுந்து விட்டோமே, இனிமேல் நடக்க முடியாமல் போய்விடுமோ என்று சிந்திப்பதில்லை. எதிர்மறையான சிந்தனைக் குப்பைகளைச் சேர்த்துக்கொள்ளாத ஒரு தூய்மையான பருவமாக குழந்தைப் பருவம் உள்ளது. எவ்வளவு கொடுத்துவைத்த பருவம்! பரமனின் சாம்ராஜ்ஜியம் குழந்தைகளுக்கே உரியது என்று இயேசு இதனால்தான் சொன்னாரோ என்னவோ!

ஒரு குட்டிப் பெண்குழந்தையிடம் உலக உருண்டையைக் காட்டி ஒரு ஆசிரியை, “இது என்ன தெரியுமா?” என்று கேட்டதற்கு, “தெரியுமே, இது சன்டிவியின் தமிழ் மாலை” என்று சொன்னதாம் அந்த சுட்டி! தொலைக்காட்சி நம் மீது எவ்வளவு நெருக்கமான தாக்கத்தை ஏற்படுத்திவிட்டது என்பதற்கு ஒரு உதாரணமாக அந்த நிகழ்ச்சியைச் சொன்னார்கள். ஆனால் சின்ன வயதில், குழந்தைப் பருவத்தில், இளைஞனாக அல்லது இளைஞியாக இருக்கும்போது, மனிதனுடைய கற்பனைத் திறனும் வித்தியாசமாக ஒரு பிரச்சனையை அணுகும் முறையும் வளர்ச்சிக்கான எல்லா குணங்களுமே எவ்வளவு தீவிரமாகவும் முழுமையாகவும் வேலை செய்கின்றன என்பதற்கு ஒரு நல்ல உதாரணமாகவே அது எனக்குத் தோன்றுகிறது.

மனிதனுடைய மேதை வளரக்கூடிய பருவமாக அதுவே உள்ளது.

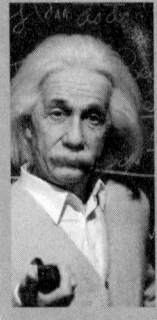

ஐன்ஸ்ட்டீன் பள்ளிக் கூடத்தில், வரலாற்று வகுப்பில் உட்கார்ந்திருந்தபோது அவருடைய ஆசிரியர் அவரிடம், "ப்ரிட்டிஷார் ஃப்ரஞ் சுக்காரர்களை வாட்டர்லூஎன்ற இடத்தில் எந்த ஆண்டு தோற்கடித்தார்கள்?" என்று கேட்டார். அதற்கு ஐன்ஸ்ட்டீன் தெனாவட்டாக, "சரியாகத் தெரியவில்லை" என்று பதில் சொல்கிறார். ஆசிரியர் கிண்டலாக, "சரியாகத் தெரியவில்லையா, படிக்கவில்லையா?" என்று ஒரு துப்பறியும் நிபுணருக்கு உரிய திறமையுடன் கேட்டவுடன் ஐன்ஸ்ட்டீன், "ஆமாம் படிக்கவில்லை" என்று ஒத்துக்கொள்கிறார். "ஏன் படிக்கவில்லை?" என்ற அடுத்த கோபமான கேள்வியைக் கேட்கிறார் ஆசிரியர்.

அதற்கு ஐன்ஸ்ட்டீன்முன்னைவிடத் திமிராக, "எனக்கு அது முக்கியமாகப்படவில்லை" என்று பதில் சொல்கிறார். அவர் ஒரு மேதை என்று நமக்கு இப்போது தெரிந்தாலும் அப்போது அவர் சொன்ன பதில் மரியாதைக் குறைவானதே என்பதில் சந்தேகமில்லைதான். நான் அந்த ஆசிரியரின் இடத்தில் இருந்திருந்தால்என்னிடம்அப்படி பதில் சொன்ன ஐன்ஸ்ட்டீனின் கன்னத்தைப் பழுக்க வைத்திருப்பேன். ஆனால் அந்த வரலாற்று ஆசிரியப் பெருந்தகை ரொம்பவும் கிண்டலாக, "அப்படியா? அப்படியானால், தங்களுடைய கருத்துப்படி எது முக்கியமானது?" என்று உண்மையிலேயே முக்கியமான, அருமையான ஒரு கேள்வியை அவருக்கே உரிய கிண்டலுடன் கேட்கிறார்.

அதற்கு ஐன்ஸ்ட்டீன் உடனே தயங்காமல் பதில் சொல்கிறார். அவர் சொன்ன பதில்தான் அவருடைய மரியாதைக் குறைவான நடத்தையைக்கூட நியாயப்படுத்துவதாக உள்ளது. அவர் சொன்னார் :

"என்னைப் பொறுத்தவரை, யார், யாரை, எப்போது, எங்கே அடித்தார்கள் என்பது முக்கியமில்லை. வேண்டும்போது அதை புத்தகத்தில் பார்த்துத் தெரிந்து கொள்ளலாம். ஆனால் ஒரு நாட்டினர் இன்னொரு நாட்டினரை ஏன் அடித்தார்கள்? சண்டை என்ற அந்த இழவு ஏன் வந்தது? இதுதான் பதில் காணவேண்டிய முக்கியமான விஷயமாக எனக்குப் படுகிறது" என்றார்!

நம்முடைய பிரச்சனை நம்முடைய எதிரிகள் அல்ல. எதிரிகள் யார் யார் என்று தெரியாததுதான் பிரச்சனை. காரணம், அவர்கள் நம்மோடு கலந்துவிட்டார்கள்.

3

வரலாற்றில் சொல்லப்பட்ட வரலாற்று முக்கியத்துவம் வாய்ந்த, பொன்னெழுத்துகளால் பொறித்து வைக்க வேண்டிய பதில்களில் அதுவும் ஒன்று என்றே நினைக்கிறேன். ஐன்ஸ்ட்டீனைப் போல நிறைய பேர் சிந்தித்திருந்தால் எத்தனையோ கோடிக்கணக்கான அப்பாவி உயிர்கள் கொல்லப்படுவது தவிர்க்கப்பட்டிருக்கலாம்.

சரி, இப்போது நமது பார்வை ஐன்ஸ்ட்டீனின் அர்த்தமுள்ள பதிலைப் பற்றியதாக உள்ளது. ஐன்ஸ்ட்டீன் என்ற உலகறிந்த ஒரு மேதை கொடுத்த பதில் அல்ல அது. பள்ளிக்கூட மாணவன் ஐன்ஸ்ட்டீனின் பதில் அது! அது பள்ளிப்பருவம் என்பதில்தான் நமக்கான செய்தி ஒன்று உள்ளது.

என் நண்பர் ஒருவருக்கு ஒரு மகன் இருக்கிறான். ஒரு நாள் சாப்பிட்டுக் கொண்டிருந்தபோது விக்கலெடுத்த தன் எட்டு வயது மகனைக் கூப்பிட்டு அவர், "இதோ பார், எதைச் சாப்பிடுவதாக இருந்தாலும், முதலில் தண்ணீர் எடுத்து வைத்துக்கொள்ள வேண்டும்" என்று உபதேசம் செய்தார். தண்ணீர் குடித்துவிட்டு, விக்கலடங்கிய பிறகு அவன் ஒரு சந்தேகம் கேட்டான். "வாப்பா, எது சாப்பிடுவதாக இருந்தாலும் தண்ணீர் எடுத்து வைத்துக்கொள்ள வேண்டும் என்று சொன்னீர்கள். அப்போ, தண்ணீர் சாப்பிடுவதாக இருந்தால்?" என்று கேட்டான்!

என் மகளிடம் ஒரு நாள் நாக்கை நீட்டி விளையாட்டுக் காட்டினேன். உடனே அவள், "டாடி, உன் நாக்கு A மாதிரி இருக்கு" என்றாள். எத்தனையோ முறை நாம் நாக்கைப் பார்த்திருக்கிறோம். எத்தனையோ வழிகளில் அதை பயன்படுத்தியும் இருக்கிறோம்! ஆனால் அது ஒரு எழுத்து வடிவில் இருப்பதாக எப்போதாவது நமக்குத் தோன்றியிருக்கிறதா? (அதற்கெல்லாம் நேரமேது என்று நீங்கள் முணுமுணுப்பது என் காதில் விழுகிறது). இல்லையென்றே சொல்ல வேண்டும்.

இவையெல்லாம் சொல்வதென்ன? தனது வாழ்க்கையில் மேலே மேலே போவதற்கான எல்லாத் தகுதிகளையும் மனிதன் பெற்றுத்தான் இருக்கிறான். கற்றுக்கொள்கின்ற பருவத்தில் அத்தகுதிகள் கெட்டுப்போகாத தூய நிலையில் இருக்கின்றன. அவை நூறு விழுக்காடு பயன்பாடு உள்ளதாக உள்ளன. ஆனால் அந்த நிலையை நாமாகவே பாழ்படுத்திக்

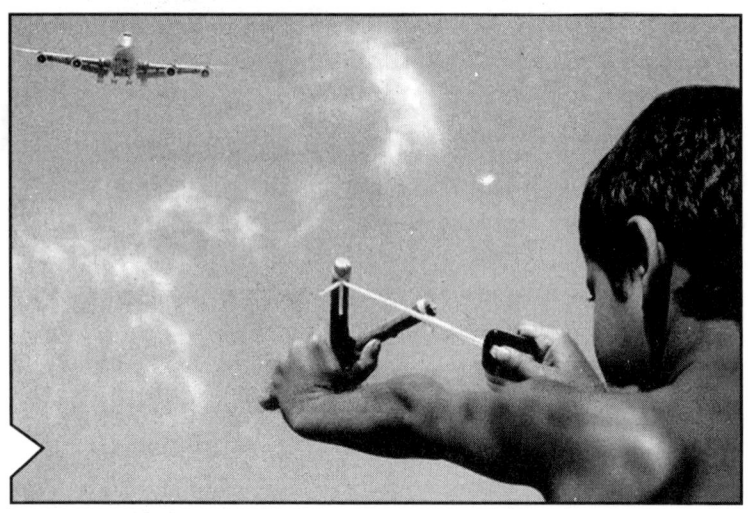

கொள்வதனால்தான் 'எக்ஸாம்' என்று சொல்லப்படும் தேர்வுகளிலும் வாழ்க்கையிலும் நாம் தோற்றுப் போகிறோம்.

நான் படித்த பள்ளியின் தமிழாசிரியர் வேடிக்கையாக, மாணவர்களில் கற்பூர புத்தியுள்ளவன், கரித்துண்டு போன்றவன், வாழை மட்டை போன்றவன் என்று மூன்று வகை உண்டு என்று சொல்வார். அதற்கு அவர் சொன்ன விளக்கமும் உலகறிந்ததுதான். கற்பூர புத்தி உள்ளவன், சொன்ன உடனே புரிந்துகொள்வான், கற்பூரம் உடனே பற்றிக்கொள்வது போல. கரித்துண்டு மாதிரி உள்ளவனுக்குத் திரும்பத் திரும்பச் சொல்ல வேண்டும். ஊதி ஊதி பற்ற வைப்பதுபோல. வாழை மட்டை மாதிரி ஈரமாகவே உள்ளவனை அறிவின் நெருப்பு பற்றுவதென்பது குதிரைக் கொம்பு. இது எல்லாருக்கும் தெரிந்ததுதான்.

ஆனால் அவர் சொல்லாத ஒரு உண்மையும் உண்டு. கரித்துண்டிலும் வாழை மட்டையிலும் கற்பூரம் ஒளிந்து

கொண்டுள்ளது என்பதுதான் அது. ஆரம்பத்தில் கற்பூரங்களாய் இருந்தவர்கள் போகப்போக கரித்துண்டுகளாகவும் வாழை மட்டைகளாகவும் மாறிப்போனதும் உண்டு.

கற்பூரமாகவே இருக்கின்ற மாணவர்களையும் இளைஞர்களையும் பொறுத்து எந்தப் பிரச்சனையும் இல்லை. இந்த புத்தகத்தின் நோக்கம் கரித்துண்டுகளைப் போலவும், வாழை மட்டைகளைப் போலவும் தோற்றமளிக்கின்ற கற்பூரங்களை

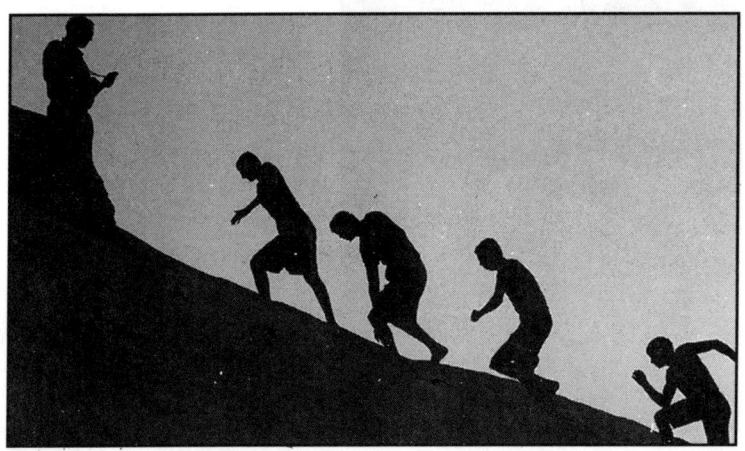

வெளிக் கொண்டுவருவதுதான். எது நம்மை கற்பூரமாகவே வைத்திருக்க உதவுகிறது, எது நமக்கு கரித்துண்டுத் தன்மையையும் வாழை மட்டைத்தனத்தையும் தருகிறது என்று இனம் கண்டு கொண்டு அதிலிருந்து விடுதலை பெறுகின்ற வேலையை மட்டும் மாணவர்கள் அல்லது துடிப்புள்ள இளைஞர்கள் செய்தால் போதுமானது. அதற்கான வழிகாட்டும் விரலாகத்தான் இந்த புத்தகம்.

அச்சம், சோம்பேறித்தனம், திட்டமிடாத வாழ்க்கை, நம்பிக்கையின்மை, தெளிவின்மை, அடுத்தவனைச் சார்ந்திருப்பது, உணர்ச்சி வசப்படுதல், தாழ்வு மனப்பான்மை போன்ற எதிரிகளை ஆத்மார்த்த நண்பர்களாக்கிக் கொள்வதால்தான் எல்லாப் பிரச்சனைகளும் வருகின்றன. தீர்க்க முடியாத நோயைப்போல அவை நம்மோடு ஒட்டிக்கொண்டு பயமுறுத்துகின்றன. நம்மை தோல்வியடையச் செய்கின்றன.

நம்முடைய பிரச்சனை நம்முடைய எதிரிகள் அல்ல. எதிரிகள் யார் யார் என்று தெரியாததுதான் பிரச்சனை.

வெற்றிக்கொடிகட்டு 13

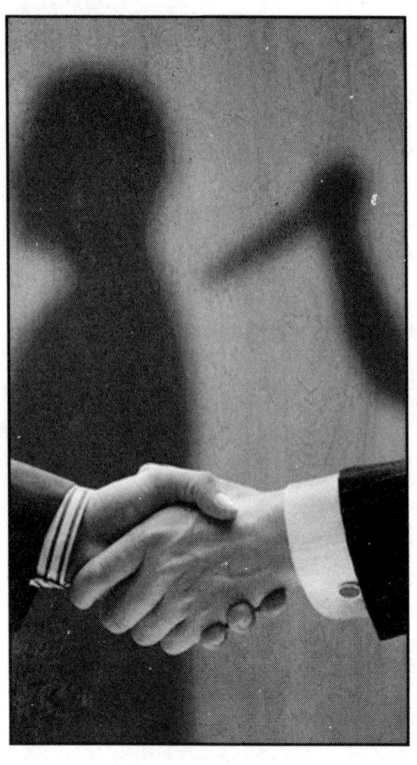

காரணம், அவர்கள் நம்மோடு கலந்து விட்டார்கள். நம்முடைய ரத்தத்தில் ஓடுகிறார்கள். நம்முடைய மூச்சோடு கலந்திருக்கிறார்கள். நம்முடைய மூளையில் பதிவாகியுள்ளார்கள். ஒரு அட்டைப்பூச்சியைப்போல, நம்முடைய வாழ்வையும் வெற்றிகளையும் உறிஞ்சி உட்கொண்டு அவர்கள் உயிர்வாழ்ந்து கொண்டிருக்கிறார்கள். அல்லது நாம் அவர்களுக்கு பாரி வள்ளலைவிட அதிகமாக வாரிவாரி வழங்கி அவர்களை உயிர்வாழ வைத்துக் கொண்டிருக்கிறோம் என்று சொல்லலாம். செத்தும் கொடை கொடுத்தான் சீதக்காதி என்று சொல்வார்கள். நாம் கொடை கொடுத்துக்கொண்டே இருப்பதால் செத்துக்கொண்டு இருக்கிறோம்! போதும் இந்தக் கொடை. இதன் விளைவு ஒன்றுதான்.. தோல்வியின் இருள் நம்மை பயமுறுத்திக் கொண்டே இருக்கிறது. இப்படியே அதை வளரவிட்டோமென்றால், நம்மைப் பார்த்து எதிரிகள் சிரித்துக்கொண்டே இருப்பார்கள்.

இனிமேல் கண்ணாடியில் முகம் பார்க்கும்போதெல்லாம், கண்ணுக்குத் தெரியாத எதிரிகள் உங்களைப் பார்த்து நகைப்பதையும் சேர்த்தே பாருங்கள். அந்த நாராசமான சப்தத்தை உங்கள் மனதின் செவிகள் உற்றுக் கேட்கட்டும். அந்த சிரிப்பை அடக்குங்கள். நீங்கள் அவர்களைப் பார்த்து சிரியுங்கள். இயேசு கிறிஸ்துவை சாத்தான் புகழ்ச்சியின் மூலம் தன் வலையில் விழவைப்பதற்காக எடுத்துக் கொண்ட முயற்சிகளையெல்லாம் எப்படி அவர் தோற்கடித்து, சாத்தானைத் தோலுரித்து விரட்டினாரோ, அதைப் போல நீங்களும் உங்களின் எதிரிகளைக் கண்டுபிடித்து விரட்டுங்கள்.

ஆர்தர் என்ற அரசரின் வீரதீரச் செயல்கள் பற்றிய இதிகாசக் கதை ஒன்று ஆங்கில மரபில் மிகவும் பிரபலமான ஒன்று. நமது ராமாயணம், மஹாபாரதம் போலவோ அல்லது கிரேக்க 'இலியட்' என்ற காவியம் போலவோ என்று வைத்துக்கொள்ளுங்களேன். ஆர்தரைப் பற்றித்தான் ஆரம்பத்தில் ஜான்மில்ட்டன்கூட காவியம் இயற்ற எண்ணினார். பின்னால் அவர் ஆதாம் ஏவாள் கதையை வைத்து

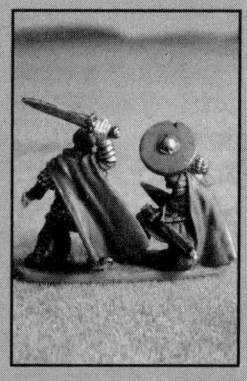

தனது "பாரடைஸ் லாஸ்ட்" என்ற காவியத்தை எழுதினார் என்பது வேறு விஷயம். அந்த ஆர்தர் கதையில் ஒரு அருமையான விஷயம் வருகிறது. நமது நோக்கத்துக்கு மிகவும் உதவுகின்ற வகையில் அது இருப்பதால் அதை இங்கே சொல்ல விரும்புகிறேன்.

ஆர்தர் அரசராகப் பதவி ஏற்றுக்கொண்ட ஆரம்ப காலத்தில் வீரதீரச் செயல்கள் நிகழ்த்துவதற்கான வாய்ப்புகளைத் தேடி குதிரைமீது செல்கின்ற பழக்கம் கொண்டிருந்தார். ஒரு நாள் மெர்லின் என்ற அவருடைய நண்பன் அவரிடம், "நாளை உன்னை ஒரு குள்ளன் சண்டைக்கு அழைப்பான். அவனோடு நீ சண்டையிட்டு அவனைக் கொன்றுவிடு" என்று கூறினான்.

அவன் சொன்னது போலவே, மறுநாள், காட்டு வழியே ஆர்தர் சென்று கொண்டிருந்தபோது ஒரு குள்ளன் எதிர்ப்பட்டான். கையில் ஒரு வாளைச் சுழற்றியபடி இருந்த அவன் ஆர்தரை சண்டைக்கு அழைத்தான். ஆர்தரும் அவனோடு சண்டையிட்டார். குள்ளன் வாள் சண்டையில் பெரும் திறமை வாய்ந்தவனாக இருந்தான். என்றாலும் ஆர்தர் அவனை வென்றார். அவனைக் கீழே தள்ளி, அவன் நெஞ்சில் வாளை வைத்தார். அவன் உயிர்ப்பிச்சை கேட்டு மன்றாடினான். கருணைமிகு, ஆர்தரும் அந்தக் குள்ளனை, 'தப்பித்துப் போ' என்று விட்டுவிட்டார். திரும்பிவரும் வழியில் அவர் மெர்லினை மறுபடி சந்தித்தார்.

"ம்ஹூம், நீ அவனைக் கொல்லாவிட்டால், ஒரு நாள் அவன் உன்னைக் கொன்றுவிடுவான்" என்று மெர்லின் தீர்க்க தரிசனத்தோடு எச்சரித்தான்.

மறுநாள், காட்டுக்குள் போனபோது, மறுபடியும் அந்த குள்ளன் தோன்றினான். மறுபடியும் ஆர்தரை வாள்சண்டைக்கு அழைத்தான் அவன். இந்த முறை அவன் கொஞ்சம் வளர்ந்திருந்தான். ஒரு அங்குலம் அல்லது இரண்டு அங்குலம். இந்த கதையின் முக்கியமான அம்சமே இதுதான். நமது நவீன இலக்கியத்தின் அற்புத யதார்த்தக் கதைகளின் தாத்தா பாட்டி இந்த வகை புராண இதிகாசக் கதைகள்தானே? எனினும் இரண்டாவது முறையும் அவன் ஆர்தரிடம் தோற்றுப் போனான். ஆனால் இந்த முறையும் அவனது வேண்டுகோளின்படி ஆர்தர் அவனை மன்னித்து விட்டார்.

இதேபோல பத்து நாட்கள் சண்டை நடந்தது. ஒவ்வொரு நாளும் மன்னித்து விடப்பட்ட குள்ளன் மறுநாள் வரும்போது முந்தைய நாளின் உயரத்தைவிட அதிகமாக வளர்ந்திருந்தான். பத்தாவது நாள் அவன் தன் முழு உயரத்துடன் விஸ்வரூபம் எடுத்த வாமனனைப்போல அசுர வளர்ச்சியும் ரூபமும் கொண்டவனாக இருந்தான். சண்டையும் மிக உக்கிரமாக நடந்தது. ஆர்தரின் குதிரையைக் கொன்றான் விஸ்வரூபன். பின் தனது மகா வாளுடன் ஆர்தரின்மீது பாய்ந்தான். இறுதியில் அவனைக் கொன்று வெல்வதற்குள் ஆர்தருக்கு போதும் போதும் என்றாகிவிட்டது. கடைசியில் வென்றார் என்றாலும் மிகவும் சோர்ந்து, சக்தியற்றவராகவும் கடுமையாகக் காயமுற்றவராகவும் கீழே விழுந்து கிடந்தார் ஆர்தர்.

அந்தக் கதையில் வரும் ஆர்தர் வேறு யாருமல்ல, நாம்தான். அவன் கதையில் வரும் நாளொருமேனியும் பொழுதொரு வண்ணமுமாக வளரும் குள்ளன் யார் என்று நினைக்கிறீர்கள்? நம்முடைய எதிரிகள் என்று நான் ஒரு 'லிஸ்ட்' கொடுத்தேனே அவர்கள்தான். சின்னதாக இருக்கிறார்களே என்று அசட்டைப் படுத்திவிட்டால் அவர்கள் வளர்ந்து அசுரர்களாகிவிடுவார்கள். அந்தக் குள்ளர்களை அடையாளம் கண்டுணர்ந்து அவர்களைக்

கண்டம் துண்டமாக வெட்டிப் போடுவதற்காகத்தான் நான் பேசிக் கொண்டிருக்கிறேன்.

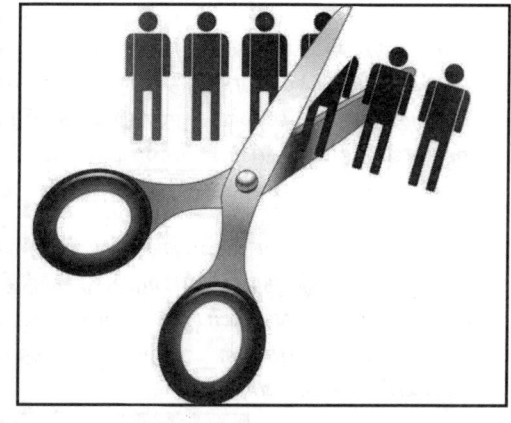

அந்த இதிகாசக் கதையிலாவது ஒரு குள்ளன் தான் வருகிறான். ஒவ்வொரு நாளும் அவன் மட்டும்தான் வளர்கிறான். ஆனால் நமது வாழ்விலோ, நமது அதிநவீன மருத்துவ விஞ்ஞான அறிவுக்கு ஈடுகொடுக்கும் வகையில், ஒரு குள்ளன் "க்ரோமோசோம்களை"ப் போல இரண்டாக, நான்காக, எட்டாக என்று பிரிந்து வளர்ந்து கொண்டே போகிறான்.

சிகரெட் குடிக்கும் பழக்கம் ஒருவருக்கு இருந்ததாம். அதை எப்படித் தடுப்பது என்று யோசனை கேட்டாராம். சிகரெட் குடிக்க முடியாதவாறு அந்த நேரத்தில் வெற்றிலை கிற்றிலை போட்டுக் கொள்ளுங்களேன் என்று கருத்து சொல்லப்பட்டதாம். சில நாட்கள் கழித்து அவரைப் பார்த்தபோது, அவர் வெற்றிலை போட்டுக் கொண்டே சிகரெட் புகைத்துக் கொண்டிருந்தாராம்! ஏன் இப்படி என்று கேட்டதற்கு, "இரண்டையுமே ஒன்றாகச் செய்தால் எப்படி இருக்கும் என்று பார்க்க வேண்டும் போல் இருந்தது. ஒரு நாள் முயற்சி செய்தேன். நன்றாகத்தான் இருந்தது. வித்தியாசமாக. தொடர்ந்துவிட்டது. ரொம்ப தாங்க்ஸ்" என்றாராம்!

நம்முடைய வாழ்க்கையும் இப்படித்தான் ஆகிக் கொண்டிருக்கிறது என்பதை நாம் புரிந்துகொள்ள வேண்டும்.

கவனம்

பயம், நம்பிக்கையின்மை, சோம்பேறித்தனம், பொறுப்பின்மை போன்ற சின்ன அல்லது சின்னத்தனமான காரணங்களால் இளைஞர்கள் தம்முடைய திறமையையும் நேரத்தையும் வீணடிப்பதைப் போன்ற ஒரு சோகம் இந்த உலக வரலாற்றில் வேறெதுவுமில்லை.

ஒரு டைட்டானிக் கப்பல் மூழ்கியதைவிட துயரமானது அது. காரணம், சக்தியின் பிழம்புகள்தான் இளைஞர்கள். அந்த சக்தியை கடலில் செலுத்தினால் கடல் கரிந்துவிடும். மலையில் செலுத்தினால் மலை தூள்தூளாகிவிடும். அவ்வளவு சக்தி. ஆனால் அவ்வளவும் திசையின்றி, தெளிவின்றி வீணாகிற தென்றால் அது எவ்வளவு பெரிய சோகம்?

ஒருமுறை நான் பணிபுரியும் கல்லூரிக்கு ஒரு விழாவுக்காக நடிகர் நாசரை நான் அழைத்து வந்திருந்தேன். அவருக்கு ரசிகர் மன்றம் அமைப்பதற்கு அவரிடம் மாணவர்கள் அனுமதி கேட்டார்கள். அதற்கு அனுமதி மறுத்த அவர், அதற்கு ஒரு காரணம் சொன்னார்.

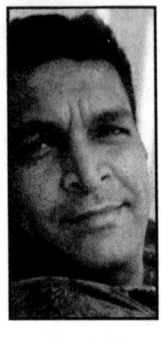

பொதுவாக ரசிகர் மன்றங்கள் அமைப்பவர்கள் இருபது இருபத்தைந்து வயதில் உள்ள இளைஞர் களாகவே உள்ளனர். இந்த காலகட்டம்தான் ஒரு மனிதனுடைய வாழ்வில் மிக முக்கியமான காலகட்டமாக உள்ளது. இந்த முக்கியமான காலகட்டத்தில்போய், இன்னொரு மனிதனுக்குக் கொடிபிடிப்பதிலும் 'போஸ்ட்டர்' ஒட்டுவதிலும் வாழ்க்கையை வீணடிப்பதை நான் அனுமதிக்க முடியாது

என்று அவர் கூறினார். அந்த நல்ல மனிதரின் சிந்தனை தான் எவ்வளவு உண்மையானது! உயர்வானது!

ஆனால் மாணவர்களுக்கு உதவுகிறேன் பேர்வழி என்று சொல்லிக்கொண்டு விற்பனைக்கு வரும் சில புத்தகங்களை நான் பார்த்து நொந்து போனேன். ஒரே உபதேச மயம். உபதேசக் களஞ்சியங்களினால் எந்தக் காலத்திலும் ஒரு தம்பிடிக்குக்கூட பிரயோசனமில்லை. "உபதேசங்கள் என்பவை அடுத்தவரிடம் கொடுத்துவிடுவதற்காக உரியவை" என்றார் ஆஸ்கார்வொயில்டு! எனவே நீங்கள் பயன்படுத்த விரும்பாத உபதேசக் குப்பைகளை உங்கள் தலைமீது இந்த புத்தகம் கொட்டாது என்று நான் உறுதியாகச் சொல்லி விடுகிறேன்.

சில உண்மைகளைச் சொல்லுவேன். சில வழிகளைக் காட்டுவேன். அந்த வழிகளில் உங்களுக்கு உகந்த ஒன்றைத் தேர்ந்தெடுத்து நீங்கள் பிரயாணம் செய்தால் அது உங்களுக்கு நன்மை பயக்கும் என்று நம்புகிறேன். வாழைமட்டைத்தனம்

கரித்துண்டுத் தன்மைக்கு முன்னேறி, அதிலிருந்து மெல்ல மெல்ல கற்பூரம் வெளியில் வர அது வழிவகுக்கும். நான் சொல்கின்ற எதையும் நீங்கள் நம்ப வேண்டாம். சிந்தியுங்கள் அது போதும். உங்கள் சிந்தனா சக்திமீது எனக்கு நம்பிக்கையிருக்கிறது.

4

'செய்யும் தொழிலே தெய்வம்' அது தொழிலுக்கு மட்டுமல்ல. நாம் செய்கின்ற காரியம் எல்லாமே நம்முடைய தொழில்தான். சாப்பிட்டால்கூட. சாப்பிடும்போது முறைப்படி சாப்பிட்டாலே அதுவும் கடவுளுக்குத் தருகின்ற மரியாதைதான்

ஒரு பாரசீக அரசன் தன் நாட்டில் இருந்த மூன்று மிகப் பெரும் அறிஞர்களை அழைத்து, “இந்த வாழ்க்கையின் மிகப்பெரிய தீவினை, துயரம் எது?” என்று கேட்டான்.

“கடன் வைத்திருப்பதும் அதைத் திருப்பிக் கொடுப்பதற்குப் பணமில்லாமல் இருப்பதும்தான் இந்த வாழ்க்கையின் மிகப்பெரிய துயரமும் தீங்குமாகும்” என்றான் முதல் அறிஞன்.

“ஆரோக்கியமில்லாமல் நோயுற்றிருப்பதும், அந்த நோய்க்குரிய மருந்தோ தீர்வோ இல்லாமல் இருப்பதும்தான் வாழ்வின் மகா சோகம்” என்றான் இரண்டாவது அறிஞன்.

ஆனால் மூன்றாவது அறிஞன், “அரசே, இவர்கள் சொன்ன தெல்லாம்...

கவனம்

வாழ்வின் மாபெரும் துயரமல்ல. வாழ்வின் இறுதிக்கு வந்துவிட்ட பிறகு, அதுவரை வாழ்க்கையை உருப்படியாகப் பயன்படுத்தாமல் வீணாக்கிவிட்டோம் என்று தெரிந்து கொள்வதுதான் வாழ்வின் மிகப்பெரிய துயரமாகும்”

என்று சொன்னான்!

எவ்வளவு உண்மை! நாம் அப்படி ஒரு துயரத்தை அனுபவிக்க வேண்டுமா? சிந்தித்துப் பாருங்கள்.

தோல்வி வரும்போது ‘எல்லாம் விதி’ என்று சொல்வதை ஒரு மரபாக நாம் வைத்திருக்கிறோம். நல்லது நடந்தால் மட்டும் அது நம்மால் நடந்தது என்று நினைக்கிறோம். ஒரு லாட்டரி சீட்டில் ஒரு லட்ச ரூபாய் பரிசு விழுந்தால் ‘என்

விதி' என்று யாராவது சொல்லிப் பார்த்திருக்கிறீர்களா? ஏன் அப்படிச் சொல்வதில்லை? விதி என்பதே தோல்விகளோடும் துயரங்களோடும் சம்பந்தப்பட்டது என்று நாம் நினைக்கிறோம். பிரார்த்தனை புரியும்போது மட்டும் எல்லாமே இறைவனின் கையில் இருப்பதாக எண்ணி பிரார்த்தனை புரிகிறோம். ஆனால் ஒரு வேலை முடிந்து விடும்போது மட்டும் எல்லாமே நம்மால் மட்டும் நடந்ததைப்போல எண்ணி, அப்படியே சொல்லி மகிழ்கிறோம் என்று ஆங்கிலத்தில் ஒரு முதுமொழி உள்ளது.

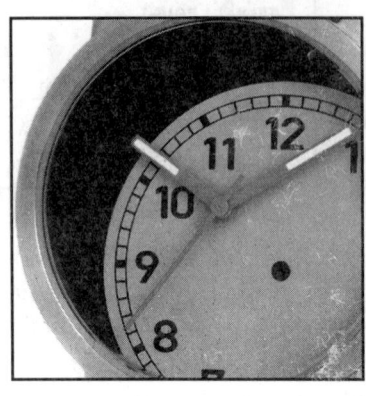

உண்மைதான் என்ன? விதி என்பது நாம் உருவாக்குவதாகவே இருக்கிறது. இதுதான் உண்மை. மனிதர்களுக்கு இறைவன் தீங்கிழைப்பதில்லை. அவர்கள் தங்களுக்குத் தாங்களே தீங்கிழைத்துக் கொள்கிறார்கள் என்று திருக்குர்ஆன் சொல்கிறது! உங்கள் வாழ்க்கைப் படகின் அல்லது கப்பலின் கேப்டன் நீங்கள்தான். இறைவனின் மீது நம்பிக்கை வையுங்கள். ஆனால் உங்கள் ஒட்டகத்தைக் கட்டிவையுங்கள் என்று நபிகள் நாயகம் சொல்வதும் நாம் செய்ய வேண்டிய கடமைகளைப் பற்றியே குறிப்பிடுகிறது.

நான் கல்லூரியில் படித்துக்கொண்டிருந்த காலத்தில், என் அறையிலும் பக்கத்து அறையிலும் தங்கியிருந்த மாணவ நண்பர்கள் பலர் எப்போது பார்த்தாலும் பள்ளிவாசலிலேயே நேரத்தைக் கழித்தார்கள். படிப்பதில் அவர்கள் கவனம் செலுத்தவில்லை. பக்தியில் அவர்களது நேரம் கழிந்தது. அது தவறா என்றால், குற்றம் என்றே நான் சொல்வேன். முடிவு என்னானது? அவர்களில் பெரும்பாலானவர்கள் தேர்வில் தோற்றார்கள். திரும்பத் திரும்ப எழுதினார்கள். காரணம், ஒரு மாணவனின் முதல் கடமை படிப்பது என்பதை அவர்கள் புரிந்து கொள்ளவில்லை. திருமறையில் இறைவன் குறிப்பிடுவதுபோல, தங்களுக்குத் தாங்களே தீங்கிழைத்துக்கொண்டவர்கள் அவர்கள். தேங்காய்களை உடைப்பதால் திருப்திப்படமாட்டார் கணபதி! மண்டைகளை உடைத்துக்கொண்டால், அதாவது சிந்திக்க ஆரம்பித்து விட்டால், அவர் நிச்சயம் உதவுவார். மிகத்தெளிவாக இதை நாம் புரிந்து கொள்ள வேண்டும்.

ஒரு கதை நினைவுக்கு வருகிறது.

ஒரு நாள் ஒரு ஊரில் வெள்ளம் வந்தது. ஒரு வீட்டின் முதல் தளத்தில் ஒருவன் மாட்டிக் கொண்டிருந்தான். கீழ் தளமெல்லாம் வெள்ளத்தில் மூழ்கிவிட்டடது. அவன் ஜன்னல் வழியாக எட்டிப் பார்த்தான். ஒருவன் ஒரு படகில் தப்பித்துப் போய்க் கொண்டிருந்தான். அவன் இவனைப் பார்த்து, "குதித்து வா, நாம் இருவரும் இந்தப் படகில் தப்பித்து விடலாம்" என்று சொன்னான்.

ஆனால் இவன், "எனக்கு கடவுள்மீது நம்பிக்கை இருக்கிறது. நீ போ" என்று சொல்லிவிட்டான்.

கொஞ்ச நேரத்திற்கெல்லாம் வெள்ளம் முதல் தளத்தையும் ஆட்கொண்டது. இவன் இரண்டாம் தளத்திற்குச் சென்று விட்டான். அப்போதும் ஒருவன் ஒரு படகில் முன் சொன்னது போலவே இவனை அழைத்தான். அப்போதும் இவன் கடவுள்மீது எனக்கு நம்பிக்கை இருக்கிறது. அவர் என்னைக் காப்பாற்றுவார் என்று சொல்லிவிட்டான்.

கடைசியாக எல்லாத் தளங்களையும் வெள்ளம் சூழ்ந்து கொண்டது. இந்த கடவுள் நம்பிக்கையாளன் கூரையின் மீது நின்று கொண்டிருந்தான். அப்போது ஒரு ஹெலி காப்ட்டர் வந்தது. அதில் இருந்தவர்கள் அழைத்தும் அவன் முன்போலவே கடவுள் காப்பாற்றுவார் என்று சொல்லி போகாமல் இருந்துவிட்டான். கடைசியில் வெள்ளத்தில் மூழ்கி இறந்து போனான்.

கதை இதோடு முடிந்து விடவில்லை. இனிமேல்தான் முக்கியமான செய்தியே உள்ளது. இறந்த அவன், சொர்க்கத்தின் வாசலில் கடவுளைப் பார்த்தான். அவனைப் பார்த்து கடவுள் புன்னகை புரிந்தார்.

இவன் ரொம்ப சோகமாகவும் கோபமாகவும் முகத்தை வைத்துக்கொண்டு, "என்ன ஆண்டவனே இப்படிச் செய்துவிட்டாய்? உன்னை முழுசாக நம்பினேனே?" என்று கேட்டான்.

அதற்கு கடவுள், "நான் என்ன செய்ய? உனக்காக இரண்டு படகுகளை அனுப்பினேன். கடைசியாக ஒரு ஹெலி காப்டரையும் அனுப்பினேன். நீ எதையுமே பயன்படுத்திக் கொள்ளவில்லையே" என்றார்.

பள்ளிவாசலிலேயே தவமிருந்து கடவுளைக் குஷிப்படுத்த முயன்று பாடத்தைக் கோட்டைவிட்ட மாணவர்கள், உதவி கிடைத்தும் அதைப் பயன்படுத்திக்கொள்ளத் தெரியாமல் வெள்ளத்தில் மூழ்கி இறந்தவனைப் போன்றவர்கள். கடவுள் வேறு கல்வி வேறு என்று பிரித்துப் பார்ப்பவர்கள். 'செய்யும் தொழிலே தெய்வம்' என்று தமிழில் சொல்வார்கள். அது தொழிலுக்கு மட்டுமல்ல. நாம் செய்கின்ற காரியம் எல்லாமே நம்முடைய தொழில்தான். சாப்பிட்டால்கூட. சாப்பிடும்போது முறைப்படி சாப்பிட்டாலே அதுவும் கடவுளுக்குத் தருகின்ற மரியாதைதான். 'கோலங்கள்' பார்த்துக்கொண்டே சாப்பிடுகின்ற பிரகஸ்பதிகளுக்கு இந்த உண்மை புரிய நியாயமில்லை. சாப்பிடுவதற்கே இப்படி என்றால், அறிவுக்கு உணவான கல்வியைப் பெறுகின்ற போது எவ்வளவு கவனமும் மரியாதையும் தர வேண்டும்? எண்ணிப் பாருங்கள்.

ஒரு போரில் ஒரு ஜப்பானிய தரைப்படை தோற்கும் நிலையில் இருந்தது. ஆனால் தளபதி ஜெனரல் நபுனாகா எதிர்த்துப் போரிடுவது என்று முடிவெடுத்தார். ஆனால் ராணுவ வீரர்களுக்கு வெற்றியில் நம்பிக்கை இல்லை. ஒரு கோயிலை அவர்கள் கடந்து வந்தபோது ஜெனரல் அவர்களிடம்,

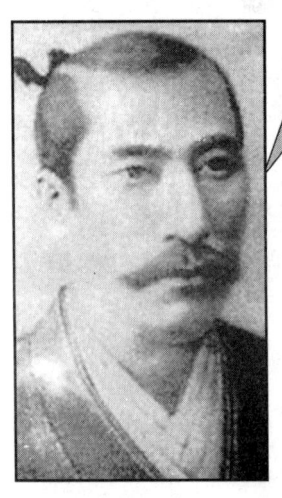

"இந்த காசை நான் சுண்டிப் போடுவேன். தலை விழுந்தால் போர் செய்யலாம், வெற்றி பெறுவோம் என்று அர்த்தம். பூ விழுந்தால் போர் செய்யாமல் திரும்பிவிடலாம். என்ன சொல்கிறீர்கள்?"

என்று கேட்டார். கடவுளின் விருப்பத்தின்படியே தாங்களும் நடப்பதாக அவர்களும் நம்பிக்கையுடன் ஒத்துக்கொண்டார்கள்.

அவர் காசைச் சுண்டினார். தலை விழுந்தது. அதைப் பார்த்த ராணுவ வீரர்கள் நம்பிக்கையுடனும் புதிய உற்சாகத்துடனும் போரிட்டு வென்றார்கள். மறுநாள் ஒரு கேப்டன், "விதியை யாரும் மாற்றமுடியாது" என்று ஜெனரலிடம் சொன்னார். நபுனாகா புன்னகைத்தார். தான் சுண்டிப்போட்ட காசை அப்போது எடுத்துக் காட்டினார். அதன் இரண்டு பக்கங்களிலும் தலை இருந்தது!

கவனம்

நமது விதியை நிர்ணயிக்கின்ற பொறுப்பையும் இறைவன் நம்மிடமே ரொம்ப நம்பிக்கையுடன் கொடுத்துவிட்டான். ஆனால் நாமோ நமக்கு நாமே தீங்கிழைத்துக் கொண்டு, அதற்கு மட்டும் விதி என்று பெயரிட்டு நம்மை நாமே ஏமாற்றிக் கொள்ள முயல்கிறோம்.

"மனிதர்கள் தாங்கள் செய்கின்ற தவறுகளுக்கு வைக்கின்ற கவர்ச்சியான பெயர்தான் அனுபவம்"

என்று ஆஸ்கார் வொயில்டு சொன்னார்!

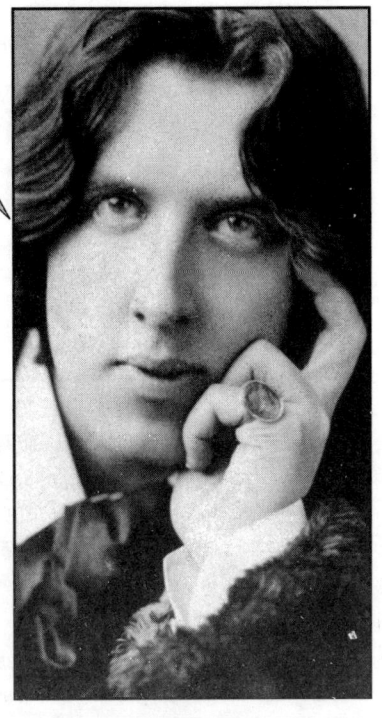

அனுபவமோ விதியோ, இனி எந்தப் பெயரிலும் நம்மை நாமே ஏமாற்றிக்கொள்ள வேண்டாம். இனிமேலாவது விழித்துக் கொள்வோம். தூங்கியது போதும். விழித்திரு, தனித்திரு, பசித்திரு என்று ஸ்வாமி விவேகானந்தர் யாருக்குச் சொன்னார் என்று நினைக்கிறீர்கள்? பல்'செட்'டைக் கழட்டி வைத்து பல் துலக்கும் இளைஞர்களுக்கா?'

உண்மையான இளைஞர்களுக்காகத்தான் அந்த செய்தி. 'மாணவன் நினைத்தால் நடத்திக் காட்டுவான்' என்று பாட்டு மட்டும் பாடினால் போதாது. நடத்திக் காட்டுவது எப்படி என்று தெரிந்து கொள்ள வேண்டும்.

மாணவராகட்டும், இளைஞராகட்டும், எந்த மனிதனாகட்டும், தேர்வுகளில் நிச்சயமான வெற்றியைப் பெற அல்லது வாழ்க்கையில் வெற்றிபெற மூன்று படிகள் உள்ளன. அவற்றை கவனமாகப் புரிந்துகொண்டால் போதும். அந்த படிகளைத்தான் வள்ளுவர்,

"கற்க கசடற கற்பவை கற்றபின்
நிற்க அதற்குத் தக"

என்று ரத்தினச் சுருக்கமாகச் சொன்னார்.

முதலில் கற்றுக்கொள்வது.

பின்பு கற்றதிலுள்ள கசடுகளை அகற்றுவது.
மூன்றாவது கற்றபடி நடப்பது.

இந்த மூன்றே விதிகளைப் பின்பற்றினால் போதும். அது எப்படி என்று இந்த சின்ன நூல் நிச்சயம் சொல்லும். நீங்கள் தயாராக இருப்பதே வெற்றியின் முதல்படி. Well begun is half done என்று கூறுவார்கள். அதாவது, சரியாகத் தொடங்கப்பட்ட ஒரு காரியம் பாதி வெற்றி யடைந்துவிட்ட மாதிரி என்று அர்த்தம். இந்த get, set, go-வில் பாதத்தைச் சரியாக வைக்கவில்லையெனில், சரியாக ஓடவே முடியாது. பின் வெற்றி பெறுவது எப்படி? உங்களை சரியாக நிற்க வைத்துக் கொடியசைக்கின்ற வேலையைத்தான் நான் செய்ய முடியும். ஓடுவதும் வெல்வதும் நீங்கள்தான். அதைப் பார்த்து மகிழ்கின்ற வாய்ப்பைத்தான் நீங்கள் எனக்குக் கொடுக்க வேண்டும்.

Too happy in thine happiness என்று கீட்ஸ் ஒரு கவிதையில் கூறுவான். அதுவே மாணவர்களுக்கும் எனக்கும் உள்ள உறவாக எப்போதும் இருக்கிறது. இருக்கும். எதிர்பார்க்கும் பயனைத் பெறுவீர்களானால் சந்தோஷம் அதிகரிக்கும். அது உங்கள் கையில்தான் உள்ளது.

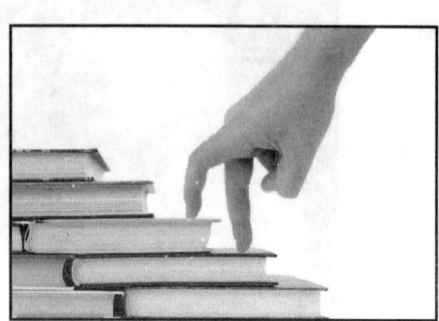

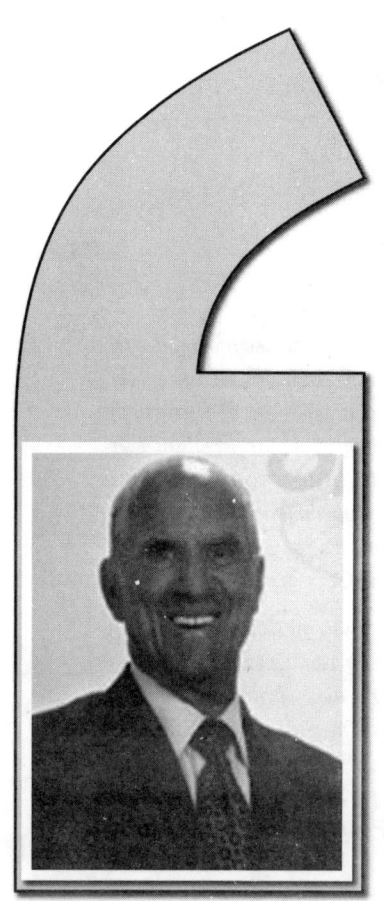

ஆறு வாரங்களில் 90 அடி வளர்வதற்கான தகுதியை அது ஐந்து ஆண்டுகளாக யாருக்கும் தெரியாமல் பூமிக்கடியில் வைத்து வளர்த்துக் கொண்டிருக்கிறது மூங்கில் மரம். அதனால்தான் அவ்வளவு குறுகிய காலத்தில் அப்படி ஒரு அசுர வளர்ச்சி அதற்குச் சாத்தியமாகிறது

- ஜோயல் வெல்டன்

ஆங்கில அச்சம் என்பது...

ஆங்கிலம் தெரிந்தால்தான் உருப்பட முடியுமா என்பது சரியான கேள்வியல்ல. ஒன்றைக் கற்றுக்கொள்ள முடியாது என்று ஒரு மனிதன் அல்லது ஒரு மாணவன் தவறான முடிவுக்கு வரும்போது, அது சரிதான் என்று சொல்வதுமாதிரி, அவனுக்கு தமிழிலும் உர்துவிலும் தெலுங்கிலும் விளக்கங்கள் கொடுத்துக் கொண்டிருந்தால், அதன் விளைவாக அவன் ஆங்கில விரோதியாக மாறிப்போய், உலக அறிவுகள் அனைத்தையும் எளிதில் பெற்றுக்கொள்கின்ற ஒரு வாய்ப்பை இழக்கிறான்.

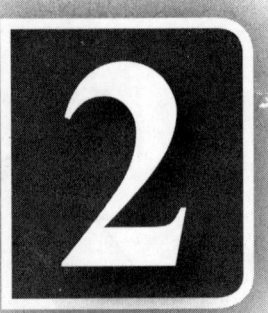

அத்தியாயம் 2

நம்ம தெனாலி மாதிரி எல்லாவற்றுக்கும் பயப்படுவது நமது மாணவர்களின் கலியுக மரபாகிவிட்டது. ஆசிரியரைத் தவிர மற்ற எல்லாவற்றுக்கும் அவர்கள் பயப்படுகிறார்கள். பேச, எழுத, படிக்க, மனப்பாடம் செய்ய, வகுப்புக்கு வர என்று பயப்படும் இடங்களின், சூழ்நிலைகளின் பட்டியல் நீண்டுகொண்டே போகிறது.

அப்படியெல்லாம் ஒன்றுமில்லை என்று அவர்கள் மறுக்கலாம். நான் சொல்லவருவது பேய் பயம், பிசாசு பயம், போலீஸ் பயம், கடன் கொடுத்த கந்துவட்டிக்காரனைப் பார்த்துவிட்டதால் ஏற்படும் பயம் போன்றதல்ல. தப்பு செய்துவிட்டதனால் ஏற்படும் பயம் போன்றதுமல்ல.

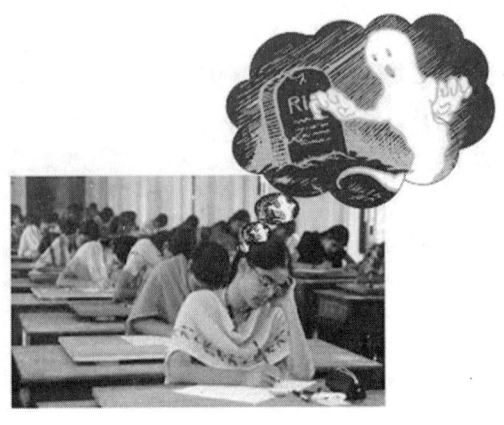

இது ஒரு வித்தியாசமான பயம். இது ஒரு கற்பனையான பயம். தப்பு செய்து விடுவோமோ என்ற பயம். அதன் காரணமாகவே தப்பு செய்துவிட வழி வகுக்கும் பயம்.

பல ரூபங்களிலும் பல மாறு வேஷங்களிலும், பல பெயர்களிலும்கூட இது வரும். தாழ்வு மனப்பான்மை, நம்பிக்கையின்மை, பொறுப்பின்மை, சோம்பேறித்தனம் என பல வடிவங்களை எடுக்க வல்லதாக இது உள்ளது.

5

ஆஸ்துமா நோயால் அவதிப்படும் ஒருவரிடம் கேட்டுப் பாருங்கள். மூச்சு சுதந்திரமாக விடுவதன் சுகம் என்ன என்று அவருக்குத்தான் தெரியும்.

கவனம்

ஒரு மனிதனுக்கு பயம் வருவதற்கு ஒரே ஒரு காரணம்தான் உள்ளது. தான் யார் என்று தெரிந்து கொள்ளாதது தான் அது. எதைப் பார்த்து நாம் பயப்படுகிறோமோ அதைச் சமாளிக்கக் கூடிய சக்தி நம்மிடம் இல்லை என்று பொருள்.

அப்படியானால் என்ன செய்ய வேண்டும்? அந்த சக்தியை வளர்த்துக்கொள்ள வேண்டும். அவ்வளவுதான். அந்த சக்தியையும் நாம் வெளியில் இருந்து பெறவேண்டியதில்லை. நமக்குள்ளேயே இருப்பதுதான் அது. அதை தேவைப்படும் அளவுக்கு வளர்த்துக்கொள்ள வேண்டும் என்று சொல்கிறேன். அதனால் பயம் தானாக பயந்து ஓடிவிடும். பயம், குழப்பம், கவலை போன்ற எதிர்மறை எண்ணங்களை வைத்துக்கொண்டு ஒரு காரியத்தில் ஈடுபட்டால் அது தோல்வியில்தான் முடியும்.

தத்துவ ரீதியாக நான் பேசுவதாக நினைக்க வேண்டாம். ஜோயல் வெல்டன் என்று ஒரு உளவியலாளர் இருந்தார். அவர் சீன நாட்டில் விளையும் ஒருவகையான மூங்கிலைப் பற்றிய ஒரு அருமையான தகவலைத் தருகிறார். பூமிக்கு வெளியில் தலை நீட்டி வெளியில் வருவதற்கு முன் ஐந்து ஆண்டுகள் அது பூமிக்கு அடியிலேயே இருக்குமாம். அதாவது அப்படி ஒரு மூங்கில் மரம் இருக்கிறதா இல்லையா என்று அடையாளமே தெரியாத அளவுக்கு. ஆனால் ஐந்து ஆண்டுகளான பிறகு அது வெளிக்கிளம்ப ஆரம்பிக்கும். எத்தனை அடிகள் வளரும் தெரியுமா? 90 அடிகள்! அதுவும் ஆறே வாரங்களில்!

அதாவது ஆறு வாரங்களில் 90 அடி வளர்வதற்கான தகுதியை அது ஐந்து ஆண்டுகளாக யாருக்கும் தெரியாமல் பூமிக்கடியில் வைத்து வளர்த்துக் கொண்டிருக்கிறது. அதனால்தான் அவ்வளவு குறுகிய காலத்தில் அப்படி ஒரு அசுர வளர்ச்சி அதற்குச் சாத்தியமாகிறது. அப்படிப்பட்ட வியக்கத்தகு வளர்ச்சி கொள்ளத் தகுதி உள்ளவன்தான் என்று தெரியாமல் பூமியின் மேல் வாழ்ந்து பூமிக்கடியில் மறைந்து போகிறான் மனிதன். இதுதான் உண்மையான மானிட சோகம். எல்லா பயங்களின் அஸ்திவாரமும் இந்த அறியாமைதான்.

மாணவர்களைப் பொறுத்தவரை இந்த பயங்களின் ஆரம்ப வேர் ஒன்று உள்ளது. அது மொழியறிவின்மையில் தொடங்குகிறது. ப்ளஸ்டூ படித்தாலும் சரி, அல்லது எந்த டிகிரி, டிப்ளமா படித்தாலும் சரி, பெரும்பாலான மாணவர்கள் பயப்படுவது ஆங்கிலம் என்ற ஒரு பிசாசுக்குத்தான். மாணவர்களில் முக்கால்வாசிப் போர் ஆங்கில மீடியத்தில் படிக்காதவர்களாகவும், அப்படியே படித்தாலும் தேவைப்படும் அளவுக்கு ஆங்கில அறிவைப் பெறாதவர்களாகவும் உள்ளதுதான் இதற்குக் காரணம்.

இன்றைக்கு ஆங்கில மீடியத்தில் நடத்தப் படுகின்ற பெரும்பாலான கல்லூரி களில்கூட ஆங்கிலத்திலேயே முழு நேரமும் விரிவுரையாளர்கள் விரிவுரை நிகழ்த்துவதில்லை.

தமிழிலும் ஆங்கிலத்திலும் கலந்து கலந்துதான் வகுப்புகள் நடத்தப்படுகின்றன. இன்னும் சொல்லப் போனால் ஆங்கிலம் அவ்வப்போது சைட்டிஷ் மாதிரி அல்லது ஊறுகாய் மாதிரி 'தொட்டுக்கொள்ள' மட்டும் பயன்படுத்தப்படுகிறது என்று சொல்வதே சரியானதாகும்! அதற்கு முக்கியமான காரணம் மாணவர்களுக்குப் புரியாது என்பதுதான். (ரொம்ப வசதியான காரணமாக பல விரிவுரையாளர்களுக்கு இதுவே அமைந்துபோவது வேறு விஷயம்)!

உர்துவைத் தாய்மொழியாகக் கொண்ட மாணவர்கள் படிக்கின்ற மாவட்டக் கல்விக்கூடங்களில் தமிழ், உர்து, ஆங்கிலம் என்று மும்மொழிகளும் கலந்த கலவையாக விரிவுரை இருக்கிறது. ஒரு பன்மொழி வித்தகனாக இருந்தாலொழிய அல்லது அப்படி ஆவதற்குத் தயாரானால் ஒழிய ஒரு நல்ல ஆசிரியராக இருப்பது சாத்தியமில்லை.

இங்கு 'நல்ல' என்று நான் சொல்வது 'ரொம்ப நல்ல மனிதர்' என்று ஒரு மனிதரை நாம் புகழ்வோமே, அந்த 'நல்ல' அல்ல. கற்றுக்கொள்கின்ற காலத்தில் ஆசிரியர்கள் 'கசடற'க் கற்றுக்கொள்ளாவிட்டாலும், கற்றுக்கொடுக்கின்ற தொழிலுக்கு வந்தபின்பாவது, கற்றுக்கொள்கின்ற மனநிலையில் பணிபுரிவதே ஆசிரியர்களுக்கு நன்மையாக அமையும் என்ற ஒரு சூழ்நிலை ஏற்பட்டுள்ளது. இதில் வேடிக்கை என்னெவெனில்,

6

ஒரு குழந்தையைப் பெறுவது ஒரு பெண்ணுக்கு மட்டுமே சாத்தியமானது. ஆணுக்கு அது கஷ்டமான விஷயமல்ல, முடியாத விஷயம்

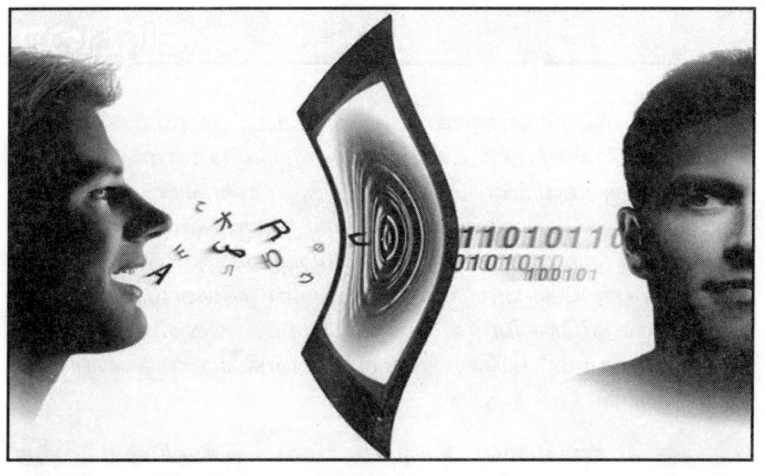

தமிழை 'டமில்' என்றும் வாழ்வை 'வால்வு' என்றும் உச்சரிக்கும் தமிழய்யாக்களும் நம்மில் உண்டு!

போகட்டும். பன்மொழிப் பயிற்சியில் ஈடுபடுவது ஆசிரியர்களுக்கு வேண்டுமானால் பயனுள்ள காரியமாக இருக்கலாம். ஆனால் மாணவர்களுக்கு அதன் காரணமாக ஆங்கில அறிவு என்பது சுட்டுப்போட்டாலும் வராது என்ற நிலைக்கு அது கொண்டுபோய் விட்டுவிடுகிறது என்பதோடு, அவர்களுடைய தாழ்வு மனப்பான்மையை மேலும் அது வளர்த்து, வாழ்க்கையில் ஒரு தோல்வியாகவே அவர்கள் மாறி நொந்து போவதற்குத் துணை செய்கிறது.

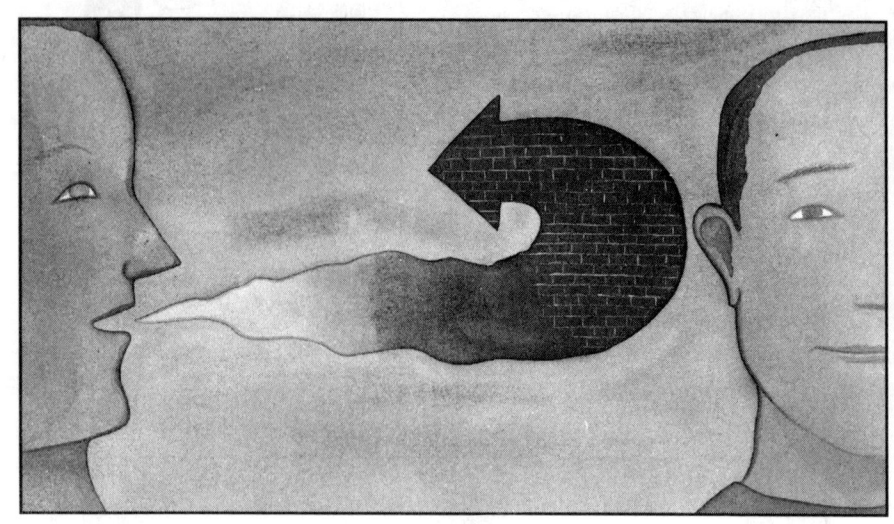

ஆங்கிலம் தெரிந்தால்தான் உருப்பட முடியுமா என்பது சரியான கேள்வியல்ல. ஒன்றைக் கற்றுக்கொள்ள முடியாது என்று ஒரு மனிதன் அல்லது ஒரு மாணவன் தவறான முடிவுக்கு வரும்போது, அது சரிதான் என்று சொல்வதுமாதிரி, அவனுக்கு தமிழிலும் உர்துவிலும் தெலுங்கிலும் விளக்கங்கள் கொடுத்துக் கொண்டிருந்தால், அதன் விளைவாக அவன் ஆங்கில விரோதியாக மாறிப்போய், உலக அறிவுகள் அனைத்தையும் எளிதில் பெற்றுக்கொள்கின்ற ஒரு வாய்ப்பை இழக்கிறான்.

ஒரு மாணவனை உருப்படாமல் ஆக்குகின்ற இந்த காரியத்துக்கு சென்னைப் பல்கலைக்கழகம் போன்ற சில பல்கலைக்கழக விதிமுறைகளும் உதவி செய்கின்றன. உதாரணமாக, ஆங்கில மீடியத்தில் படிக்கும் மாணவன்கூட தேர்வுகளை தமிழில் எழுதலாம். வினாத்தாள்கள் இரண்டு மொழியிலுமே அச்சடிக்கப்பட்டு வரும். ஆங்கில மீடியத்தில் படிக்கும் மாணவர்களில் பெரும்பாலானவர்கள் தமிழிலேயேதான் தேர்வு எழுதுகிறார்கள். ஒரு மாணவர் இன்னும் ஒருபடி மேலே போய், இங்கிலீஷ் பேப்பருக்கான பதில்களையே முற்றிலும் தூய தமிழில் எழுதியிருந்தார்! ஒருமுறை வினாத்தாள்களை மதிப்பீடு செய்ய நான் சென்றிருந்தபோது எனக்கேற்பட்ட அனுபவம் இது!

Corporate Secretaryship என்று எளிதில் சொல்லி, எழுதி, புரிந்து கொள்வதற்குப் பதிலாக அவன் 'நிறுமச் செயலாண்மை' என்று ஒரு புதிய சொல்லை வாழ்வில் முதல் முறையாக கடைசி முறையாகவும் பயன்படுத்திவிட்டு, 'கார்ப்பரேட் செக்ரட்ரிஷிப்' என்பதைவிட அது மிகவும் எளிமையாக இருப்பதாக நினைத்து அவனை அவனே ஏமாற்றிக்கொண்டு, அத்தோடு அந்த சொல்லை மறந்து போகிறான்.

பீரங்கியைத் துப்பாக்கி என்று அவன் நினைத்து விட்டதுதான் அதைத் தூக்கித் தோளில் வைக்கின்ற பலத்தை அவனுக்குக் கொடுத்திருக்கிறது

இவ்வளவு ஏன்? 'வங்கி', 'காசோலை' போன்ற சொற்களை தமிழாசிரியர்களாவது தங்கள் வாழ்வில் வகுப்பில் அல்ல பயன்படுத்துகின்றார்களா என்றால் இல்லை என்பதே நேர்மையான பதிலாக இருக்கும்.

கல்யாண மாப்பிள்ளை கல்யாணத்தன்று மட்டும் கோட்டு சூட்டு போட்டு விட்டு பின் தன் வாழ்நாள் முழுவதும் அதைப் பயன்படுத்துவதற்கு வாய்ப்பு வராமல் வீட்டிலே பூட்டி வைப்பது போன்றதுதான் இந்த தமிழ்ப்படுத்துதல்களும்! கோட்டு போடுவதற்காக இன்னொரு கல்யாணம் செய்துகொள்ளவும் முடியாது!

ஒரு மனிதனுக்கு முன்னால் ஒரு பிரச்சனை வரும்போது, அதை எப்படி எதிர் கொண்டு வெற்றி கொள்வது என்பதுதான் மனிதனை மனிதனாக வாழவைக்கின்ற பாடமாக இருக்குமே தவிர, அதை விட்டு ஓடுகின்ற, அதிலிருந்து தப்பிக்கின்ற வழிகளை ஏற்படுத்துவது அவனை மேலும் மேலும் கோழை யாக்கவே செய்யும். ஓஷோ ஒரு பேச்சில் escapes harm, encounters never என்று மிக ரத்தினச் சுருக்கமாகவும் அழகா கவும் சொன்னது நினைவுக்கு வருகிறது.

ஆங்கிலம் என்ற ஒரு மொழியாக இருக்கும் பட்சம், அதை விட்டு தப்பிக்கப் பார்ப்பது, மனிதன் தன்னைத்தானே கேவலப்படுத்திக் கொள்கின்ற செயல் என்பது ஏன் புரியமாட்டேன் என்கிறது? A, b, c, dக்கு என்ன பயம்?

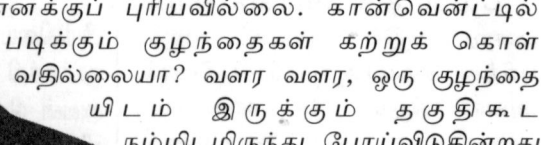

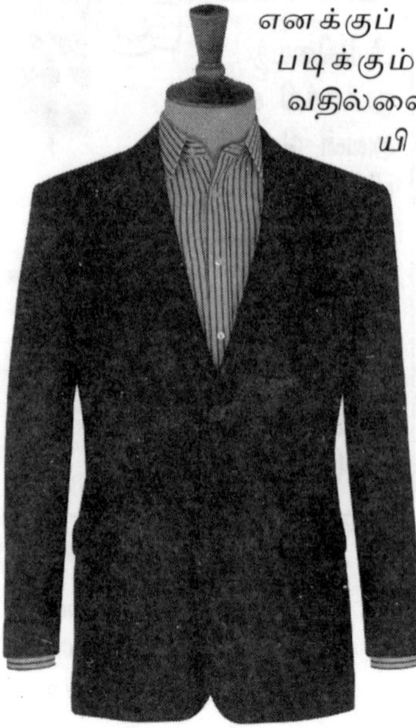

எனக்குப் புரியவில்லை. கான்வென்ட்டில் படிக்கும் குழந்தைகள் கற்றுக் கொள் வதில்லையா? வளர வளர, ஒரு குழந்தை யிடம் இருக்கும் தகுதிகூட நம்மிடமிருந்து போய்விடுகின்றது என்று சொல்ல வருகிறோமா? விரிவுரையாளர்கள் விஷயத்துக்கு அப்புறம் வரலாம். முதலில் மாணவர்களின் பிரச்சனைக்கு வருவோம்.

நான் பணிபுரியும் கல்லூரியில் சில வருடங்களுக்கு முன்பு வணிகத் துறையில் ஒரு வழக்கறிஞர் பகுதிநேர விரிவுரையாளராக இருந்துவந்தார். அவருடைய ஆங்கில உச்சரிப்பு அவ்வளவு அழகாக இருக்கும். அதோடு கந்தர்வக் குரலோன் அவர். அவருடைய தெளிவான குரலையும் அழகான ஆங்கில உச்சரிப்பையும் கேட்டுக்கொண்டே இருக்கலாம். மாணவர்களுக்கு அவர் ஒரு வரப்பிரசாதம் என்று நான் நினைப்பேன். ஒருநாள் நான் என் வகுப்புக்குச் சென்றபோது, அதற்கு முந்தைய வகுப்பு அவர் எடுத்துவிட்டுச் சென்றிருந்தார். கரும்பலகையில் Commercial Law என்று தலைப்பிட்டு ஏதேதோ எழுதியிருந்தது. ஏதேதோ என்றால் அந்தப் பாடம் சம்பந்தமானதுதான்.

நான் மாணவர்களிடம் அவர் வகுப்பு எடுத்ததைப் பற்றி விசாரித்தேன். எந்த அளவுக்கு அனுபவித்துக் கேட்டார்கள் என்று தெரிந்து கொள்வதற்காக. ஒரு மாணவர் சொன்னார். “எங்கே சார், லாயர் நடத்துறது புரியுது? வந்ததும் போர்டுலெ ஏதோ எழுதுவாரு. அதெ வச்சு, அதெப்பத்திதான் பேசுறாருன்னு புரிஞ்சுக்குவோம். மத்தபடி என்ன சொல்றாருன்னு யாருக்குத் தெரியும்?” என்றான் ரொம்ப சோகமாக. மற்ற மாணவர்களும் அவன் சொன்னதை ஆமோதித்தவாறு சிரித்தார்கள். எனக்கு மிகவும் வேதனையாக இருந்தது. அவரையும் எண்ணித்தான்.

இம்மாதிரி அனுபவங்கள் எனக்கும் பலமுறை ஏற்பட்டதுண்டு. ஒரு நாள் ஆர்.கே. நாராயணின் கதை ஒன்றை நடத்த வேண்டியிருந்தது. ஒரு குழாயருகில் ஒரு

பெண்ணை கதாநாயகன் பார்த்து, அவளைத்தான் திருமணம் செய்துகொள்வேன் என்று பிடிவாதம் பிடிக்க, ஆச்சாரமான அவனுடைய அப்பா, அப்பெண்ணின் ஜாதகப்படி அவளைத் திருமணம் புரிந்தால் அவள் செத்து விடுவாள் என்பதால் மறுத்துவிடுகிறார். ஆனால் கதாநாயகன் வேறு ஒரு 'பெரிய' ஜாதகக்காரரைப் பார்த்து, 'சரிக்கட்டி', அப்படியெல்லாம் கிரகக்கோளாறு ஒன்றும் இல்லை என்று சொல்லவைத்துவிடுகிறார்.

> ஆங்கிலம் ஓரளவு பேசவும் எழுதவும் கற்றுக்கொள்வது நமக்கு எண்ணற்ற நன்மைகளைத் தருகிறது. முதன் முதலாக அது நமக்கு தன்னம்பிக்கையை வளர்க்கிறது. இது மிக முக்கியமான விஷயம்.

8

அப்பாவும் கல்யாணத்துக்கு ஒத்துக் கொள்கிறார். அதன் பிறகு ஆர்.கே. நாராயண் எழுதுகிறார் : Thus the wife-killing planet was rendered impotent ! இந்த wife-killing மற்றும் impotent என்பதிலுள்ள நுட்பமான நகைச்சுவையை நான் எப்படி தமிழ்ப்படுத்திச் சொல்லமுடியும்? நகைச்சுவையை நினைத்து நானே சிரித்துக்கொண்டு, மாணவர் களையும் என் சூழ்நிலையையும் நினைத்து நானே அழுது கொண்டேன், செவாலியர் சிவாஜிகணேசன் மாதிரி. வேறென்ன செய்ய?!

ஷேக்ஸ்பியரைப் பற்றி கட்டுரை எழுதும்போது 'அவர் ஒரு நாவலிஸ்ட்' என்று எழுதுவார்கள். ஷேக்ஸ்பியரைப் பற்றி அவர் மயக்கம் போட்டு விழும் அளவுக்கு அவருக்கே தெரியாத 'உண்மை'களையெல்லாம் சொல்வார்கள். நாடகத்தை நாவலாக்கி அவரை பல நூற்றாண்டுகள் தள்ளி பிறக்க வைப்பார்கள்.

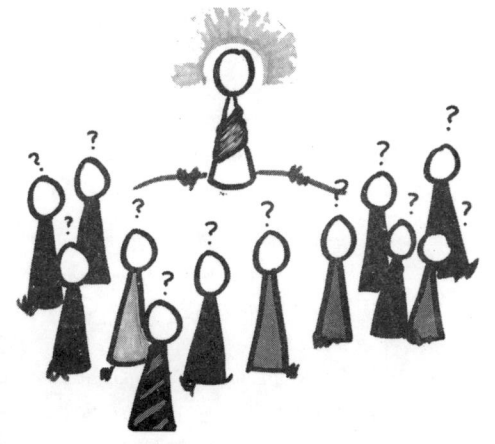

He என்பதற்கு பதிலாக she என்று போட்டு, ஆணைப் பெண்ணாகவும் பெண்ணை ஆணாகவும் ஆக்குவார்கள். பரியை நரியாக்குவார்கள். மாணவர்களுடைய 'கற்பனை'க்கு ஒரு அளவே கிடையாது.

ஒருமுறை ஷேக்ஸ்பியரின் 'மேக்பத்' நாடகத்தின் கதையைச் சொல்லி முடித்த பிறகு ஒரு மாணவன், "Sir, what is Shakespeare?" என்று கேட்டான். எனக்கு ரொம்ப சந்தோஷமாக இருந்தது. காரணம் ஷேக்ஸ்பியரை மரியாதைக் குறைவாக பேசிவிட்டதற்காக அல்ல. அவரை ஒரு அஃறிணை 'ரேஞ்சு'க்கு 'உயர்த்தி'விட்டதற்காகவும் அல்ல. தவறாக இருந்தாலும், ஆங்கிலத்தில் கேள்வி கேட்டானே அதற்காக!

இப்படிப்பட்ட சூழ்நிலை இருப்பதற்கு என்ன காரணம்?

ஆங்கிலம் நமக்கெல்லாம் வராது, அது மிகவும் கடினம் என்பது போன்ற தவறான கருத்துகள்தான்.

எது கடினம், எது எளிமையானது என்பதைப்பற்றி நமக்கு ஒரு தெளிவான கருத்து இருப்பதாகத் தெரியவில்லை. கடினம், எளிமை என்பதெல்லாம் சூழ்நிலையை வைத்துத் தீர்மானிக்க வேண்டிய ஒன்று.

எது கடினமில்லை? மூச்சுவிடுவது, வாயால் சாப்பிடுவது எல்லாம் கஷ்டமா என்று கேட்டால் உடனே நாம், அதெல்லாம் ரொம்ப 'ஈஸி', ஏன், இன்னும் சொல்லப் போனால் அதெல்லாம் தானாகவே நடக்கும். மூச்சு விடுகிறோம் என்று தெரியாமலே நாம் மூச்சுவிட்டுக் கொண்டிருக்கிறோம். பேசிக் கொண்டும், தொலை...க்காட்சியை கிட்ட்...ட உட்கார்ந்து பார்த்துக்கொண்டும் நாம் சாப்பிடுகிறோம். இதிலெல்லாம் கஷ்டம் உள்ளதா என்ன? இந்த கேள்வியே அபத்தமானது என்று நாம் சொல்லலாம். சரிதான்.

ஆனால் ஆஸ்துமா நோயால் அவதிப்படும் ஒருவரிடம் கேட்டுப் பாருங்கள். மூச்சு சுதந்திரமாக விடுவதன் சுகம் என்ன என்று அவருக்குத்தான் தெரியும். மூக்கடைப்பு வந்தாலோ, மூச்சடைப்பு வந்தாலோ, நுரையீரலில் பாதிப்பு வந்தாலோ, சார்ஸ் நோயால் பாதிக்கப்பட்டாலோ தெரியும், அதுவரை மூச்சு சாதாரணமாக நாம் விட்டுக்கொண்டிருந்ததற்கு இறைவனின் எத்தகைய கருணை காரணமாக இருந்துள்ளது என்று!

ஆரோக்கியமாக இருக்கும்போது, பழையதும் பச்சை மிளகாயும் அல்லது சிக்கன் சில்லியும் தேவாமிர்தமாக இருக்கும். ஆனால் வாய் வெந்து போயிருந்தால், நாக்கு வெந்து போயிருந்தால், நாக்கில் புண்ணிருந்தால்? அப்போது

தெரியும். உரைப்பு என்றல்ல, ஐஸ் தண்ணீர் குடிப்பதுகூட ஆசிட் குடிப்பதுபோல ஆகிவிடும்.

திடீரென்று மலச்சிக்கல் வந்து, நாலு நாளாக 'ரெண்டு'க்கு வராதவர்களிடம் கேட்டுப்பாருங்கள். 'வெளி'க்கு வராமல் 'உள்ளுக்கு' அவர்கள் படுகின்ற அந்த கஷ்டமும் அல்லது சரியான பிறகு உள்ள சுகமும் அவர்களுக்குத்தான் தெரியும்.

> ## 9
> ஆங்கிலத்தில் எனக்கு ஏற்பட்ட பிரச்சனைகளை நானே தீர்ப்பதன் மூலமாக சுயச்சார்பு (self-reliance) என்ற ஒரு அருமையான குணம் அல்லது தகுதி ராட்சச வளர்ச்சி அடைய ஆரம்பித்தது

அப்படியானால், ஒரு விஷயம் கஷ்டம் என்பதோ சுலபம் என்பதோ நீங்கள் எப்படி எடுத்துக்கொள்கிறீர்கள் என்பதைப் பொறுத்துதான் உள்ளது.

செயற்கைக்கோள்களை வடிவமைத்து விண்ணில் செலுத்துவது ஒரு நாட்டின் ஜனாதிபதியாக இருப்பதைவிட அப்துல் கலாமுக்கு எளிமையான விஷயம்! ஆனால் நமக்கு, அதை தொலைக்காட்சியில் பார்ப்பதுகூட ஒரு ஆச்சரியம். ஒரு குழந்தையைப் பெறுவது ஒரு பெண்ணுக்கு மட்டுமே சாத்தியமானது. ஆணுக்கு அது கஷ்டமான விஷயமல்ல, முடியாத விஷயம்.

ஆற்றில் நீந்துவதைவிட கடலில் நீந்துவது கடினமில்லையா? கடல் மிகவும் ஆழமாக இருப்பதல்லவா? என்று ஒரு பேட்டியில் நம்ம குற்றாலீஸ்வரனைக் கேட்டார்கள். அதற்கு அந்தக் குட்டிச் சாதனையாளன்,

> "அப்படியெல்லாம் ஒன்றுமில்லை. நீச்சல் தெரிந்தால் ஆறு, கடல் என்றெல்லாம் பேதம் பார்க்க முடியாது. எல்லாமே தண்ணீர்தான். நீச்சல் தெரியாவிட்டால், நீச்சல் குளம் கூட கடல்தான்"

என்று பதில் சொன்னான். என்ன அற்புதமான தெளிவு!

நாம் இருக்கின்ற சூழ்நிலையை வைத்து ஒரே விஷயம், ஒரு நேரத்தில் கஷ்டமாகவும் இன்னொரு நேரத்தில் 'ஈஸி'யாகவும் போய்விடுகிறது என்பதுதான் உண்மை. Attitude decides altitude

என்பார்கள் ஆங்கிலத்தில். உங்கள் மனப்பான்மைதான் நீங்கள் எந்த உயரத்தில் இருக்கிறீர்கள் என்று புரிய வைக்குமாம். நீங்கள் வாழ்க்கையில் மேலே மேலே செல்லப்போகிற உயரமானது, தொடப்போகிற உச்சியானது, ஒரு விஷயத்தை நீங்கள் எப்படி எடுத்துக்கொள்கிறீர்கள், ஒரு பிரச்சனையை நீங்கள் எப்படி அணுகுகிறீர்கள் என்பதைப் பொறுத்தது என்று அதற்கு அர்த்தம்.

பிரச்சனையைக் கண்டு பயந்து ஓடப் போகிறீர்களா? அல்லது, ஆஹா பிரச்சனை வந்துவிட்டதா, வா, நான் யார் காட்டுவதற்கு எனக்கு ஒரு வாய்ப்பு வந்துவிட்டது என்று நினைக்கப் போகிறீர்களா?

இதுதான் முக்கியம்.

அப்படியானால் ''இங்கிலீஷ்'' கற்றுக்கொள்வதிலிருந்து மாணவர்களைத் தடுப்பது எது? கஷ்டம் என்ற நினைப்புதான், வேறென்ன? ஒரு விஷயம் கஷ்டம் என்ற நினைப்புதான் நாம் கஷ்டப்படுவதற்குக் காரணம். ஒரு புத்தகத்தில் தமிழ்வாணன் கீழ்வரும் நிகழ்ச்சியைக் குறிப்பிட்டிருந்தார்.

ஒரு ராணுவத்தில் ஒரு வீரன் தூங்கி ஓய்வெடுத்துக் கொண்டிருந்தானாம். திடீரென்று மேலதிகாரி அங்கு வந்தவுடன் எல்லோரும் மரியாதையாக எழுந்து நின்றனர். அதாவது தூங்காதவர்களெல்லாம். தூங்கிக்கொண்டிருந்த வீரன் ஒருவனை அவன் நண்பன் உசுப்ப, அவனும் உடனே எழுந்தான். எழுந்தவன் தன் பக்கத்தில் இருந்த துப்பாக்கியை இடது கையால் எடுத்து தோளில் வைத்துக்கொண்டு, வலது கையால் 'சல்யூட்' அடித்து நின்றானாம். அவன் எதிரில் வந்த மேலதிகாரி அவனைப் பார்த்து மயக்கம் போட்டு விழுந்துவிட்டாராம். காரணம், அவன் இடது கையால் தூக்கித் தோளில் வைத்துக்கொண்டிருந்தது துப்பாக்கியல்ல. பக்கத்தில் இருந்த சிறிய அளவிலான பீரங்கி!

இந்த நிகழ்ச்சி உண்மையாக இருக்கும் என்றுதான் தோன்று கிறது. பீரங்கியைத் துப்பாக்கி என்று அவன் நினைத்து விட்டது தான் அதைத் தூக்கித் தோளில் வைக்கின்ற பலத்தை அவனுக்குக் கொடுத்திருக்கிறது என்பது தமிழ்வாணனின் சரியான வாதம். எண்ணத்துக்கு இருக்கின்ற சக்தியை எடுத்துக்

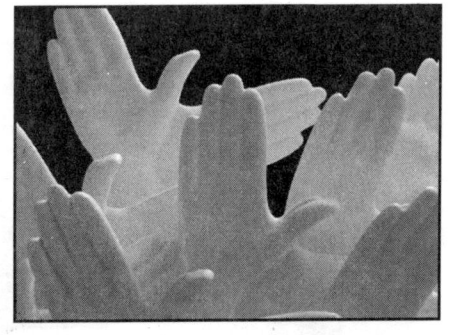

காட்டுவதாகவும் இந்த சம்பவம் உள்ளது. உண்மையிலேயே கஷ்டமான ஒரு காரியம்கூட சுலபம்தான் என்ற நூறு சத விகிதம் சந்தேகமற்ற நம்பிக்கையின் காரணத்தினால் கடினமான ஒரு காரியம் உண்மையிலேயே சுலபமாக ஆகிவிடுகிறது. இதற்கு நேர் எதிரான ஒரு உண்மையும் உண்டு. சுலபமான ஒரு காரியத்தைக்கூட நாம் நமது பயம், கவலை போன்றவற்றினால் நம்மால் முடியாத காரியமாகவோ அல்லது குறைந்த பட்சம் கஷ்டமான காரியமாகவோ நினைக்க ஆரம்பித்துவிடுகிறோம்.

அந்தப் பறவை
வானத்தில் பறப்பதை
அன்னாந்து பார்த்து
ஆச்சரியப்பட்டுக் கொண்டிருந்தது
இன்னொரு பறவை
தன் சிறகுகளை மறந்து

என்று நான் ஒரு கவிதை எழுதியிருந்தேன். மாணவர்களின் வாழ்வுக்கு இது மிகவும் பொருத்தமானது. ஒரு சிலர் மட்டும் எல்லாத் தேர்வுகளிலும் 'ஆல் பாஸ்' ஆவதும், மற்றவர்கள் 'அரியர்ஸ்' வைப்பதும் வழக்கமாகிவிட்ட ஒரு சூழ்நிலைக்குக் காரணம் மாணவர்கள் தங்கள் சிறகுகளை மறந்திருப்பதுதான்.

கஷ்டப்படாமலே, அதாவது எந்த முயற்சியும் செய்யாமலே ஒரு காரியம் செய்ய வேண்டும் என்று நினைப்பது விதைக்காமலே அறுவடை செய்ய வேண்டும் என்று நினைப்பதைப் போன்றது

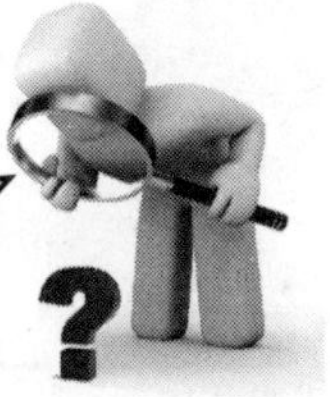

என்கிறார் டேவிட் ப்ளை என்ற அறிஞர். (அவர் யார் என்று கேட்கிறீர்களா? அவர் யாரோ, நிச்சயம் இப்படிச் சொன்னவர் ஒரு அறிஞராகத்தான் இருக்கவேண்டும்).

தெய்வத்தால் ஆகாதெனினும் முயற்சி தன் மெய்வருத்தக் கூலி தரும் என்று மனித முயற்சிக்கு ஒரு மிக உயர்ந்த இடத் தைக் கொடுக்கிறார் வள்ளுவர். குத்துச்சண்டையில் பலமுறை உலக 'ஹெவிவெய்ட் சாம்பியன்' பட்டத்தை வென்ற முஹம்மது அலியிடம் தொடர்ந்த அவர் வெற்றியின் ரகசியம் என்ன என்று கேட்டபோது அவர்,

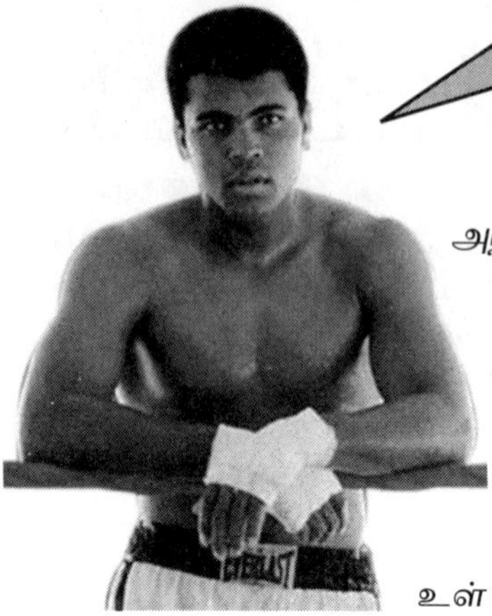

"கடவுள் மீது நம்பிக்கை, என் மீது நம்பிக்கை மற்றும் உடற்பயிற்சி"

என்று ரத்தினச் சுருக்கமாக ஒரு அற்புதமான பதிலைச் சொன்னார்.

என்னைப் பொறுத்தவரை கடவுள் நம்பிக்கை என்பதும் நம் மீதே நாம் நம்பிக்கை வைப்பதும் ஒன்றுதான். கடவுளும் நாமும் ஒன்று என்று நான் சொல்ல வரவில்லை. தன்னம்பிக்கை உள்ளவனுக்குத்தான் உண்மையான கடவுள் நம்பிக்கையே ஏற்படும் என்று சொல்கிறேன். உங்கள்மீது உங்களுக்கு நம்பிக்கை வராவிட்டால், கடவுளாலும் உங்களுக்கு உதவமுடியாது என்று சொல்கிறேன். வள்ளுவர் சொல்லவந்ததும் இதுதான் என்று நினைக்கிறேன்.

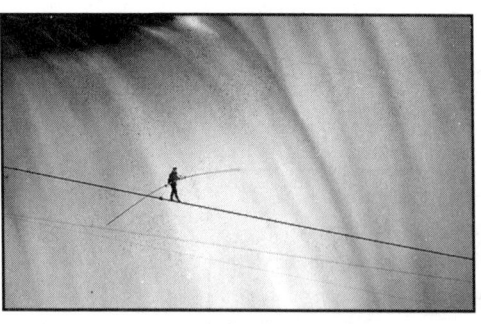

கி.பி.1859ஆம் ஆண்டு சார்ல்ஸ் ப்ளான்டின் என்பவர் அமெரிக்காவில் உள்ள நயாகரா நீர்வீழ்ச்சியின் குறுக்கே கயிற்றைக் கட்டி அதன் மீது நடந்து காட்டினார்! இப்போதும்கூட தொலைக்காட்சிகளில் இப்படிப்பட்ட பல 'ப்ரோக்ராம்'கள் காட்டப்படுகின்றன. இதையெல்லாம் நாம் பார்க்கத்தானே செய்கிறோம்? ஆங்கிலம் கற்றுக்கொள்வது இதைவிட கஷ்டமானதா என்று யாரும் ஒரு கணம்கூட சிந்திப்பதில்லை.

ஒரு வார்த்தை தெரியாத வரையில்தான் அது கஷ்டமானது. ஒரு முறை நாமே முயன்று தெரிந்து கொண்டுவிட்டால், பின் வாழ்க்கை பூராவும் அது சுலபமானதாகி விடும். தெரியாத ஒரு மனிதரை நண்பராக்கிக் கொண்டுவிட்ட மாதிரி.

ஆங்கிலம் கற்றுக்கொள்வதால் என்ன நன்மை என்ற கேள்வியை யாரும் கேட்கப் போவதில்லை என்றாலும் அதைப்பற்றியும் நாம் சிந்தித்து ஒரு முடிவுக்கு வந்துவிடுவதில் தவறில்லை.

ஆங்கிலம் ஓரளவு பேசவும் எழுதவும் கற்றுக்கொள்வது நமக்கு எண்ணற்ற நன்மைகளைத் தருகிறது. முதன் முதலாக அது நமக்கு தன்னம்பிக்கையை வளர்க்கிறது. இது மிக முக்கியமான விஷயம்.

நான் பி.ஏ. படித்துக்கொண்டிருந்த காலம் அது. என் பாட்டி ஒருத்தி எனக்கு பல பாட்டிமார்கள் என்னை அழைத்து வெளிநாட்டிலிருந்த ஒருவருக்கு ஆங்கிலத்தில் ஒரு கடிதம் எழுதச் சொன்னாள். நானும் பந்தாவாக, "சொல்லு" என்று உட்கார்ந்துவிட்டேன். (அவள் இவள் என்ற ஏக வசனத்தைக் கண்டுகொள்ள வேண்டாம். அது பாட்டிகளுக்கும் பேரன்களுக்கும் இடையிலான உரிமைகள் சார்ந்த உலகம்). அவள் சொல்ல ஆரம்பித்தாள்:

"அன்புள்ள சின்னத்தம்பிக்கு, உம்மம்மா எழுதுவது. நீ எப்டி இருக்கே? இங்கெ பெரியதம்பிக்கி ஒடம்பு நாலு நாளா நெருப்பா கொதிக்கிது. ஃபாத்திமாவும் படுத்த படுக்கையா இரிக்கிறா. அடிக்கடி கொடங்கொடமா வாந்தி வேறெ. மருந்து மாத்தெரெயெல்லாங் குடுத்துப் பாத்தாச்சு. ஒன்னும் சரிப்பட்டு வரலெ. மலெ வேறெ ரெண்டு நாளா உட மாட்டேங்குது. தொசங்கட்டி அடிக்கிது. சனியம்புடிச்ச காச்செ வேறெ 'ஹயாத்'தெ வாங்குது. நீ இருந்தா ஓடியாடி வேண்டியதெயெல்லாம் செய்வே. இப்ப இரிக்கிறவனுவலுக்கு பொறுப்பு கொஞ்சங்கூட இல்லெ. நேந்துவுட்ட மாடுமாதிரி சுத்திகிட்டு இரிக்கிறானுவ..."

அவள் சொல்லிக்கொண்டே போனாள். ஓரிடத்தில் நிறுத்திவிட்டு என்னப் பார்த்து, "எலுவிட்டியா?" என்று கேட்டாள்! ஆங்கிலத்தில் கடிதம் எழுதுவதற்கான நோபல் பரிசை வாங்கியவர்களால் மட்டுமே அவள் சொன்னதை எல்லாம் ஆங்கிலத்தில் எழுதமுடியும் என்று என் பேனாவுக்கு அவள் இரண்டாவது வாக்கியம் சொன்னபோதே புரிந்துபோனது.

எனக்கு நெருப்பாய்க் கொதித்துக்கொண்டிருந்தது. என் ஆங்கில 'அறிவு' உறைந்து 'மம்மி'யாகி விட்டிருந்தது. நான் எழுதமுடியவில்லை என்பதை அவள் தெரிந்து கொண்ட அந்த கணத்தில் அவள் என்னை ஓரக்கண்ணால் பார்த்த பார்வை இருக்கிறதே அந்த அவமானம் இன்னும் என்னைத் துரத்திக்கொண்டே இருக்கிறது.

ஆனால் அன்று முடிவு செய்தேன். இப்படிப்பட்ட கடிதங்களையும் எழுதுகின்ற அளவுக்கு எனக்கு ஆங்கிலம் தெரிந்தாகவேண்டும் என்று. அன்றிலிருந்து ஆங்கிலத்தின் தலையோடு நின்றேன். அதை விடவே இல்லை. ஆங்கிலம் கற்றுக்கொள்வதற்காகவே ஆங்கிலப் படங்கள் பார்த்தேன். சத்தியமாக வேறு காரணங்கள் கிடையாது! அந்தக் காலத்தில் டி.வி. எல்லாம் கிடையாது. படத்தில் வசனங்கள் புரிய வேண்டும் என்பதற்காக ஒரே படத்தைப் பலமுறை பார்த்தேன். அப்போதும் வசனங்கள் புரியவில்லை என்பது வேறு விஷயம். ஆனால் பின்னால் பயிர்கள் வளர்வதற்கு வேண்டிய அளவு நிலத்தை உழுது பண்படுத்துகின்ற காரியத்தைச் செய்துகொண்டிருந்தேன் என்று அப்போது எனக்கே தெரியவில்லை.

ஒருமுறை ஒரு ஆங்கிலப் படத்தில் ஒரு பெண்ணின் குழந்தையை ஒரு ரயிலில் வில்லன் கடத்திக்கொண்டு போவான். அவனைப் பிடிக்க அவள் ரயில் நிலையத்துக்கு வரும்போது சரியாக ரயில் புறப்பட்டுவிடும். அவள் அழுதுகொண்டே, "வி கேன் காட்ச் இட், வி கேன் காட்ச் இட்" என்று சொல்வாள். எனக்கு ஒன்றுமே புரியவில்லை. We can catch it என்றுதானே சொல்கிறாள்? பின் எதற்கு அழவேண்டும்?

எனக்குத் தெரிந்த சில விரிவுரையாளர்களை அணுகி விளக்கம் கேட்டேன். அவர்கள் அனைவருமே நான் சரியாக அவள் உச்சரிப்பை உள் வாங்கவில்லை என்றும் 'வி கேன் கேட்ச் இட்' என்றால், 'நாம் ரயிலைப் பிடித்துவிடலாம்' என்றுதான் அர்த்தம் என்றும், அவள் வேறு ஏதாவது சொல்லியிருப்பாள் என்றும் சொன்னார்கள்.

எனக்குத் திருப்தி ஏற்படவில்லை. நான் அந்தப் படத்தை ஒரு நாலு தடவையாவது பார்த்திருப்பேன். நான்கு முறையும் 'வி கேன் காட்ச் இட்'தான். கடைசியில் ஷ்வ்கத் அலி என்ற ஒரு ப்ரொஃபஸர்தான் ஆபத்பாந்தவனாக அல்லது ஆங்கிலப் பாந்தவனாக வந்து பதில் சொன்னார். 'வி கேன் காட்ச்

11

புரியாமை, இலக்கணம் போன்ற பிரச்சனைகள் ஆங்கிலத்திற்கு என்று மட்டுமல்ல, எந்த வேற்று மொழி கற்றுக்கொள்வதிலும் இருக்கத்தான் செய்கின்றன

இட்' என்றால் we cannot catch it என்று பொருள் என்றும், ரயிலைப் பிடிக்க முடியாது என்பதால் அவள் அழுதாள் என்றும் விளக்கினார்!

நமது இந்திய ஆங்கில உச்சரிப்புக்கும் உண்மையான ஆங்கில உச்சரிப்புக்கும் நடந்த போராட்டத்தின் விளைவு அது என்று புரிந்து கொள்ள நான் அந்தப் படத்தை பல முறை பார்க்க வேண்டியிருந்தது. ஆனால் அந்த உழைப்பு வீண் போகவில்லை. ஆங்கில உச்சரிப்பு பற்றிய கடினமான English Phonology என்ற பாடத்தில் 'ஓ' 'க்ரேடு' வாங்குவதற்கு அது மிகவும் உதவியது!

ஒருமுறை எனது ஸ்கூலில் ஆங்கில ஆசிரியர் adverb என்றால் என்ன என்று கண்டுபிடிக்க ஒரு குறுக்குவழி, மன்னிக்கவும், சுருக்குவழி, சொல்லிக்கொடுத்தார். ஒரு சொல் ly என்பதில் முடிந்தால் அது adverb என்று அவர் விளக்கினார். Cleverly, beautifully என்று பல வார்த்தைகளை உதாரணமாக அவரே சொல்லவும் செய்தார். பின்னர் எங்களையெல்லாம் ஒரு உதாரணம் சொல்லும்படிக் கேட்டார்.

என்முறை வந்தபோது நான் family என்றேன்.

அவருடைய முகம் கோபத்தில் சிவந்தது. அவரை மாட்டிவிட வேண்டும் என்பது என் நோக்கம் என்று தவறாக நினைத்துவிட்டார். என் கன்னம் பழுத்ததுதான் மிச்சம். ஆனால் என் நியாயமான சொல்லை ஏன் அவர் நிராகரித்தார் என்று எனக்கு அப்போது புரியவில்லை. Family என்பது lyல் முடிந்தாலும் அது adverb இல்லை என்பது ஏன் என்று அவரால் விளக்க முடியவில்லை. அவருக்குத் தெரிந்தால்தானே அவர் சொல்லுவார்? அந்த நேரத்தில் கன்னத்தில் அறைவது மட்டும்தான் தப்பிக்கின்ற ஒரே வழி. அவர் தப்பித்துவிட்டார். ஆனால் என் கேள்விக்கென்ன பதில்? 'உயர்ந்த மனிதன்' படத்து சிவகுமார் மாதிரி என்னை நானே கேட்டுக்கொண்டேன்.

ஒரு கிரேக்க தத்துவ ஞானியைப் போல என் கேள்விக்கு பதில் தேடி நான் அலைந்த காரணத்தால் எனக்கு மிகப்பெரிய நன்மைகள் விளைந்தன. 'இங்கிலீஷ் க்ராமர்' என்பது பயப்படுவதற்குரிய ஒரு விஷயமல்ல.

வெற்றிக்கொடிகட்டு 41

எங்கள் ஊரில் குலாப்ஜாமுன் என்று ஒரு ஸ்வீட் விற்பார்கள். சின்னச்சின்னதாக இருக்கும் அது எனக்கு மிகவும் விருப்பம். அந்த குலாப்ஜாமுன் சாப்பிடுவது மாதிரிதான் 'இங்கிலீஷ் க்ராமர்' கற்றுக்கொள்வதும் என்று எனக்குப் புரிய ஆரம்பித்தது. 'சப்ஜெக்ட்', 'வெர்ப்', 'அட்ஜெக்டிவ்', 'அட்வெர்ப்' என்று ஏகப்பட்ட விஷயங்களை 'ஈஸி'யாக விழுங்க ஆரம்பித்தேன், குலாப்ஜாமுன் துண்டுகளைப்போல.

அதோடு, ஒரு கேள்விக்கு ஆசிரியருக்கு பதில் தெரியவில்லை என்றால், எனக்கு சந்தோஷம் ஏற்பட்டது. ஆசிரியருக்கு சங்கடம் கொடுக்கிறோம் என்பதனால் அல்ல. என்னை நானே சார்ந்திருக்கின்ற நிலையை அப்படிப்பட்ட வாய்ப்புகள் மேலும் மேலும் வளர்த்தன என்பதால். ஆங்கிலத்தில் எனக்கு ஏற்பட்ட பிரச்சனைகளை நானே தீர்ப்பதன் மூலமாக சுயச்சார்பு (self-reliance) என்ற ஒரு அருமையான குணம் அல்லது தகுதி ராட்சச வளர்ச்சி அடைய ஆரம்பித்தது என்று கூறவேண்டும். ஒண்ணாவதிலிருந்து பதினொண்ணாவது வரை எல்லாப் பாடங்களையும் ஆங்கிலம் தவிர தமிழிலேயே படித்த நான், ஒரு கல்லூரியில் ஆங்கில விரிவுரையாளராக ஆவதற்கு உரிய முன்னேற்பாடுகளைச் செய்து என்னை நானே உருவாக்கிக் கொண்டிருந்தேன் என்று எனக்கு அப்போது விளங்கவில்லை.

ஒரு வார்த்தை தெரியாதவரையில்தான் அது கஷ்டமானது. ஒரு முறை நாமே முயன்று தெரிந்து கொண்டுவிட்டால், பின் வாழ்க்கை பூராவும் அது சுலபமானதாகி விடும். தெரியாத ஒரு மனிதரை நண்பராக்கிக் கொண்டுவிட்ட மாதிரி.

சில பேருடைய முகம் பார்ப்பதற்கு மிகவும் கடுமை யானதாக இருக்கும். அவர்களைப் பார்த்தாலே ஒரு பயம் அல்லது ஒரு வெறுப்பு வரும். ஆனால் அதே நபரோடு நெருங்கிப் பழகும் வாய்ப்பு ஏற்பட்ட பின்னர்தான் அவர் உள்ளுக்குள் தங்கமான மனிதர் என்பது புரியும். இதேபோலத் தான் வார்த்தைகளும். சில வார்த்தைகள் புரியாததாக, கரடுமுரடாக, கஷ்டமானதைப்போலத் தோன்றும். ஆனால் நெருங்கிப் பழகிவிட்டால் எல்லா வார்த்தைகளுமே செல்ல நாய்க்குட்டிகளைப் போல வாலாட்டி நம்மை நக்க ஆரம்பித்துவிடும்.

ஆங்கிலத்தைப் பொறுத்தவரை, மாணவர்களுக்குப் பிரச்சனை உச்சரிப்பிலிருந்தே தொடங்குகிறது. ஆங்கிலப்

பெயர்கள் ராமசாமி, குப்புசாமி என்பதைப்போல் இருக்காது. எழுதிய ஒவ்வொரு எழுத்தையும் உச்சரிக்கக்கூடாத வார்த்தைகள் நிறைய வரும். ஷெல்லி, ஷெரிடன், ஷேக்ஸ்பியர் போன்ற பெயர்களை சரியாக உச்சரித்துவிட்டாலும் எழுதும்போது வாய் சொல்லாத நிறைய எழுத்துகளைச் சேர்த்து எழுத வேண்டிவரும். 'சைக்காலஜி' என்றும் 'நிமோனியா' என்றும் சொல்வார்கள். ஆனால் எழுதும்போது ஏன் P என்ற எழுத்தில் தொடங்க வேண்டும் என்ற கேள்விக்கு ஆங்கில மொழி வளர்ந்த வரலாறு தெரிந்தவர்களுக்கு மட்டுமே பதில் தெரியும்.

12

புரிவது வேறு
புரிந்ததைச்
செயல்
படுத்துவது வேறு.
வெற்றி அடைந்தவனெல்லாம்
வெற்றியைத் தேடி
அலைந்தவனல்ல. வெற்றி
வருவதற்கான வாசலைத்
திறந்து வைத்திருந்தான்.
அவ்வளவுதான்

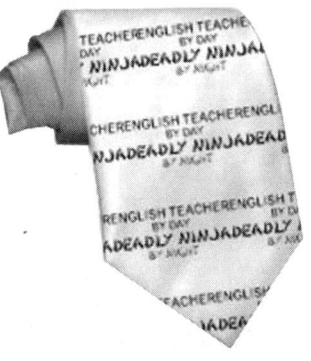

சிலருக்கு நாக்கு பிரச்சனை கொடுக்கும். உச்சரிப்பு வரும். ஆனால் மாற்றி மாற்றி வரும். உதாரணமாக g, h போன்ற எழுத்துகளை k மாதிரி சொல்வார்கள். Gandhiji! How? என்பதற்கு Kandhiji! Cow? என்று என்னோடு M.A. படித்த நண்பன் ஒருவன் ஒரு பேச்சுப் போட்டியின்போது ஒரு கேள்வி மாதிரி கேட்டு, மகாத்மாவை பசுவாக்கி நடுவர்களைக் குழப்பியது இன்னும் நினைவில் இருக்கிறது. பசுவதை என்பது அதுதானோ?!

உச்சரிப்பில் தொடங்கி, நிறைய வார்த்தைகளுக்குப் பொருள் தெரியாமை, நம்முடைய கலாச்சாரத்திற்கும் ஆங்கில கலாச்சாரத்திற்கும் உள்ள வித்தியாசம் புரியாமை, இலக்கணம் போன்ற பிரச்சனைகள் ஆங்கிலத்திற்கு என்று மட்டுமல்ல, எந்த வேற்று மொழி கற்றுக்கொள்வதிலும் இருக்கத்தான் செய்கின்றன.

ஆனால் இதெல்லாம் உண்மையில் பிரச்சனையா என்றால் கிடையாது. நாக்கு மாறலாம். ஆனால் வாக்குதான் மாறக்கூடாது!

கற்றுக்கொள்ள உள்ளூர நாம் விரும்புவதில்லை என்பதுதான் உண்மையான பிரச்சனை. ஆர்வமின்மைதான் பிரச்சனை. ஒருவன் பல வருடங்களாக பிச்சை எடுத்துக் கொண்டிருக்கிறான் என்றால் அவன் பிச்சைக்காரனாகவே வாழ ஆசைப்படுகிறான் என்றுதான் அர்த்தம்.

படிப்பு விஷயத்திலும், எப்போதுமே அடுத்தவரை சார்ந்து வாழ்வது ஒரு பிச்சைக்காரனாக இருப்பதைப் போன்றதுதான் என்பதைப் புரிந்துகொள்ள வேண்டும்.

எழுதப் படிக்கத் தெரியாத ஒரு கிராமத்தானுக்கு லாட்டரி டிக்கெட்டில் ஒரு கோடி விழுந்துவிட்டது என்று சொல்லிப் பாருங்கள் தெரியும். அந்த டிக்கெட்டைக் காண்பித்து அதில் A வரிசை எது, எங்கிருக்கிறது போன்ற அனைத்தையும் அவன் கேட்பானல்லவா? முதியோர் கல்வியில் இல்லாத ஆர்வம் அப்போது மட்டும் அவனுக்கு எங்கிருந்து வருகிறது? சிந்திக்க வேண்டும்.

அவசியம் ஏற்படும்போது ஒருவனுக்கு ஒரு விஷயத்தில் ஆர்வம் ஏற்படுகிறது. கல்வியின் அவசியம் என்னவென்று படிக்கின்ற காலத்தில் புரியாததால் மாணவர்களில் பெரும்பாலோருக்கு அதில் ஆர்வம் ஏற்படாமல் சோம்பேறித் தனமாகப் போய்விடுகிறது. நாளைக்குப் பார்த்துக் கொள்ளலாம் என்று இருந்துவிடுகின்றார்கள். அந்த நாளை எப்போதுமே வரப்போவதில்லை என்று அவர்களுக்கும் தெரியும். அதுதான் அதில் உள்ள சோகம்.

நான் சொன்னதெல்லாம் இதுவரை புரிந்திருக்கும். என்றாலும் புரிவது வேறு புரிந்ததைச் செயல்படுத்துவது வேறு. தயார் படுத்திக்கொள்வது என்பது ஒரு மிகப்பெரிய விஷயம். அதைச் செய்யாவிட்டால் எந்த பயனுமில்லை. குதிரை லாயத்தில் குதிரைகளின் சாணத்தை அள்ளும் வேலை செய்துகொண்டிருந்த ஷேக்ஸ்பியர் Readiness is all என்று சொன்னார். ஆனால் இதை அவர் குதிரைகளைப் பராமரிக்கும் பொறுப்பில் இருந்தபோது சொல்லவில்லை. வளர்ந்தபிறகு சொன்னார். வெற்றி அடைந்தவனெல்லாம் வெற்றியைத் தேடி அலைந்தவனல்ல. வெற்றி வருவதற்கான வாசலைத் திறந்து வைத்திருந்தான். அவ்வளவுதான். தயார்

நிலை என்பது அதைத்தான் குறிக்கிறது. படிக்காத அந்த மேதை எழுதிய நாடகங்களைப் புரிந்துகொள்ள இன்று படித்த பல ஆங்கிலக் கோனார்கள் தேவைப் படுகிறார்கள்! தயாராவதின் பயனைப் புரிந்துகொண்டவர் அவர்.

ஷேக்ஸ்பியர் தயாரானது குதிரை லாயத்திலிருந்து. ஆனால் நாம் அந்த அளவுக்கா மோசமாக இருக்கிறோம்? அப்படியானால் நாம் இன்னும் பலமடங்கு அல்லவா தயாராக வேண்டும்?

> **13**
> எதைவிட நீங்கள் பெரிதென்று நீங்கள் நினைக்கிறீர்களோ அது உங்களுக்குக் கிடைக்கும். அப்படியானால், நமக்கு எது கிடைக்க வேண்டுமோ அதைப் பெரிதாக நினைக்கக் கூடாது. இது ஆங்கிலத்திற்கும் பொருந்தும்

தேர்வுக்குப் படிப்பதால் மட்டும் பயனில்லை. எப்போது எழுதினாலும் எந்தத் தேர்விலும் தோல்வி அடையவே மாட்டோம் என்ற நிலைக்கு நம்மை நாம் தயார் படுத்திக் கொள்ள வேண்டும். அதுதான் ஒரு மாணவன் செய்ய வேண்டியது.

ஆங்கிலத்தில் எழுத, பேச, புரிந்துகொள்ள முடிகிற தகுதி இதில் வெகுதூரம் உதவிக்கு வரும். காரணம், ஆங்கிலம் மட்டுமல்லாமல், எல்லா பாடங்களுமே

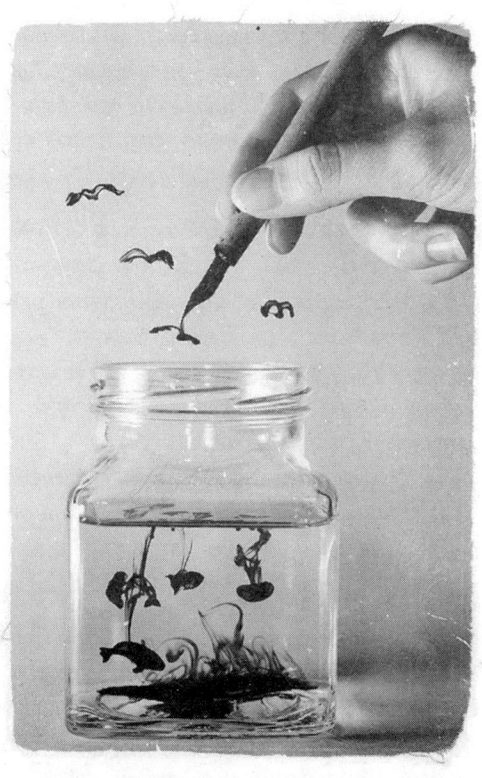

ஆங்கிலம் வழியாகத்தான் கற்பிக்கப்படுகிறது. கணிதம் உட்பட என்று சொன்னாலும் அது மிகையில்லை.

ஆங்கிலம் கற்றுக்கொண்டே ஆகவேண்டும் என்பது ஒரு மாணவனின் தலையாய கடமையாக உள்ளது. ராக்கெட்டைவிட வேகமாகப் பயணித்து வளர்ந்துவரும் ஆங்கிலம் 'கல்வியில் எல்லாம் தலை' என்று சொல்லும் அளவுக்கு இந்த உலகத்தை வியாபித்துக்கொண்டுள்ளது. அதை எப்படி நம் வேலைக்காரனாக மாற்றுவது என்று ஒவ்வொரு மாணவனும் தெரிந்து கொள்ளவேண்டியது அவசியமல்லவா? எதைவிட நீங்கள் பெரிதென்று நீங்கள் நினைக்கிறீர்களோ அது உங்களுக்குக் கிடைக்கும். அப்படியானால், நமக்கு எது கிடைக்க வேண்டுமோ அதைப் பெரிதாக நினைக்கக் கூடாது. இது ஆங்கிலத்திற்கும் பொருந்தும்.

நூற்றுக்கணக்கான எழுத்துகளைக் கொண்ட தமிழையே நாம் கற்றுத் தேர்ந்துவிட்டோம். இருபத்தாறே எழுத்துகளைக் கொண்ட ஆங்கிலம் கற்றுக்கொள்வதில் என்ன பிரச்சனை அல்லது கஷ்டம் இருக்கப் போகிறது? அதோடு, படிப்பது எப்படி, நினைவு வைத்துக்கொள்வது எப்படி, தேர்வுக்குத் தயாராவது எப்படி, ஆங்கிலம் நன்றாக கற்றுக்கொள்ள என்ன என்ன செய்ய வேண்டும் என்பதைப்பற்றியெல்லாம் தனியாக ஒரு அத்தியாயத்தில் குறிப்புகள் கொடுத்துள்ளேன்.

அதுதான் தெரியுமே, ஆங்கிலம் கற்றுக்கொள்ள விவேகானந்தாவின் இங்கிலீஷ் கோர்ஸ் அல்லது ரெபிடெக்ஸ் புத்தகம் படிக்க வேண்டும் என்று சொல்லக் கூடாது. விவேகானந்தா இங்கிலீஷ் கோர்ஸ் புத்தகத்தை டிவி நடிகை ரேணுகா அல்ல, ஸ்வாமி விவேகானந்தரே வந்து அவர் கையால் ஆசீர்வதித்து நல்ல நேரத்தில் எடுத்துக்கொடுத்தாலும் ஆங்கிலம் வரப்போவதில்லை. ஒரு மொழி கற்றுக்கொள்வது என்பது ஒரு சில புத்தகங்களை வாங்கிவிடுவதாலோ, அதில் உள்ளவற்றை மனப்பாடம் செய்வதாலோ வந்துவிடாது. படிக்கும்போது ஏற்படும் சந்தேகங்களை எந்த புத்தகத்தாலும் தீர்க்க முடியாது.

ஒரு உதாரணம். Noun என்று சொல்லப்படும் பெயர்ச் சொல் என்றால் என்ன என்று எல்லா ஆங்கில இலக்கண புத்தகங்களிலும் போட்டிருக்கும். ஒரு மனிதனின் அல்லது ஒரு இடத்தின் அல்லது ஒரு பொருளின் பெயர்தான் noun என்று அவை சொல்லும். ஆனால் எந்த ஆங்கில அகராதியை எடுத்துப் பார்த்தாலும் beauty, democracy போன்ற சொற்களை noun என்றுதான் போட்டிருப்பார்கள். ஆனால் இவை ஒரு

மனிதனின் பெயரோ, ஒரு இடத்தின் பெயரோ ஒரு பொருளின் பெயரோ அல்ல. இவை எப்படி noun என்ற வரையறைக்குள் வந்தன என்ற கேள்விக்கு பதில் புத்தகங்களில் இருக்காது. புத்தகங்களை மட்டும் நம்பி இருந்தால் பிரயோஜனமில்லை. உங்களை நீங்கள் நம்ப வேண்டும். புத்தகங்களைப் பயன்படுத்திக் கொள்ள வேண்டும். அப்படிச் செய்தால் சீக்கிரமாகக் கற்றுக்கொள்ள முடியும்.

அமெரிக்க உள் நாட்டுப் போரின்போது, சிறைக்கு விஜயம் செய்யும்போதெல்லாம் எதிரிகளையும் மறக்காமல் சென்று பார்த்து ஆறுதலாகப் பேசிவிட்டு வருவாராம் ஜனாதிபதி ஆபிரஹாம் லிங்கன்.

ஒரு நாள் ஒரு பெண்மணி அவரைப் பார்த்து, "எதிரிகளை நடத்தும் முறை இதுவல்ல. எதிரிகளை அழிக்க வேண்டும். கொஞ்சக்கூடாது" என்று சொன்னாளாம்.

அதற்கு லிங்கன்,

"நீங்கள் சொல்வது சரிதான் மேடம், ஒரு எதிரியை நண்பனாக்கிவிடும்போது நான் எதிரியை அழித்து விடுகிறேனில்லையா?"

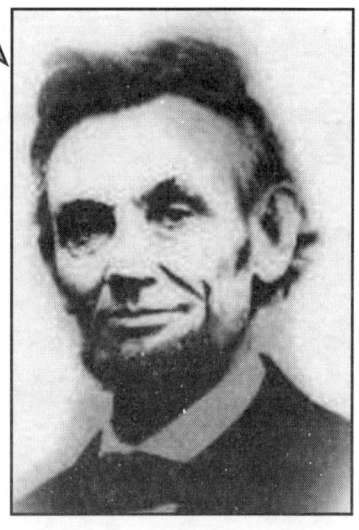

என்று கேட்டாராம்!

பகைவர்களையெல்லாம் நண்பர்களாக்கிக் கொள்கின்ற வித்தை இதுதான். புரியாத, பிடிபடாமல் நழுவும் ஆங்கில வார்த்தைகள், இலக்கணம், வாக்கிய அமைப்பு, உச்சரிப்பு போன்ற எதிரிகளுக்கும் இது பொருந்துமல்லவா?

இந்த எதிரிகளெல்லாம் தன்னம்பிக்கை இல்லாத மனதில்தான் பிறந்து வளர்கிறார்கள். மாணவப் பருவத்தில் ஏற்படுகின்ற பாடம் சம்பந்தப்பட்ட எல்லாவிதமான பயங்களுக்கும் இந்த தன்னம்பிக்கை இன்மை அல்லது தன்னம்பிக்கைக் குறைவுதான் அடிப்படைக் காரணமாக உள்ளது. இந்த பயம் இருக்கும் வரை எதுவுமே செய்ய முடியாது.

ஒரு காட்டில் ஒரு எலி இருந்ததாம். அது பூனைகளுக்கு மிகவும் பயந்து கொண்டிருந்ததாம். தானும் ஒரு பூனையாக ஆகிவிட்டால் பிரச்சனையில்லை என்று நினைத்ததாம். அதன்மேல் இரக்கப்பட்டு ஒரு மந்திரவாதி அதைப் பூனையாக்கி விட்டானாம். அதன் பிறகு அது பூனைகளுக்கு பயப்படுவதில்லை. ஆனால் நாய்களுக்கு பயப்பட ஆரம்பித்ததாம். மந்திரவாதி அதை நாயாக்கினான். அதன் பிறகு

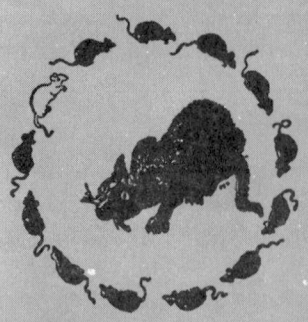

அது புலிக்கு பயந்ததாம். அவன் அதை புலியாக்கினான். அதன் பிறகு அது வேட்டைக்காரர்களுக்கு பயந்ததாம். மந்திரவாதி நொந்தே போனான். மறுபடியும் அதை எலியாக்கிவிட்டானாம். ஏன் என்று எலி கேட்டதற்கு, "உன்னை என்னவாக்கினாலும் பிரயோஜனமில்லை. காரணம் எதுவாக உருவத்தில் நீ இருந்த போதும் உனக்கு எலி மனதுதான் இருக்கிறது" என்று அவன் பதில் சொன்னானாம்!

அற்புதமான இந்த கதையில் வரும் எலியாக மாணவர்கள் இருக்கும்வரை ஒரு பயம் போனால் மறுபயம் ஏற்படுவதற்கான வாய்ப்புகளும் பிரச்சனைகளும் கஷ்டங்களும் வந்துகொண்டே தான் இருக்கும்.

இதைப் புரிந்துகொள்ள வேண்டும். இதை என்ன, எதையுமே முதலில் புரிந்துகொள்ள வேண்டும். பிரச்சனையைத் தீர்க்க அதுதான் வழி. புரிந்து கொள்வது என்றால் என்ன? விரிவாகப் பார்க்கலாம்.

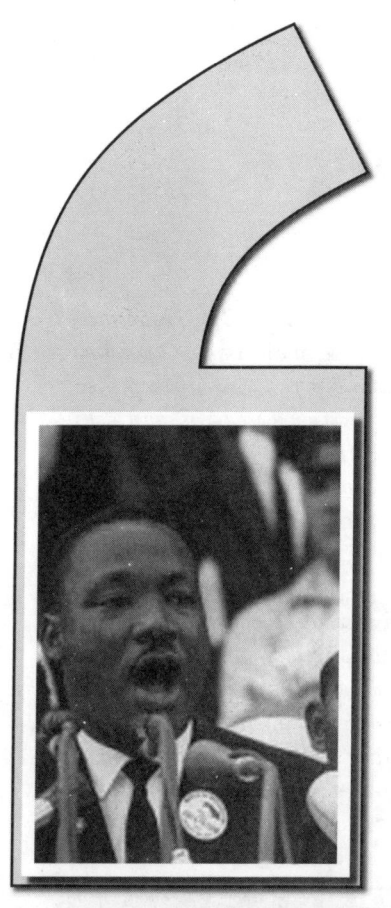

தெருக்கூட்டுகின்ற வேலையை நாம் செய்தால்கூட, ஒரு ஷேக்ஸ்பியர் கவிதை எழுதிய மாதிரி, ஒரு மைக்கேல் ஆஞ்சலோ ஓவியம் வரைந்த மாதிரி, ஒரு பீத்தோவன் சிம்ஃபொனி இசைத்தமாதிரி அந்த வேலையைச் செய்ய வேண்டும்

– மார்ட்டின் லூதர் கிங்

புரிந்துகொள்ளுதல் என்றால் என்ன?

மிகுந்த ஆர்வத்தோடு ஒரு பாடத்தை ஒரு மாணவன் படித்தால் அது புரியும் என்று சொல்வதைவிட, மற்றவர்களுக்கு புரியாததெல்லாம் புரியும் என்று சொல்லலாம். அதனால்தான் கணித ஆசிரியர்களுக்குப் புரியாததெல்லாம்கூட, கணிதத்தைக் காதலித்த ராமானுஜத்திற்குப் புரிந்தது.

அத்தியாயம் 3

புரிந்து கொள்ளுதல் என்றாலே பின்னால் உள்ளதை, மறைவாக உள்ளதைத் தெரிந்து கொள்வதுதான். இதைத்தான் ஆங்கிலத்தில் read between the lines என்று சொல்கிறார்கள். மவுனத்தை மொழிபெயர்த்தல் என்பதும் இதுதான். "வாய்யா அறிவாளி" என்று ஒருவர் அழைக்கப்படுவது நம் காதில் விழுவதாக வைத்துக் கொள்வோம். அறிவாளி என்று ஒருவர் அழைக்கப்பட்டார் என்று நாம் நினைத்தால் நாம் புரிந்துகொள்ளவே இல்லை. 'அறிவாளி' என்ற சொல்லுக்கு அகராதியில் அர்த்தம் பார்த்தாலும் பயனில்லை. ஏனெனில் உள்ளொன்று வைத்துப் புறமொன்று பேசும் வித்தை மனிதர்களுக்கு மட்டுமே சாத்தியம். அந்த வித்தையைப் புரிந்துகொள்வதுதான் உண்மையான புரிந்து கொள்ளலாகும். "வாடா, முட்டாப்பயலே" என்று சொல்வதற்கு பதிலாகத்தான் கிண்டலாக

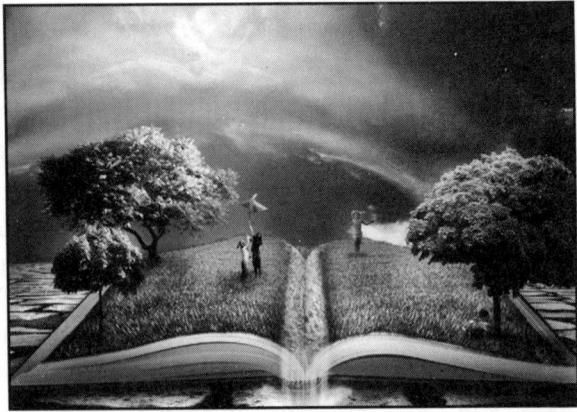

14

புரிந்து கொள்ளுதல் என்பது, எதைச் செய்ய வேண்டும், எப்படிச் செய்ய வேண்டும் என்று தெரிந்து கொள்வது மட்டுமல்லாமல், எந்த நேரத்தில் சொல்லவேண்டும் அல்லது செய்ய வேண்டும் என்றும் மூளையை உரசித் தெரிந்து சொல்வதுதான்

"அறிவாளி" என்று ஒருவர் அழைக்கப்பட்டார் என்று உணர்ந்து கொண்டால்தான் சரியாகப் புரிந்து கொண்டதாக அர்த்தம்.

இஸ்லாமியக் குடியரசின் நான்காவது தலைவராக அலீ என்பவர் இருந்தார். அவரிடத்தில் ஒரு வழக்கு வந்தது. இரண்டு பெண்கள் ஒரு குழந்தையைக் கொண்டுவந்து இருவருமே அது தனதுதான் என்று வாதிட்டனர். கடைசியில் அந்த குழந்தையை இரண்டாக வெட்டி ஆளுக்குப் பாதி கொடுக்கும்படி அலீ உத்தரவிட்டார்! உடனே ஒரு பெண் அழுதுகொண்டே, "வேண்டாம், அவளுக்கே அந்த குழந்தையைக் கொடுத்துவிடுங்கள்" என்று முறையிட்டாள். அலீ உடனே, குழந்தை அவளதுதான் என்று தீர்ப்பளித்தார். தாய்மையின் உணர்ச்சிகளைப் புரிந்துகொண்ட தீர்ப்பு அது.

"பாருங்க, இது ஒரு நீளமான கோல். இதை சூடுபடுத்தும் போது இது குறிப்பிட்ட இன்ச் விரிவடையும்" என்று இயற்பியல் பாடம் நடத்தும்போது ஆசிரியர் சொல்ல, ஒரு மாணவன் அவர் சொன்னதைக் கேட்டு சிரித்தான். பக்கத்தில் இருந்த நண்பர்களும் புரிந்துகொண்டு சிரித்தனர். மாணவனின் மண்டைக்குள் எது ஆக்கிரமித்துக் கொண்டுள்ளதோ அதுதான் அவன் எழுத்திலும் பேச்சிலும் செயலிலும் மறைமுகமாகவும் நேரடியாகவும் வரும். இது மாணவர்களுக்கு மட்டுமல்ல, எல்லா மனிதர்களுக்கும் பொருந்தும். மேலே

சிரித்த மாணவர்கள் புரிந்து கொண்டது இயற்பியலல்ல. வேறு ஒரு முக்கியமான இயல். சொல்லப்பட்டது ஒன்று. புரிந்து கொள்ளப்பட்டது வேறொன்று.

தவறாகப் புரிந்து கொள்ளவேண்டும் என்று அவர்கள் இதைச் செய்யவில்லை. ஆனால் ஒரு சொல், ஒரு சப்தம், ஒரு அசைவு இப்படி ஏதாவதொன்று, கேட்பவரின் அல்லது பார்ப்பவரின் கற்பனையைத் தூண்டி, கடந்த கால அனுபவங்களோடு அதை இணைத்து, சொல்ல வந்த நோக்கத்திற்குச் சம்பந்தமில்லாத வேறு ஒரு ஏரியாவுக்குச் அவர்களைக் கொண்டு சென்று விடுகிறது. தவறாகப் புரிந்துகொள்ள வைக்கிறது. அல்லது புரிந்துகொள்ளாமலே

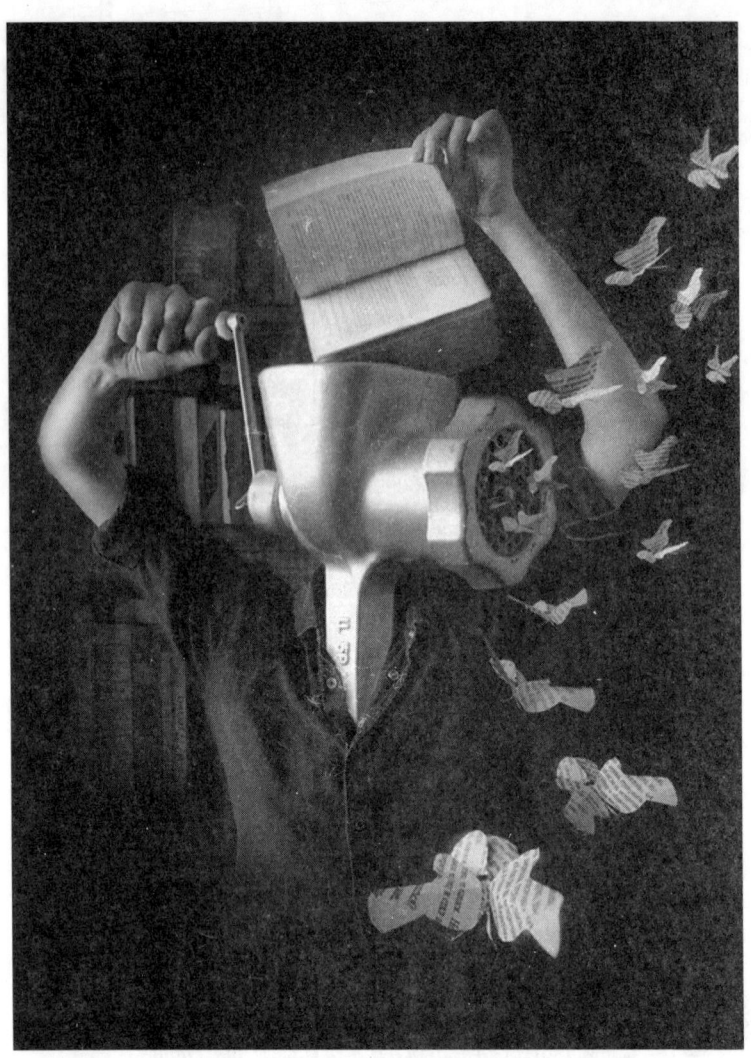

இருக்க வைக்கிறது. வழி கெடுக்கும் இந்த கற்பனையையே ஒரு மாணவன், பாடங்களை நினைவு வைத்துக்கொள்வதற்கு மிகவும் அற்புதமாகப் பயன்படுத்தலாம். அதை மனனம் செய்யும் வழிகளைப் பற்றிப் பார்க்கும்போது பார்க்கலாம்.

புரிந்து கொள்ளுதல் என்பது மனமும் அதாவது மூளையும், உடலும் சேர்ந்து செய்ய வேண்டிய காரியமாக உள்ளது. புரிந்து கொள்ள வேண்டிய ஒன்றின்மீது இரண்டையும் வைக்கவேண்டும். வைக்காவிட்டால் அது தவறாகப் புரிந்து கொள்வதற்கோ அல்லது புரிந்து கொள்ளாமலே போவதற்கோ

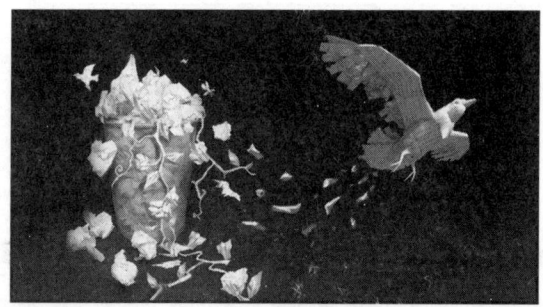

வழிவகுக்கும். பெரும்பாலும் மாணவர்கள் உடலை மட்டுமே பயன்படுத்தும்போது இந்த தவறு நடந்துவிடுகிறது. அதுவும் ரொம்ப நுட்பமான முறையில்.

தண்ணீருக்கான வேதியியல் பெயரென்ன என்று ஆசிரியர் கேட்டாராம். அதற்கு ஒரு மாணவன் "எச், ஐ, ஜே, கே, எல், எம், என், ஓ" என்று பதில் சொன்னானாம். என்ன உளறுகிறாய் என்று ஆசிரியர் கேட்க, "சார் அன்னிக்கி நீங்கதானே H to Oன்னு சொன்னீங்க?" அப்படீன்னானாம்!

ஒரு மாணவனைக் கேள்வி கேட்டால், வேறொரு மாணவன் பதில் சொல்வான். காரணம் அந்த வேறொரு மாணவனுக்குத் தெரிந்த கேள்வியாக அது இருக்கும். அதற்கான பதிலைச் சொல்லி, தான் நன்றாகப் படிக்கும் மாணவன் என்றோ அறிவுள்ள மாணவன் என்றோ நிரூபிக்க அவன் காட்டும் முந்திரிக்கொட்டைத்தனம் அது.

இங்கே ஒரு தவறு நிகழ்த்தப்படுகிறது. "அவனெக் கேக்காதிங்க சார், அவன் ஒரு மடையன். நான் அறிவாளி சார், என்னைக் கேளுங்க" என்று அதற்கு அர்த்தம். இம்மாதிரி சூழ்நிலைகளில் மாணவர்கள் வாயைப் பயன்படுத்துகிற அளவுக்கு மூளையைப் பயன்படுத்துவதில்லை.

இதேபோல, வகுப்புக்குத் தாமதமாக வரும் மாணவர்கள், ஆசிரியர் பாடம் நடத்திக் கொண்டிருக்கும்போதோ, அல்லது கரும்பலகையில் எழுதிக் கொண்டிருக்கும்போதோ, 'அட்டெண்டன்ஸ்' எடுத்துக் கொண்டிருக்கும்போதோ, இப்படி ஏதோ ஒன்றைச் செய்து கொண்டிருக்கும்போதுவந்து

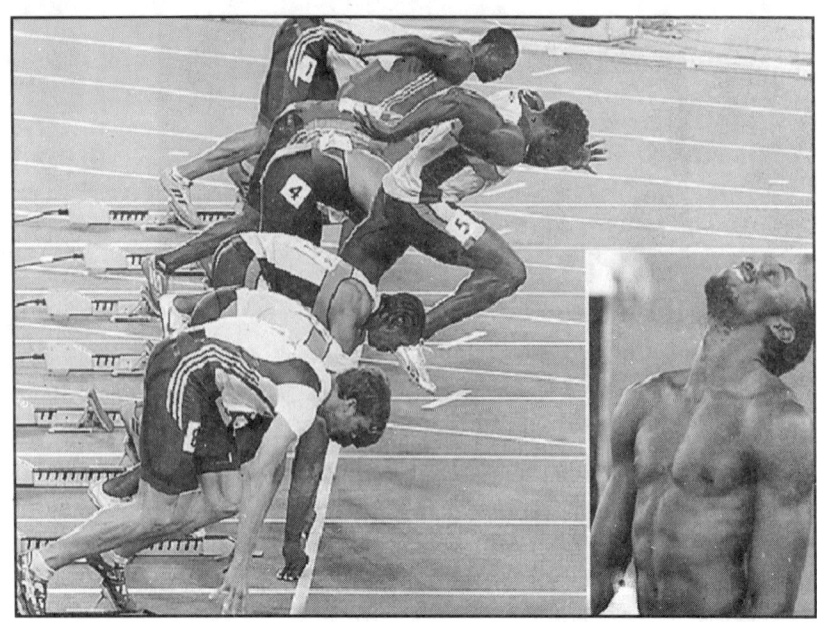

வாசலில் நின்று, "மே ஐ கமின் சார்?" என்றோ "உள்ளே வரலாமா ஐயா?" என்றோ கேட்பார்கள். நீ என்ன செய்து கொண்டிருந்தாலும் சரி, நான் வந்துவிட்டேன், நீ உன் வேலையை ஒதுக்கிவிட்டு, என்னை உள்ளே விடுவதைக் கவனி என்று அதற்கு அர்த்தம். இங்கேயும் அதே தவறுதான் செய்யப்படுகிறது. அதாவது ஆசிரியருக்குத் தரவேண்டிய மரியாதையில் குறைவைக்கிறார்கள் என்று அர்த்தம். ஆசிரியர் திரும்பிப் பார்க்கும் வரை சற்று பொறுத்திருக்கலாம் என்று அவர்கள் மூளையில் ஏனோ உரைப்பதில்லை.

ஆக, புரிந்து கொள்ளுதல் என்பது, எதைச் சொல்லவேண்டும், எப்படிச் சொல்லவேண்டும், அல்லது எதைச் செய்ய வேண்டும், எப்படிச் செய்ய வேண்டும் என்று தெரிந்து கொள்வது மட்டுமல்லாமல், எந்த நேரத்தில் சொல்லவேண்டும் அல்லது செய்ய வேண்டும் என்றும் மூளையை உரசித் தெரிந்து சொல்வதுதான் அல்லது செய்வதுதான். மூளையைப் பயன்படுத்துவது அல்லது சிந்தித்துச் செயல்படுவது என்பதே புரிந்து கொள்ளுதலில் உள்ள மிக முக்கியமான விஷயம்.

ஒரு முறை லெட்டர் ரைட்டிங் பற்றி நான் சொல்லிக் கொண்டிருந்தேன். அதில் அனுப்புனர், பெறுநர், தேதி போன்றவற்றை எங்கு எப்படி எழுத வேண்டும் என்று

விலாவாரியாகச் சொல்லிவிட்டு, 'டியர் சார்' என்று எழுதி ஒரு 'கமா' போட்ட பிறகு, body of the letter எழுத வேண்டும் என்று சொல்லி, பின் Yours faithfully என்று எழுதி 'கமா' போட்டு, கையெழுத்தும் போட்டு முடிக்க வேண்டும் என்று சொல்லி, மாதிரிக் கடிதம் ஒன்றை எழுதி உதாரணம் காண்பித்து, பின் அவர்களை ஒரு கடிதம் அந்த மாடலில் எழுதிக் காட்டச் சொன்னேன்.

15

படிக்காத வீட்டு வேலைக்காரன் ஆங்கிலப் படம் பார்த்துவிட்டு வந்து மனைவியிடம், "ரொம்ப அருமையான படம் புள்ளெ. அந்த ஊர்லெ உள்ள நம்மல மாதிரி வேலைக்காரங்கல்லாம் கூட இங்கிலீஷ்லேயே பேசுறாங்க" என்றானாம்!

ஒரு மாணவர் எல்லாம் எழுதினார். ஃப்ரம் அட்ரஸ், டு அட்ரஸ், தேதி, டியர் சார், யுவர்ஸ் ஃபெய்த்ஃபுலி, எல்லாம் இருந்தது. ஆனால் கடிதம் மட்டும் இல்லை. கடிதத்தின் விஷயம் இருக்க வேண்டிய இடத்தில் body என்று மட்டும் எழுதப்பட்டிருந்தது! அதுதான் body of the letter-ஆம்! இப்படிப் புரிந்துகொண்டால் என்ன செய்வது?!

Fond of என்பதை வைத்து சொந்தமாக ஒரு வாக்கியத்தில் உபயோகிக்கும்படி ஒருமுறை மாணவர்களிடம் சொன்னேன். Fond of என்றால் 'ரொம்ப பிடிக்கும்' என்றோ பிரியமாக இருத்தல் என்றோ அர்த்தம் வரும் என்று விளக்கியும் விட்டேன். ஒரு மாணவர் Ice cream is fond of me என்று எழுதியிருந்தார்! அவர் எழுதியதில் இலக்கணப் பிழை எதுவுமில்லைதான். எனினும்...

கவனம்

எனக்கு ஐஸ்க்ரீம் ரொம்பப் பிடிக்கும் என்று எழுதுவதற்குப் பதிலாக ஐஸ் க்ரீமுக்கு என்னை ரொம்பப் பிடிக்கும் என்று எழுதியிருந்தார்.

இதே போல do away with என்பதை வைத்து ஒரு வாக்கியம் ஒருமுறை எழுதச் சொன்னேன். ஒரு மாணவர் Why not you do away with me? என்று எழுதியிருந்தார்! 'என்னை நீ ஏன் ஒழித்துக் கட்டக்கூடாது?' என்று அதற்கு அர்த்தம்! இப்படி அஸ்திவாரமே சரியில்லாமலும் அல்லது அறவே இல்லாமலும் கல்லூரிக்குள் நுழைகின்ற மாணவர்களின் கதி என்னாவது? தங்களுடைய நிலையை உயர்த்திக்கொள்ள அவர்கள் உழைப்பதே இல்லை என்பதுதான் வேதனையான விஷயம்.

ஒரு முறை அக்கௌன்டன்ஸியில் வட்டிவிகிதம் பற்றி பாடம் நடத்திக் கொண்டிருந்த ஒரு ஆசிரியரிடம் ஒரு மாணவன் சீரியஸாக, “சார், நம்ம ‘ரெலிஜன்’லெதான் வட்டியே வாங்கக்கூடாதே சார், அதைப்பத்தி நாம படிக்கலாமா சார்? நீங்க அதெப்பத்தி பாடம் நடத்தலாமா சார்?” என்று அவரின் வேலைக்கே உலைவைக்கின்ற கேள்வியைக் கேட்டானாம்!

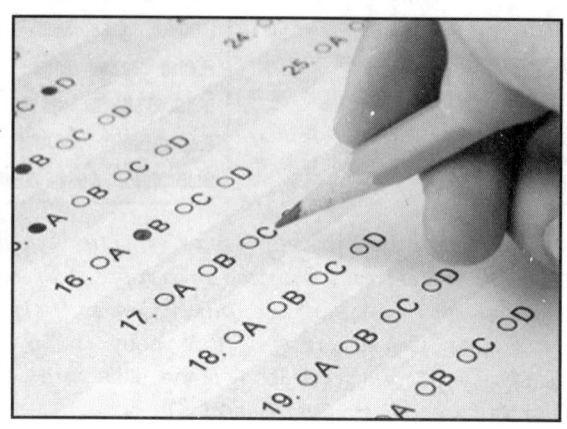

பரீட்சை நெருங்கும்போது பொதுவாக எல்லா மாணவர்களுமே “முக்கியமான கேள்வியைக் குறிச்சுகுடுங்க சார்” என்று கேட்பார்கள். ஆசிரியர்களும் ஒரு தீர்க்க தரிசனத்துடன் குறித்துக் கொடுப்பார்கள். ஆனால் தேர்வில் குறித்துக் கொடுத்த கேள்விகள் எதுவுமே வராமல் மனமுடைந்து மாணவர்கள் தோல்வியடையும் நிலை ஏற்படும். ஒரு முறை நான்கூட இப்படி அவதிப்பட்டிருக்கிறேன்.

ஐஏஎஸ் ப்ரிலிமினரி பரீட்சை எழுதுவதற்காக டெல்லி போயிருந்தேன். இந்திய வரலாறு பற்றிய புத்தகத்தில் எனக்குப் பிடித்தவற்றை மட்டுமே படித்துப் போயிருந்தேன். அக்பர், பாபர், சிவாஜி, ஔரங்கசீப் என்று. சிரிக்காத சக்கரவர்த்தி யார் என்று ஒரு கேள்வி கேட்டிருந்தார்கள். அதற்கு a, b, c, d என்று நான்கு பதில்கள் வேறு கொடுத்திருந்தார்கள். உதாரணமாக, a) அக்பர், b) பாபர், c) பால்பன், d) ஔரங்கசீப் என்று போட்டிருந்தது. எனக்கு அழுகையே வந்துவிட்டது.

யாராக இருக்கும் என்று யோசித்தேன். அக்பராகவோ, பாபராகவோ இருக்க வாய்ப்பில்லை என்று தோன்றியது. ஔரங்கசீப்தான் பாவம், வரலாற்று ஆசிரியர்களால் ரொம்பவும் இருட்டடிப்பு செய்யப்பட்டவர். அவர் தான் சிரிக்காத சக்கரவர்த்தியாக இருக்க வேண்டும் என்று என்

மூளை சொன்னது. எதுவானாலும் சரி என்று என் இஷ்டதெய்வ அந்தஸ்தில் இருந்த அப்போதைய பிரதம மந்திரி நரசிம்மராவின்மீது பாரத்தைப் போட்டுவிட்டு ஔரங்கசீப் என்பதில் பென்சிலால் வளையமிட்டேன். (பின்னாளில் அந்த சக்கரவர்த்தி பால்பன் என்று தெரிந்தது. நல்ல வேளை நான் அந்த தேர்வில் தோற்றேன். ஸஃபாரியைப் போட்டுக் கொண்டு முதல்வர்களின் கார்களைத் துரத்திக் கொண்டெல்லாம் என்னால் ஓட முடியாது.)

16

நம்மால் சாதிக்க முடியும் என்று புரிந்து கொள்வதற்கும் காலம் தேவைப்படுகிறது. யாரும் சாதனையாளர்களாகப் பிறப்பதில்லை

இப்படி ‘முக்கியமான’ கேள்விகளை மட்டும் மாணவர்கள் விரும்பும் காரணமென்ன? குறுக்குவழியில் பணக்காரனாகிவிட வேண்டும் என்ற நினைப்புக்கும் இதற்கும் ரொம்ப வித்தியாசமில்லை. தங்களது புரிந்து கொள்ளும் திறமையையும் நினைவாற்றலையும் மாணவர்கள் குறைத்து மதிப்பிட்டுவிடுவதுதான் காரணம். புரிந்து கொள்ளுதலில் இவ்வளவு பிரச்சனைகள் உள்ளன.

தெருக்கூட்டுகின்ற வேலையை நாம் செய்தால்கூட, ஒரு ஷேக்ஸ்பியர் கவிதை எழுதிய மாதிரி, ஒரு மைக்கேல் ஆஞ்சலோ ஓவியம் வரைந்த மாதிரி, ஒரு பீத்தோவன் சிம்ஃபொனி இசைத்தமாதிரி அந்த வேலையைச் செய்ய வேண்டும் என்று மார்ட்டின் லூதர் கிங் கூறினார். ஆனால் நம்முடைய காவியங்களோ துணுக்குகளாக இருக்கின்றன. நம்முடைய மோனாலிசாக்களுக்கு கோரப்பற்களும் மீசையும் முளைத்துவிடுகின்றன. நம்முடைய இசையோ.... நல்ல வேளை பீத்தோவனுக்குக் காது டமாரச் செவிடு! வினாத்தாள்களில் கேட்கப்படும் கேள்விகளுக்கு நாம் கொடுக்கும் பதில்களோ, வாந்தி எடுத்தமாதிரி உள்ளது என்பதை சொல்லவும் வேண்டுமா?

மூளை உழைப்புக்கு நாம் ஏன் தயாராக இல்லை? என்ன காரணம்? கொஞ்சம் கூட வாழ்க்கையில் ‘ரிஸ்க்’ எடுக்காமல் எல்லாமே வரவேண்டுமென்றால் எப்படி சாத்தியம்? சொர்க்கத்துக்கும் போகவேண்டும் ஆனால் சாகாமலும் இருக்க வேண்டும் என்றால் அது முடியுமா? பல மாணவர்கள்

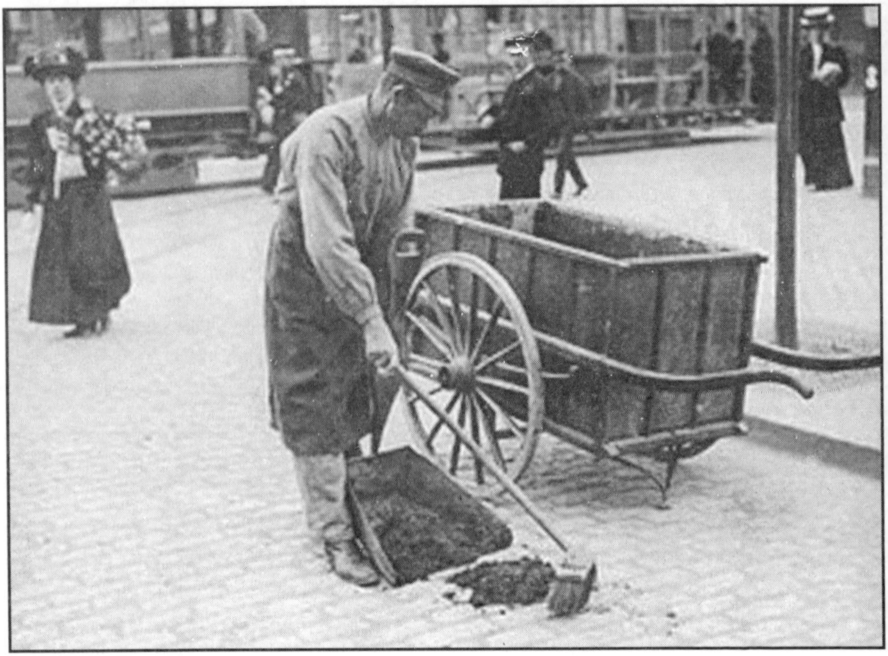

தங்களால் சில விஷயங்களைப் புரிந்து கொள்ள முடியாது என்றுகூட நினைக்கிறார்கள். நவீன வாழ்வின் அவலம் என்பது அதுதான்.

படிக்காத வீட்டு வேலைக்காரன் ஒருவன், ஒரு ஆங்கிலப் படம் பார்த்துவிட்டு வீட்டுக்கு வந்து தன் மனைவியிடம், "ரொம்ப அருமையான படம் புள்ளெ. அந்த ஊர்லெ உள்ள நம்மலமாதிரி வேலைக்காரங்கல்லாம்கூட இங்கிலீஷ்லேயே பேசுறாங்க" என்றானாம்! இந்த 'ஜோக்'கைப் படித்துச் சிரிக்கும் மாணவர்களில் பெரும்பாலோர் அந்த வேலைக்காரனின் மனநிலையில்தான் இருக்கிறார்கள்!

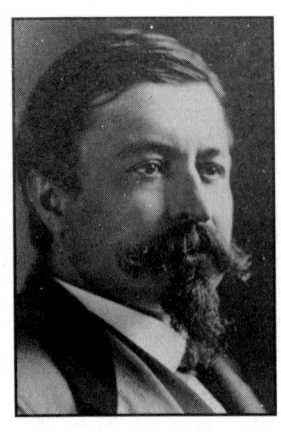

தாமஸ் நாஸ்ட் என்று ஒரு புகழ்பெற்ற கார்ட்டூனிஸ்ட் இருந்தார். அவர் தன் நண்பர்களுடன் ஒரு பார்ட்டியில் கலந்து கொண்டபோது, வந்திருந்த அனைவரையும் பற்றி கேலிச்சித்திரம் வரையும்படி நண்பர்கள் கேட்டுக்கொண்டார்கள். அவரும் அப்படியே வரைந்து

கொடுத்தார். ஒவ்வொருவரும் இன்னொருவருடைய படத்தை அடையாளம் கண்டு சிரித்தனராம். அதில் உண்மையான வேடிக்கை என்னவென்றால், ஒருவர்கூட பார்த்தவுடன் தன்னுடைய படத்தை அடையாளம் காண முடியவில்லை. அடுத்தவரைத்தான் அடையாளம் கண்டுகொண்டார்கள்!

மனிதனுடைய நிலையும் இதுவாகத்தான் உள்ளது.

17

ஒரு கஷ்டமான காரியத்தை மறுபடி மறுபடி பண்ணும்போது அது சுலபமானதாக மாறிவிடுகிறது. திரும்பத் திரும்ப ஒரு செயலைச் செய்யும்போது, அதில் திறமை வந்துவிடுகிறது.

கவனம்

நமக்குள்ளே புதைந்து கிடக்கின்ற திறமைகளை, நம்முடைய ஆற்றல்களை உணராமல் இருப்பதுதான் எல்லா கஷ்டங்களுக்கும் காரணமாக உள்ளது.

நம்மைப் பற்றிய ஒரு தெளிவான கருத்து நமக்கு உருவாகும்வரை எந்த புரிந்துகொள்ளலும் சாத்தியமில்லை தான்.

புரிந்துகொள்ளுதல் என்ற விஷயம் இரண்டு விதமாக நடைபெறுகிறது.

ஒன்று சொன்னவுடன், அல்லது செய்தவுடன் புரிந்து விடுவது. இன்னொன்றுக்கு காலஅவகாசம் தேவைப்படும்.

ஒரு ஆணும் ஒரு பெண்ணும் இதழோடு இதழ் வைத்து முத்தமிட்டுக் கொண்டிருந்தால் அந்தக் காட்சியின் அர்த்தம் நமக்கு உடனே புரிந்துவிடும். ஆனால் அப்படி முத்தமிட்டுக் கொள்கின்ற இருவருமே ஆண்களாக, அதுவும் பாதிரியார்களாக இருந்தால் கொஞ்சம் குழப்பம் ஏற்படும். அவர்கள் இருவரும் 'திருமணம்' செய்து கொண்ட 'தம்பதியர்' என்ற 'விளக்க'மோ அல்லது பெட்டிச் செய்தியோ படித்துப் பார்த்த பிறகுதான் கலியுகம் புரியும்!

நம்மால் சாதிக்க முடியும் என்று புரிந்து கொள்வதற்கும் காலம் தேவைப்படுகிறது. யாரும் சாதனையாளர்களாகப் பிறப்பதில்லை.

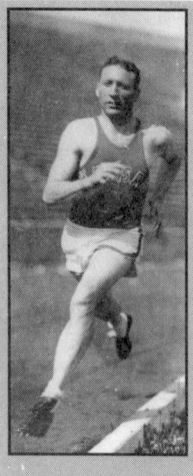

க்ளென் கன்னிங்ஹாம் என்று ஒரு சிறுவன் இருந்தான். அவனுக்கு ஏழு வயது இருந்தபோது அவன் கால்கள் ஒரு தீவிபத்தில் கருகிப்போயின. கால்களை எடுத்துவிடலாம் என்று டாக்டர்கள் கூறினர். கடைசி நேரத்தில் வேண்டாம் என்று முடிவெடுத்தனர்.

"கொஞ்சம் க்ளைமேட் நல்லா இருக்கும்போது, ஒரு நாற்காலி தருகிறோம். வெளியில் போட்டு நீ அதில் உட்கார்ந்து கொள்ளலாம்" என்று ஒரு டாக்டர் சொன்னார்.

ஆனால் க்ளென், "நான் உட்கார விரும்பவில்லை. நடக்க, ஓட விரும்புகிறேன். நிச்சயம் நடப்பேன், ஓடுவேன்" என்று பதில் சொன்னான்.

இரண்டு ஆண்டுகள் கழித்து க்ளென் உண்மையிலேயே ஓடினான். வேகமாக அல்ல என்றாலும், சுமாராக ஓட முடிந்தது. அவன் கல்லூரிக்குச் சென்றபோது, 'டிராக் ஈவண்ட்டு'கள்தான் அவனுடைய பிரிய விளையாட்டுகளாய் இருந்தன. மருத்துவர்கள் சொன்னது தவறு என்று நிரூபிப்பதற்காக அவன் ஓடவில்லை. நன்றாக ஓட முடியும் என்பதால் ஓடிக்கொண்டிருந்தான். 1936ல் ஜெர்மனியில் பெர்லின்ஒலிம்பிக்ஸ் நடந்தபோது, அவன் அதில் கலந்துகொண்டான்! அதுமட்டுமல்ல, 1500 மீட்டர் ஓட்டப்பந்தயத்தில் அவன் வென்று முந்தைய ரெகார்டை வீழ்த்தினான்!

கால் கருகிப்போன ஒரு சிறுவனால் நடக்க மட்டுமல்ல, ஒலிம்பிக்ஸில் கலந்துகொண்டு ஓடி வெற்றிபெறவும் முடியும் என்று அவன் புரிந்துகொண்டது ஒரு குருட்டுத்தனமான தன்னம்பிக்கையில் நடந்தேறிய விஷயமல்ல. அதற்கான கால அவகாசமும் தொடர்ந்த முயற்சியும் அவனுக்குத் தேவைப்பட்டிருக்கிறது. எனவே, புரிந்து கொள்வது என்பதில் நம்முடைய ஆற்றல்களை நாமே புரிந்துகொள்வதும் அடக்கம். அதோடு, அதற்கான பொறுமையும், விடாமுயற்சியும் நமக்குத் தேவை.

தளபதி படத்தில் ஒரு காட்சி. மம்மூட்டிக்கு பல அரிவாள் வெட்டுகள் விழுந்து, ஆஸ்பத்திரியில் உயிருக்கு ஆபத்தான நிலையில் சேர்க்கப்பட்டிருப்பார். அவரைப் பார்த்துவிட்டு வரும் அவரது தளபதி ரஜினிகாந்த் மம்மூட்டியின் மனைவி கீதாவிடம் சென்று ஆறுதல் சொல்வார். அவன் பொழச்சுக்குவான் என்பார். டாக்டர் சொன்னாரா என்று கீதா கேட்பார். "இல்லெ, அவனே சொன்னான்" என்பார் தளபதி. தியேட்டரில் இந்த வசனத்தின் அருமை புரியாமல் சிரிப்பலை எழுந்தது. ஆனால் காமெடி மாதிரி அமைந்துவிட்ட இந்த வசனத்தில் ஒரு அற்புதமான செய்தி உள்ளது.

மற்றவர்கள் நம்மைப் பற்றி என்ன வேண்டுமானாலும் சொல்லலாம். ஆனால் நம்மைப் பற்றி நாம் என்ன நினைக்கிறோம் என்பதுதான் முக்கியம். ஏனெனில், அதுதான் நம்மைப் பொருத்தவரை உண்மையாக நமது வாழ்வில் இருக்கும். இந்த புரிந்து கொள்ளல் ஏற்பட கொஞ்ச காலமானாலும் பரவாயில்லை.

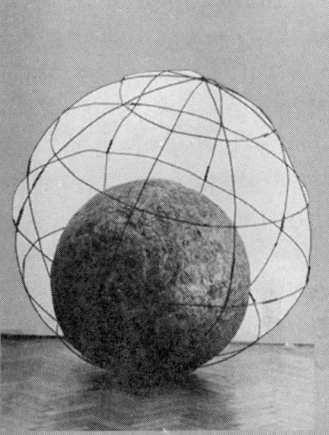

ஒரு கஞ்சன் தன்னிடமிருந்த தங்கத்தையெல்லாம் உருக்கி ஒரு உருண்டையாகச் செய்து ஒரு குழியில் அதைப் போட்டுப்புதைத்துவிட்டு, தினம் தினம் அதைத் திறந்து பார்த்து சந்தோஷப் படுவானாம். ஒரு நாள் பார்த்தபோது அந்த தங்கக் குண்டு களவு போய்விட்டது தெரிந்தது. கஞ்சனுடைய சோகம் சொல்ல முடியாததாக இருந்தது. அதைப் பார்த்த அவனுடைய நண்பன் ஒருவன், "கவலைப்படாதே. ஒரு செங்கல்லை அந்தக் குழிக்குள் வைத்து, தினம் தினம் அதைப் பார்த்துக்கொண்டிரு. ஏனெனில், களவுபோன தங்கத்தையும் நீ அதுதானே செய்துகொண்டிருந்தாய்? இரண்டும் ஒன்றுதான். அந்தத் தங்கத்தைத்தான் நீ பயன்படுத்தியதே இல்லையே" என்றானாம்!

உண்மைதான். நம்மு.த்தால் தமிழ் அகராதிகளில் ஆங்கிலச் சொற்களுக்கு தவறான அர்த்தங்களும் விளக்கங்களும் கொடுக்கப்பட்டிருந்தால் பல அகராதிகளில் கொடுக்கப் பட்டுள்ளன அவர்கள் அதையே பார்த்து தவறாக அர்த்தம் புரிந்து கொள்ளும் படி ஆகிவிடுகிறது.

ஒரு கஷ்டமான காரியத்தை மறுபடி மறுபடி பண்ணும்போது அது சுலபமானதாக மாறிவிடுகிறது. திரும்பத் திரும்ப ஒரு செயலைச் செய்யும்போது, அதில் திறமை வந்துவிடுகிறது. எப்படி சைக்கிள் ஓட்டக் கற்றுக்கொண்டாய் என்று ஒரு பயலைக் கேட்டபோது அவன், "அது ரொம்ப ஈஸி, சைக்கிளிலிருந்து கீழே விழும்போதெல்லாம் மறுபடி மறுபடி எழுந்து சைக்கிள் ஓட்டுவேன்" என்றானாம்.

படிப்பையும் பாடத்தையும், ஆங்கிலம் அரபி போன்ற எந்த மொழியையும் பொறுத்த அளவில் புரிந்துகொள்ள வேண்டியது இந்த உண்மையைத்தான். லத்தீன் மொழியை கற்றுக்கொள்ள கடினமாக இருந்த காரணத்தால், சர்ச்சிலை ஆங்கில வகுப்பிலேயே போட்டார்களாம். திரும்பத் திரும்ப ஆங்கில வகுப்பிலேயே சில ஆண்டுகள் தொடர்ந்து படித்த காரணத்தால் அவருக்கு ஆங்கில மொழியின் அடிப்படை ரத்தத்தோடு கலந்துவிட்டதாக அவரே தனது வாழ்க்கை வரலாற்றில் கூறுகிறார். 1200 வரிகள் இருந்த மெகாலேயின் கவிதையை ஒரு பிழைகூட இல்லாமல் மனப்பாடமாக ஒப்பித்ததற்காக அவருக்கு ஒரு தனி பரிசு வழங்கப்பட்டது! நல்ல ஆங்கிலத்திற்காக உலகத்தின் கவனத்தைப் பெற்றவர்களில் சர்ச்சிலும் ஒருவர் என்பது நினைவு கொள்ளத்தக்கது. சோம்பேறித்தனமில்லாத தொடர்ந்த முயற்சி எதையும் நமக்குக் கற்றுக் கொடுத்து அதில் நம்மை தேர்ச்சியும் அடையச் செய்துவிடும். இதைப் புரிந்து கொள்வது மிகவும் அடிப்படையானது.

இன்றுகூட அகராதிகளைப் பார்க்கின்ற பழக்கம் கொண்ட மாணவர்கள் மிகவும் குறைவான எண்ணிக்கையிலேயே உள்ளனர். அப்படியே பார்த்தாலும் லிஃப்கோ போன்ற ஆங்கிலம் - ஆங்கிலம்- தமிழ் அகராதிகளைத்தான் பார்க்கின்றனர். ஆங்கிலச் சொற்களுக்கு ஆங்கிலத்திலேயே விளக்கம் கொடுக்கும் அகராதிகளை அவர்கள் பார்ப்பதில்லை. காரணம், புரியாது என்று அவர்கள் நினைக்கிறார்கள். இந்த தவறான நினைப்பு அவர்களுடைய ஆழ்மனதில் உறுதியாகப் பதிந்துள்ளது. அந்த காரணத்தால் தமிழ் அகராதிகளில்

18

> வாழ்க்கையை வாழ்க்கையால்தான் எதிர்கொள்ளவோ வெற்றி கொள்ளவோ முடியும். அதை எதிர்கொள்ளக் கற்றுக்கொடுக்கும் படிப்புதான் உண்மையான கல்வியாக இருக்க முடியும்

ஆங்கிலச் சொற்களுக்கு தவறான அர்த்தங்களும் விளக்கங்களும் கொடுக்கப்பட்டிருந்தால்-பல அகராதிகளில் கொடுக்கப் பட்டுள்ளன. அவர்கள் அதையே பார்த்து தவறாக அர்த்தம் புரிந்து கொள்ளும்படி ஆகிவிடுகிறது.

தமிழில் தயாராகும் அகரா திகள் பெரும்பாலும் அச்சுப் பிழைகள் மலிந்ததாகவும், வேறு ஒரு அகராதியைப் பார்த்து காப்பிய டிக்கப் பட்டதாகவும்தான் உள்ளன. எந்தவித பொறுப் புணர்வும் இன்றி, 'நோட்ஸ்' மாதிரி அவை வணிக நோக்கில் தயாரிக்கப் படுகின்றன. முப்பது நாளில் ஆங்கிலம் அப்படி இப்படி என்று வேறு புத்தகங்கள் எழுதப்பட்டு மக்களை ஏமாற்றிப் பிழைக் கின்றன. ஆனால் மாணவர்களோ ஒரு ஆசானைப் போல அவைகளை மதித்து வாங்கிப் படிக்கவும் செய்கிறார்கள். ஆனால் அந்த புத்தகங்களோ தபால் ஆபீசில் பேசுவது எப்படி? வங்கியில் பேசுவது எப்படி? என்று தலைப்பிட்டு ஒவ்வொரு தலைப்பிலும் ஒருசில வாக்கியங்களை உதிர்த்து வைத்துள்ளன.

வாழ்க்கை என்பது ஒருசில தலைப்புகளுக்குள் அடைத்துவிட முடியாதது என்ற அடிப்படை உண்மைகூட அந்த மாதிரி புத்தகங்களைப் படிக்கும் மாணவனுக்கு மறுக்கப்படுகிறது அல்லது மறைக்கப்படுகிறது.

அதைப் படித்து விட்டு வங்கிக்கோ அல்லது தபாலாபீசுக்கோ செல்லும் ஒரு மாணவன் அங்கு அந்த புத்தகத்தில் இல்லாத நிஜமான மனிதர்களைச் சந்திக்கும்போது பேச முடியாத சூழ்நிலை ஏற்படுவது மட்டுமல்ல, வேறுவிதமான சூழ்நிலைகள் ஏற்படும்போது அவமானப்பட்டுத் திரும்பும்படியும் ஆகிவிடுகிறது.

வாழ்க்கையின் சவால்களை புத்தகத்தின் மூலம் யாரும் எதிர் கொள்ள முடியாது. வாழ்க்கையை வாழ்க்கையால்தான் எதிர்கொள்ளவோ வெற்றி கொள்ளவோ முடியும். அதை எதிர்கொள்ளக் கற்றுக்கொடுக்கும் படிப்புதான் உண்மையான கல்வியாக இருக்க முடியும். ஆனால் இதற்கான ஆர்வமும் முனைப்பும் எதிர்கொள்ள நினைக்கின்றவனிடம் இருந்துதான் வரவேண்டும்.

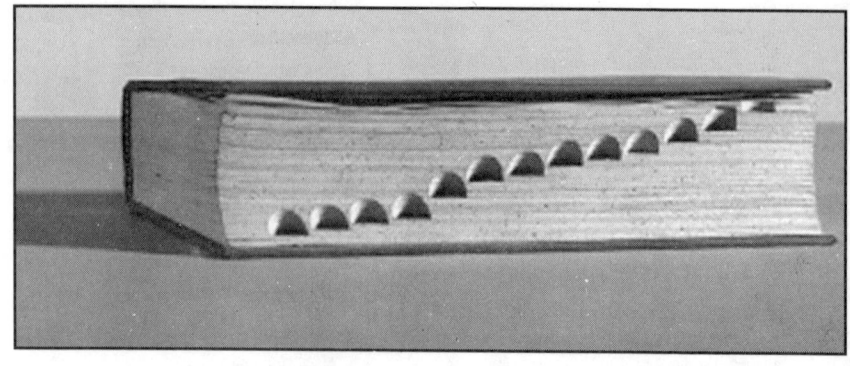

அஹ்மத் நகர் சிறையில் இருந்தபோதுதான் ஜவாஹர்லால் நேரு உலகம் போற்றும் The Discovery of India என்ற நூலை எழுதினார். நல்ல ஆங்கிலத்துக்காக நினைவு கூறப்படுகின்றவர்களில் அவரும் ஒருவர் என்பது உலகறிந்ததே. அவர் லண்டனில் படித்ததால் இந்த மதிப்பு அவருக்கு கிடைக்கவில்லை. ஏனெனில் லண்டனில் படித்த அத்தனை பேருக்கும் இந்த பெருமை கிடைக்கவில்லை. எங்கிருந்தாலும் அவர் அவராகவே இருக்க முடியும் என்ற மனதுதான் அவருடைய உண்மையான பெருமை.

சிறையை விட்டுவிடுவோம். மின் இணைப்பு துண்டிக்கப்பட்டால் மெழுகுவர்த்தி ஏற்றி 'கரண்ட்'டில் படிப்பது மாதிரியே ஒரு மாணவனால் படிக்கமுடியுமா? ஏன் முடிவதில்லை? வசதிக் குறைவு காரணமல்ல. படிக்காமல் இருப்பதற்கு அது ஒரு சாக்காக ஆகிவிடுகிறது. சிறைச்சாலையும் எழுது மேஜையும் ஒன்று தான் என்ற நேருவின் மனது ஒரு மாணவனுக்கு இருப்பதில்லை. அதுதான் காரணம். படிப்பதிலிருந்தும் புரிந்து கொள்வதிலிருந்தும் தப்பிப்பதற்கான வழிகளை அவன் மனம் தேடிக்கொண்டே இருக்கிறது.

படிப்பை காதலிப்பவர்கள் மிகவும் குறைவு. படிப்பில், எடுத்த முயற்சியில் என்று எல்லாவற்றிலும் சாதனை படைப்பவர்கள் எல்லாருமே தங்கள் வேலையைக் காதலிப்பவர்கள். இதைப் புரிந்துகொள்ளாமல் மாணவர்களால் எதையுமே புரிந்து கொள்ள முடியாது. 1200 வரிக் கவிதையை எப்படிப் பிழையில்லாமல் சர்ச்சில் சொன்னார் என்பது புரியாது. சிறையில் இருந்து கொண்டு எப்படி நேரு புத்தகம் எழுதினார் என்று புரியாது. சிலுவையில் அறையப்பட்டபோது தன்னை அறைந்தவர்களுக்காக இறைவனிடம் ஏன் இயேசு பிரார்த்தனை புரிந்தார் என்பது புரியாது.

19

மேக்ஸ் முல்லர் சமஸ்க்ருத பண்டிதராகவில்லையா? பிக்தால் என்ற யூதர் அரபி மொழியைக் கசடறக் கற்று, திருக்குர் ஆனுக்கு ஆங்கிலத்தில் உலகின் தலைசிறந்த மொழிபெயர்ப்புகளில் ஒன்றைக் கொடுக்கவில்லையா?

எனவே புரிந்து கொள்ள வேண்டும். அதோடு எதைப் புரிந்து கொள்ள விரும்புகிறோமோ அதை முதலில் காதலிக்கக் கற்றுக்கொள்ள வேண்டும். ஆசையோடு ஒரு விஷயத்தைப் பார்க்கும்போது எப்படி அது புரியாமல் போகும்? மிகுந்த ஆர்வத்தோடு ஒரு பாடத்தை ஒரு மாணவன் படித்தால் அது புரியும் என்று சொல்வதைவிட, மற்றவர்களுக்கு புரியாததெல்லாம் புரியும் என்று சொல்லலாம். அதனால்தான் கணித ஆசிரியர்களுக்குப் புரியாததெல்லாம்கூட, கணிதத்தைக் காதலித்த ராமானுஜத்திற்குப் புரிந்தது. ஆசை இருந்ததனால்தான் கண் தெரியாத காலத்தில்கூட கவிஞர் ஜான்மில்ட்டனால் "பாரடைஸ் லாஸ்ட்" என்று காலத்தால் அழியாத ஒரு காவியத்தை எழுத முடிந்தது.

மகாத்மா காந்தி பள்ளிக்கூடத்தில் படிக்கும்போது, சமஸ்க்ருத வகுப்புக்குப் போகாமல் 'கட்' அடித்துவிட்டு பாரசீக மொழி வகுப்புக்குச் சென்றுவிடுவாராம். காரணம், சமஸ்க்ருதம் ரொம்ப கஷ்டமாக இருந்தது என்று அவர் நினைத்ததுதான். பிறகு மறுபடி சமஸ்க்ருத ஆசிரியர் அவரைக் கூப்பிட்டு சமாதானமாகவும் அன்பாகவும் பேசிய பிறகுதான் மறுபடியும் சமஸ்க்ருத வகுப்புக்கு செல்கிறார். ஆனால் பிற்காலத்தில் கீதை போன்ற வேதங்களை தான் புரிந்து கொள்வதற்கு அந்த சமஸ்க்ருத அறிவுதான் காரணம் என்று மகாத்மா ஒத்துக்கொள்கிறார். முதலிலேயே அதில் ஆர்வம் காட்டியிருந்தால் இன்னும் அதில் அதிகமாக பாண்டித்தியம் பெற்றிருக்கலாமே என்று வருத்தமும் அடைகிறார்.

இதுமட்டுமல்ல. முதலில் புரியாமலிருந்த ஜ்யோமெட்ரி பிறகு ஆர்வம் வைத்துப் படிக்கப் படிக்கப் புரிய ஆரம்பித்தது மட்டுமில்லாமல் ரொம்ப 'ஈசி'யாகவும் போனது என்றும் மகாத்மா தனது சுயசரிதையில் சொல்கிறார். அதோடு, ஒவ்வொரு கல்லூரியிலும் அந்தந்த வட்டார மொழியோடு, ஆங்கிலம், ஹிந்தி, சம்ஸ்க்ருதம், அரபி, பாரசீகம், உர்து ஆகிய மொழிகளையும் பாடமாக வைக்க வேண்டும் என்று கருத்து சொல்கிறார்!

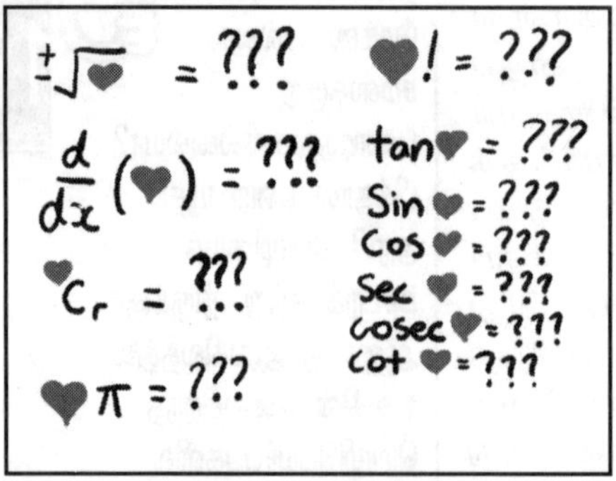

$$\pm\sqrt{\ } = ??? \qquad \heartsuit\,! = ???$$

$$\frac{d}{dx}(\heartsuit) = ??? \qquad \tan\heartsuit = ???$$

$$\qquad\qquad\qquad \sin\heartsuit = ???$$

$$\qquad\qquad\qquad \cos\heartsuit = ???$$

$$^{\heartsuit}C_r = ??? \qquad \sec\heartsuit = ???$$

$$\qquad\qquad\qquad \mathrm{cosec}\,\heartsuit = ???$$

$$\qquad\qquad\qquad \cot\heartsuit = ???$$

$$\heartsuit\,\pi = ???$$

சரிதான், ஆங்கிலம் படிப்பதே கஷ்டமாக இருக்கிறது, இதில் இத்தனை மொழிகளா என்று கேட்கிறீர்களா? ஆனால் புரிந்துகொண்டவரின் பேச்சு அது. புரிந்து கொண்டால் எல்லாமே எளிதுதான். தமிழில் புலமை பெற்று ஆங்கிலேயர் ஒருவர் தேம்பாவணி பாடவில்லையா? மேக்ஸ் முல்லர் சமஸ்கிருத பண்டிதராகவில்லையா? பிக்தால் என்ற யூதர் அரபி மொழியைக் கசடறக் கற்று, திருக்குர்ஆனுக்கு ஆங்கிலத்தில் உலகின் தலைசிறந்த மொழிபெயர்ப்புகளில் ஒன்றைக் கொடுக்கவில்லையா?

சிந்தனை என்ற பொக்கிஷம் கொடுக்கப்பட்ட ஒரே படைப்பாகிய நாம் அதை எவ்வளவு தவறாகப் பயன்படுத்திக் கொண்டிருக்கிறோம்என்பதை ஐயமற அறிந்துகொள்ள வேண்டிய கட்டாயத்தில் இருக்கிறோம். சிந்தனை என்ற தங்க ஊசியை தரையில் தேய்த்துக் கொண்டிருக்கிறோம். அதுவும் அடுத்தவர் வீட்டு தரையில்!

ஒன்றைப் புரிந்து கொள்வதற்கும் அதனை ஐயமற அறிந்து கொள்வதற்கும் இடையில் பாரதூரமான வித்தியாசம் உள்ளது. புரிந்து கொள்வதும் அறிந்து கொள்வதும் ஒன்றுதான் என்று நாம் நினைப்போமேயானால் அதுவே நாம் புரிந்து கொள்ளாதவர்கள் என்பதை நமக்குப் புரியவைக்கப் போதுமானதாக உள்ளது!

ஏதென்ஸ் நகரிலேயே தலைசிறந்த அறிவாளி நீதான் என்று தெய்வம் (ஆரக்கிள் என்ற குறி) சொல் கிறதே என்று சாக்ரடீஸிடம் கேட்டதற்கு "எனக்குத் தெரிந்ததெல்லாம் எனக்குத் தெரியாதென்பதுதான்" என்று அவர் பதில் சொன்னாராம்! ஆனால் நாமோ நமக்குத் தெரியாததையெல்லாம் தெரிந்ததாகச் சொல்லி ஊரையும் நம்மையும் ஏமாற்றிக் கொண்டிருக்கிறோம்.

ஒரு மருத்துவரிடம் போகிறோம். நம்மைப் பரிசோதித்த பிறகு சில மாத்திரைகள் தருகிறார். அதைச் சாப்பிட்டும் நமது வேதனை தீர்ந்தபாடில்லை. அல்லது சொறி, சிரங்கு, அரிப்பு போன்ற பக்க விளைவுகள் ஏற்பட்டு வேதனை அதிகமாகிறது.

20

மின்சாரம் இருப்பதாக நாம் நம்ப வேண்டிய அவசியமில்லை. காரணம், அன்றாடம் நாம் பயன்படுத்திக் கொண்டிருக்கிற ஒன்றாக அது ஆகிவிட்டது.

மீண்டும் அவரிடம் போய் சொன்னால் மாத்திரைகள் மாற்றிக் கொடுப்பார். இது பொதுவாக நம் அநேகருடைய அனுபவமாக இருக்கும். இதைப்பற்றி நாம் என்றாவது சிந்தித்துள்ளோமா? தன்னுடைய அறியாமைக்கு நமது உடலை சோதனைக் களமாக பயன்படுத்தி இருக்கிறார் மருத்துவர். அதற்காக அவருடைய பண்டித அறியாமை நம்முடைய பாமர அறியாமையிடம் பணம் வேறு வசூலித்துக்கொள்கிறது!

இதையொத்த தவறுகள் எல்லா சிந்தனைத் தளங்களிலும் நிகழ்கின்றன. விமர்சனமின்றி எதையும் ஏற்றுக்கொள்கின்ற நமது நம்பிக்கைதான் இதற்கு அடிப்படைக் காரணம். நாம் அடுத்தவர்மீது வைக்கின்ற அதீத நம்பிக்கை நம்மை மேலும் நோயாளிகளாக்கவே பயன்படுகிறது!

அப்படியானால் என்ன செய்ய வேண்டும்? சொல்லப் படுவதையெல்லாம் அப்படியே ஏற்றுக் கொண்டுவிடாமல் நாமாக நமது சொந்த மூளையை உபயோகித்து அலசிப் பார்க்க வேண்டும். இதற்கு ஒரு மாணவருக்குத் தகுதி உள்ளதா என்றால், மனிதராகப் பிறந்த அனைவருக்கும் தகுதி உள்ளது என்பதுதான் பதில்.

புரிந்து கொள்வதில் குறைந்தது இரண்டு படித்தரங்கள் உள்ளன. ஒன்று மேலோட்டமாகப் புரிந்து கொள்வது. இன்னொன்று ஆழமாகப் புரிந்து கொள்வது. இந்த இரண்டுமே சிந்தனை சம்பந்தப்பட்டது. நம்பிக்கை சம்பந்தப்பட்டதல்ல.

முதலில் எது சிந்தனைக்குரியது எது நம்பிக்கைக்குரியது என்று பிரித்துப் புரிந்துகொள்ள வேண்டும். விஞ்ஞானி அப்துல்கலாம் ஜனாதிபதியாக்கப்பட்டிக்கிறார் என்பது நம்பிக்கைக்குரிய விஷயமல்ல. ஓநாய்கள் ஒன்றுகூடி ஏன் ஒரு ஆட்டை கௌரவப்படுத்தியிருக்கின்றன என்பது சிந்தனைக்குரிய விஷயமே.

புரிந்து கொள்வதில் உள்ள ஒரு முக்கியமான பிரச்சனை என்னவெனில், புரிந்து கொள்ளாமலேயே புரிந்து கொண்டு விட்டதாக நாம் நினைத்துவிடுவதுதான்! இதையே மேலோட்டமான புரிந்துகொள்ளல் என்றும் சொல்லலாம்.

வெற்றிக்கொடிகட்டு 67

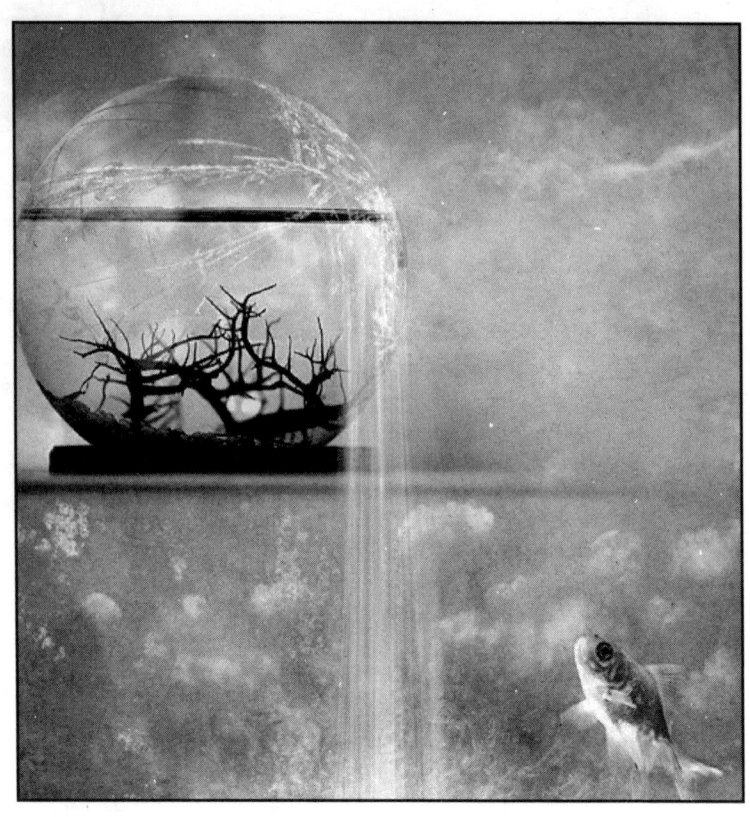

மிருகவியல் வகுப்பில் ஒரு மாணவன் ஒரு தவளையைப் பிடித்து அதன் ஒரு காலை வெட்டிவிட்டு, ‘குதி’ என்று சொன்னான். விடுபட்டவுடன், தப்பித்தால் போதும் என்று தவளையும் மீதி இருந்த மூன்று கால்களைக் கொண்டு குதித்தது. அவன் மறுபடியும் அதைப் பிடித்து அதன் இன்னொரு காலையும் வெட்டிவிட்டு, ‘குதி’ என்று சொன்னான். மறுபடியும் தவளை தன் இரண்டு கால்களால் குதித்தது. மூன்றாவது காலையும் ‘வெட்டி’ விட்டு குதி என்றான் அவன். இருந்த ஒரே ஒரு காலாவது தான் தப்பிக்க உதவாதா என்று அந்த தவளையும் குதிக்க முயன்றது. அந்தக் காலையும் அவன் இரக்கமின்றி வெட்டிவிட்டு குதி’ என்றான். பாவம், எப்படிக் குதிக்கும் அது? குதிக்க முடியாமல், நகரக்கூட முடியாமல் அப்படியே கிடந்தது அது. அதைப் பார்த்த அந்த மாணவன் தனது கொலை ஆராய்ச்சியின் முடிவை இப்படி எழுதினான்: “நாலு கால்களையும் வெட்டினால் தவளைக்குக் காது கேட்காது. செவிடாகி விடும்!”

இப்படிப் புரிந்துகொண்டால் அதற்கு யார் பொறுப்பு?!

புரிந்து கொள்ளுதல் என்பது அறிவின்பால் பட்டது. அறிந்து கொள்ளுதல் என்பதோ அனுபவத்தின்பாற்பட்டது. அதாவது ஒரு விஷயத்தைப் புரிந்துகொள்வதற்கு நமக்கு நேரடி அனுபவம் தேவையில்லை. சிந்தித்தலே போதுமானது.

உதாரணமாக, இயேசு கிறிஸ்து பிறப்பதற்கு முன்பிருந்த காலத்தை கி.மு. என்றும் பிறப்பிலிருந்து உள்ள காலத்தை கி.பி. என்றும் குறிக்கிறார்கள் என்பதைப் புரிந்துகொள்ள எந்த நேரடி அனுபவமும் தேவையில்லை. மூளையை பயன்படுத்தினால் போதும்.

ஆனால் அறிந்து கொள்ளுதல் என்னும் அனுபவ அறிவில் எந்த அபாயமும் கிடையாது. படித்தவர் பாமரர் என்ற பேதமும் கிடையாது. ஓங்கி ஒரு அறை விட்டால் அடி வாங்கியவர் மேதையாக இருந்தாலும் பேதையாக இருந்தாலும் வலி என்னும் அனுபவம் ஒன்றுதான்.

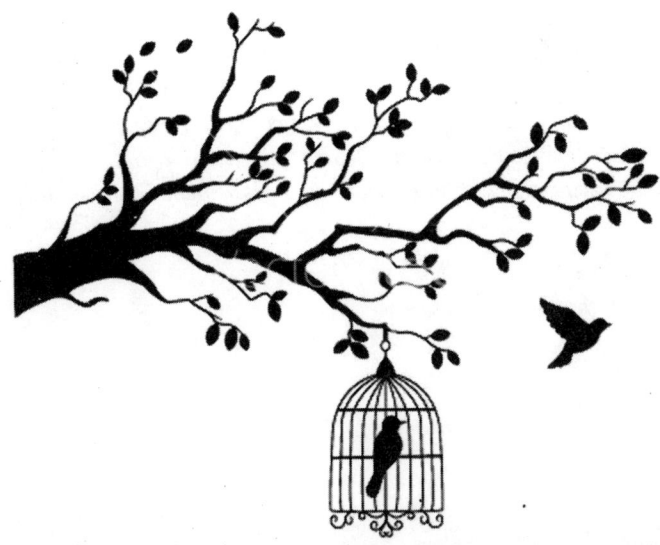

இந்த நேரடி அனுபவத்தைத்தான் நான் அறிந்துகொள்ளுதல் என்று சொல்கிறேன். ஆங்கிலத்தில் புரிந்துகொண்டதை knowledge என்றும் அறிந்துகொள்ளுதலை knowing என்றும் தெளிவாகக் குறிக்கிறார்கள். Knowing என்பதை experience என்றும் சொல்லலாம்.

நேரடி அனுபவத்தின் சிறப்பு என்னவெனில், ஒரு முறை இந்த அனுபவம் கிட்டிவிட்டால் பிறகு அதைப்பற்றிய

நம்பிக்கை அவசியமில்லாமல் போய்விடுவதுதான்! இது ரொம்ப முக்கியமான விஷயம். சரியாகப் புரிந்து கொள்ளப் படவேண்டும்.

உதாரணமாக மின்சாரம் கண்டுபிடிக்கப் படுவதற்கு முன்பு அது இருப்பதாக ஒரு மனிதன் நம்பினான். அந்த ஆழமான, தீவிரமான நம்பிக்கைதான் கண்ணுக்குத் தெரியாத மின்சாரத்தின் இருப்பை இந்த உலகுக்கு நிரூபிக்க உதவியது. ஆனால் இன்றைக்கோ மின்சாரம் இருப்பதாக நாம் நம்ப வேண்டிய அவசியமில்லை. காரணம், அன்றாடம் நாம் பயன்படுத்திக்கொண்டிருக்கிற ஒன்றாக அது ஆகிவிட்டது.

எனவே புரிந்துகொள்ள வேண்டும். அதற்கு அடிப்படையாக எதைப் புரிந்துகொள்ள வேண்டுமோ அதை நேசிக்க வேண்டும். விருப்பத்தோடு அதை அணுக வேண்டும். அதைத்தான் காதல் என்று சொல்கிறேன்.

உங்கள் பக்கத்து வீட்டுக்காரர்களை நேசியுங்கள் என்று இயேசு சொல்லியிருக்கிறார். அதை ஒரு அமெரிக்க தேவாலயத்தின் சுவரில் ஆங்கிலத்தில் Love thy neighbour என்று எழுதி வைத்திருந்தார்களாம். ஒரு குறும்புப் பையன் போய் அதன் கீழே Regularly என்று எழுதி முடித்தானாம்!

தவறாகப் புரிந்து கொள்வது என்றால் அதுதான். சரியாகப் புரிந்துகொள்ள வேண்டும் என்பதற்காக இதைச் சொல்லவேண்டி உள்ளது! தவறாக நினைக்க வேண்டாம்!

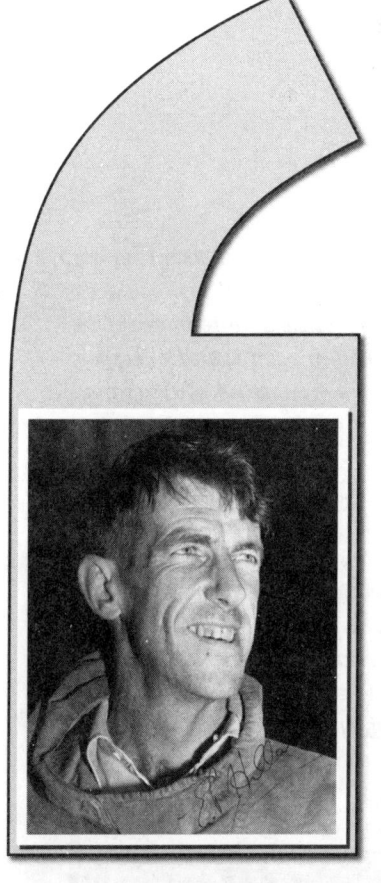

நீ வளரவேண்டிய உயரமெல்லாம் ஏற்கனவே வளர்ந்து விட்டாய். இனிமேல் நீ வளரப்போவதில்லை. ஆனால் நான் வளர்ந்து கொண்டே இருக்கிறேன்"

– எட்மன்ட் ஹில்லரி

லேட்டாயிடுச்சு சார்...

சுயமாக முயற்சி எடுக்க வேண்டும் என்ற நினைப்பையே காரணம் காட்டுகின்ற பழக்கம் தடுத்துவிடுகிறது. தப்பிக்கும் பழக்கம் ஒரு கோழையையும், ஒரு தோல்வி அடைபவனையும்தான் உருவாக்கும்.

அத்தியாயம்

4

கலிஃபோர்னியாவில் மான்ட்டிரே என்ற இடம் பெலிகன் பறவைகள் நூற்றுக்கணக்கில் வந்து தங்கும் சரணாலயமாக இருந்ததாம். மீனவர்கள் தாங்கள் பிடித்த மீன்களையெல்லாம் சுத்தப்படுத்திய பிறகு, உள்ளே இருக்கும் மீனின் குடல் போன்ற பாகங்களையெல்லாம் அந்தப் பறவைகளுக்கு உணவாகப் போட்டுவிடுவார்களாம். அதை நம்பி அந்தப் பெலிகன்களும் வாழ்ந்து வந்தன. ஆனால் மீனின் உள்ளுறுப்புகளுக்கும் 'மார்க்கட்' இருப்பது அந்த மீனவர்களுக்குத் தெரிய வந்தபோது, பறவைகளுக்கு தங்கள் வருமானத்தை உணவாகப் போடுவதை அவர்கள் நிறுத்திக் கொண்டனர். காத்திருந்து காத்திருந்து பெலிகன்கள் மெலிந்து நோஞ்சான்களாயின. ஆனாலும் அவை நம்பிக்கையுடன் காத்திருந்தன. கடந்த காலம் அவைகளுக்கு சோம்பேறித்தனத்தை வளர்த்துவிட்டிருந்தது.

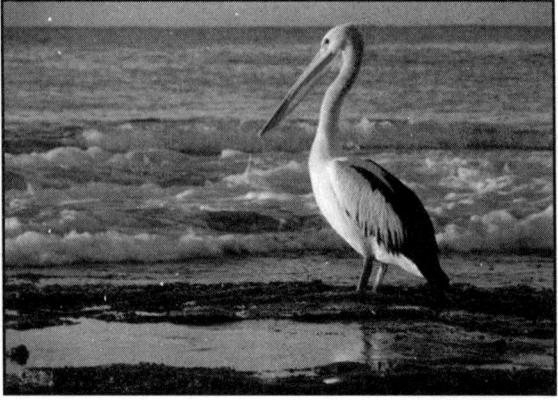

மீன்களை அவைகளே பிடித்து உண்ணுகின்ற கலையை மறந்து அவை யாவும் கடைசியில் மாண்டு போயின. இது கதையல்ல, நிஜம்! சோம்பேறிகளான அந்த பெலிகன் பறவைகள் மனிதர்களிலும் உண்டு.

> **21** மாணவனாக இருக்கும்போது, பொதுவாக எந்தெந்த விஷயங்களில் தானாக ஆர்வம் ஏற்படுகிறதோ அதெல்லாம் அவசியமில்லாதது! எது எதில் ஆர்வமே இல்லையோ அதெல்லாம்தான் முக்கியமானது!

இந்த சோம்பேறித்தனம் பலவிதங்களில் நமது வெற்றியைத் தடுக்கவல்லதாக உள்ளது. மாணவர்களைப் பொறுத்த மட்டில், தூங்குவது மட்டும் சோம்பேறித் தனமல்ல. பழியை அடுத்தவன்மேல் போடுவது, நாளைக்குச் செய்துகொள்ளலாம் என்று ஒத்திப்போடுவது என்று இது பல வடிவங்கள் எடுக்கிறது.

தாமதமாக வகுப்புக்கு வரும் மாணவர்களை ஏன் லேட் என்று கேட்டால் அவர்கள் ஒரு சாசுவதமான பதிலை எப்போதும் வைத்திருப்பார்கள். அது இரண்டு விதமாக இருக்கும். ஒன்று அம்மா சமைக்கத் தாமதமாகி விட்டது. பச்சை குப்பம் அருகில் பஸ் வந்து கொண்டிருந்த போது லெவல்கிராஸிங்கில் 'கேட்' போட்டுவிட்டார்கள். பஸ் லேட். இப்படி ஏதாவது. இதையெல்லாம் கூட மன்னித்துவிடலாம். ஆனால் இதைவிட ஒரு மிக 'உயர்ந்த', அற்புதமான காரணம் ஒன்று சொல்வார்கள். அதுதான், "லேட்டாயிடுச்சு சார்" என்பது! அதற்குத்தானே காரணம் கேட்டது?!

சரி. இந்த காரணங்களெல்லாம் உண்மை என்றே வைத்துக் கொள்ளலாம். என்றாலும் காரணங்கள் சொல்லிவிடுவதால் ஒரு தவறு நியாயப்படுத்தப் பட்டுவிடுமா என்பதுதான் நமது கேள்வி. ஒரு தவறை நியாயப்படுத்துவது செய்த தவறைவிட மோசமான தவறாகும். எனது இருபதாண்டுகால பணியில் இதுவரை ஒரு மாணவர்கூட, "ஸாரி சார், இந்த தடவை லேட்'டாயிடுச்சு. இனிமேல் லேட்'டாகாம வர முயற்சிக்கிறேன்" என்று சொன்னதில்லை. எல்லாருக்குமே தாங்கள் தாமதமாக வந்ததன் காரணம் அடுத்தவர்களாகவோ அடுத்தவைகளாகவோதான் இருந்துள்ளன. இருந்து வருகின்றன.

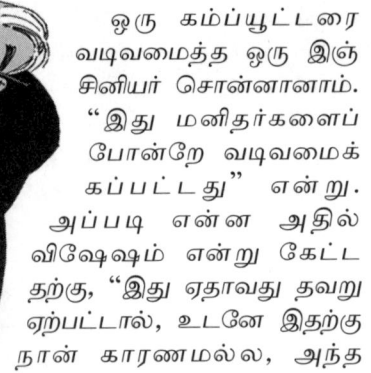

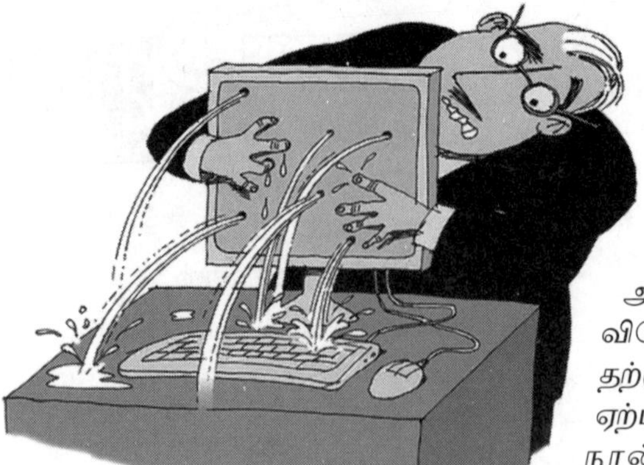

ஒரு கம்ப்யூட்டரை வடிவமைத்த ஒரு இஞ்சினியர் சொன்னானாம். "இது மனிதர்களைப் போன்றே வடிவமைக்கப்பட்டது" என்று. அப்படி என்ன அதில் விஷேஷம் என்று கேட்டதற்கு, "இது ஏதாவது தவறு ஏற்பட்டால், உடனே இதற்கு நான் காரணமல்ல, அந்த கம்ப்யூட்டர்தான் காரணம் என்று அடுத்த கம்ப்யூட்டரைக் காட்டிவிடும்" என்றானாம்!

பந்தை அடுத்தவரிடம் ஒப்படைத்துவிடுவது குழுவாக விளையாடும்போது பின்பற்ற வேண்டிய நெறியாக வேண்டுமானால் இருக்கலாம். ஆனால் வாழ்க்கை என்பது தனிமனித விளையாட்டு. அல்லது அவனே இயக்குகின்ற ஒரு திரைப்படம் மாதிரி. ஒரு வகையில் கூட்டுமுயற்சியாக அது இருந்தாலும், அதன் ஒவ்வொரு ஃப்ரேமுக்கும் அவனே பொறுப்பெடுத்தாக வேண்டும்.

இந்த பொறுப்பெடுத்துக் கொள்ளுதல் என்றால் என்ன? அவசியமான வேலைகளை நாமே செய்தல் என்று சொல்லலாம். அவசியமான வேலைகள் என்று ஒன்றை எப்படித் தெரிந்து கொள்வது? அது ரொம்ப எளிது. மாணவனாக இருக்கும்போது, பொதுவாக எந்தெந்த விஷயங்களில் தானாக ஆர்வம் ஏற்படுகிறதோ அதெல்லாம் அவசியமில்லாதது! எது எதில் ஆர்வமே இல்லையோ அதெல்லாம்தான் முக்கியமானது!

சும்மா 'ஜோக்' குக்காக இதைச் சொல்லவில்லை. மாணவர்களுக்கு படிப்பைத் தவிர மற்ற எல்லா விஷயங்களிலும் ஆர்வம் பொங்கி வழிந்து ஊற்றுவதை நான் பார்க்கத்தானே செய்கிறேன்! பேச்சுப் போட்டி, கட்டுரைப்போட்டி, விளையாட்டு, நாடகம், பாட்டு, நடனம், அரட்டையடித்தல், வகுப்புக்கு 'கட்' அடித்தல் இதில் 'மாஸ்கட்' வேறு 'ராகிங்' செய்தல், ஊர்வலம் செல்லுதல், கோஷம் போடுதல், இப்படி ஆர்வம் உள்ள துறைகளை சொல்லிக்கொண்டே போகலாம்.

அப்படியானால் இப்படிப்பட்ட விஷயங்களில் மாணவர்கள் கலந்து கொள்ளவே கூடாதா என்றால்

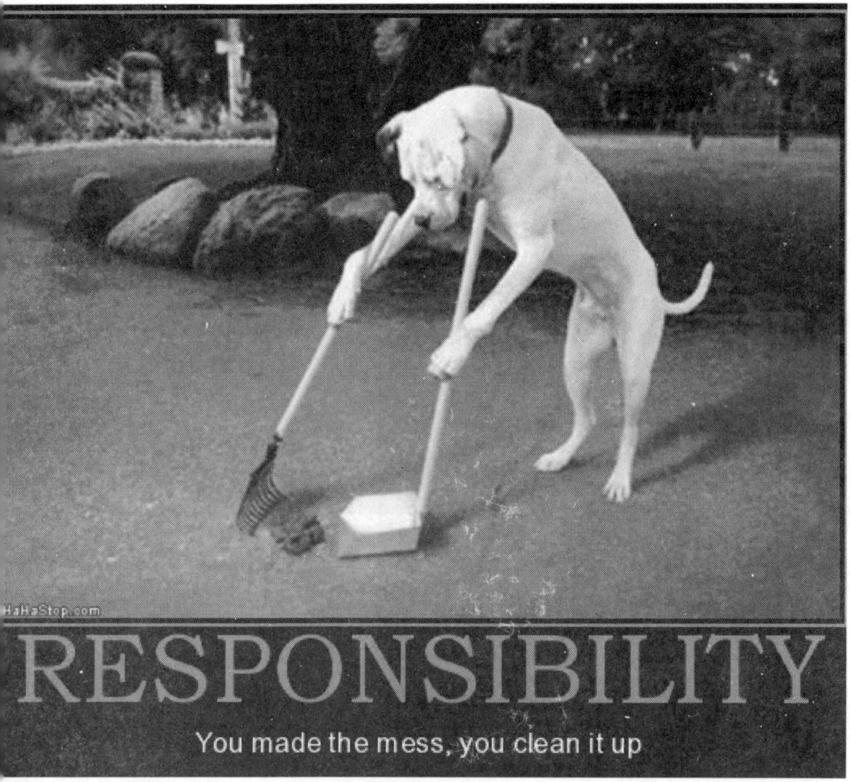

RESPONSIBILITY
You made the mess, you clean it up

அப்படி இல்லை. ஆக்கப்பூர்வமான விஷயங்களில் தங்கள் திறமைகளை காட்டத்தான் வேண்டும். ஆனால் படிப்பை உதாசீனப்படுத்திவிட்டு, அதைக் கோட்டைவிட்டுவிட்டுக் காட்டுவதல்ல.

சில விதிவிலக்குகள் இருக்கலாம். அவர்கள் வருங்கால அரசியல் தலைவர்களாகவோ, ஓவியராகவோ, பாடகராகவோ இருக்கலாம். அப்படிப்பட்டவர்களை மட்டும் அனுமதிக்கலாம். அவர்களைக் கண்டுபிடிப்பதும் ஒன்றும் சிரமமல்ல. ஆசிரியர் தீவிரமாக

கவனம்

பாடம் நடத்தும்போது பாடத்தை கவனிக்காமல் ஆசிரியரை நோட்டு புத்தகத்தில் வரைந்து கொண்டிருந்தால் அவன் ஆர்வம் அதிகமாக எதில் உள்ளது என்று புரிந்து கொள்வதில் என்ன கஷ்டம் இருக்கப் போகிறது?

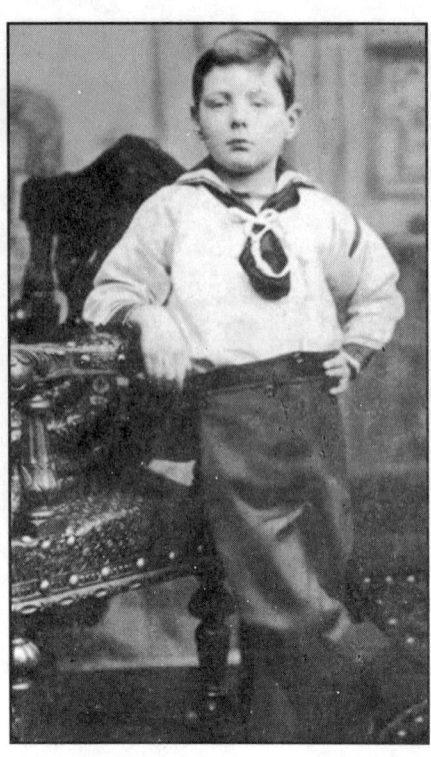

என்ன, ஆசிரியரை ஆர்வக் கோளாறில் ஆசிரியையாக அவன் மாற்றி இருக்கலாம். அந்த மாற்றத்தை பெருந்தன்மையாக மன்னித்துவிடலாம். ஆனால் திறமையை உற்சாகப்படுத்தித்தானே ஆகவேண்டும்?!

உலகப்புகழ் பெற்ற நவீன ஓவியரான பிக்காஸோ முதன் முதலில் எழுதிய வார்த்தையே 'பென்சில்' என்பதுதானாம்! வின்ஸ்ட்டன் சர்ச்சிலுக்கு சிறுவயது முதலே பிடித்தமான விளையாட்டு சாமான்கள் டாங்கிகள், துப்பாக்கிகள், ராணுவ வீரர்கள்தானாம்!

ஆனால் இப்படிப்பட்ட விதிவிலக்குகள் மலிந்து கிடப்பதில்லை. இவர்கள் அரிதாகவே கிடைப்பார்கள். அவர்களை இனம் கண்டுகொள்வதிலும் ஒரு கஷ்டமும் இல்லை. ஆனால் மற்றவர்களைப் பொறுத்தமட்டில், சாப்பாட்டை விட்டுவிட்டு பெப்சியை மட்டுமே குடிப்பதை அனுமதிப்பது அவர்களின் உடல் நலத்திற்குத் தீங்கு விளைவிப்பதாகும் என்பதை மத்திய அரசின் அறிக்கை இல்லாமலே அவர்கள் புரிந்துகொள்ள வேண்டும்.

என்ன தீங்கு?

இந்த கேள்வி நியாயமானதே. தாமதமாக வருவதையே எடுத்துக்கொள்ளலாம். தாமதமாக வருவதற்கு அம்மாவோ, பஸ்ஸோ காரணம் என்று வைத்துக்கொண்டாலும், ஒவ்வொரு முறையும் தாமதமாவதற்கு அவர்கள்தான் காரணம் என்பதை ஏற்றுக்கொள்ள முடியாது. நியாயப்படுத்துதலுக்கான ஒரு வாய்ப்பாக, ஒரு சாக்காக அவர்கள் போய்விடுகிறார்கள் என்பதுதான் உண்மை. அவர்களே அப்படிச் செய்தாலும்

அதை மீறி தாமதமாக வராமலிருப்பதற்கு சுயமாக முயற்சி எடுக்க வேண்டும் என்ற நினைப்பையே காரணம் காட்டுகின்ற பழக்கம் தடுத்துவிடுகிறது. தப்பிக்கும் பழக்கம் ஒரு கோழையையும், ஒரு தோல்வி அடைபவனையும்தான் உருவாக்கும்.

22

அவர் காப்பியடித் திருந்தால் நிச்சயம் அந்த இன்ஸ்பெக்டர் மற்றும் ஆசிரியரின் பாராட்டைப் பெற்றிருப்பார். ஆனால் நிச்சயம் நமக்கு ஒரு மகாத்மா கிடைத்திருக்க மாட்டார்

இதே பழக்கம் வேறு வடிவங்களும் எடுக்கும். பாடம் ஏதாவது புரியவில்லை என்றால் ஆசிரியர் சரியாக நடத்தவில்லை என்று சொல்லச் சொல்லும் அல்லது அப்படி நினைக்கச் சொல்லும். பாடம் பிடிக்கவில்லை என்றால் "வயத்தெ வலிக்கிது சார்" என்பான். ஆனால் அப்போது நெஞ்சைக் காட்டிக் கொண்டிருக்கும் அவன் கை அவன் சொல்வது பொய் என்பதைச் சொல்லிவிடுகிறது என்பதை அவன் அறிவதில்லை!

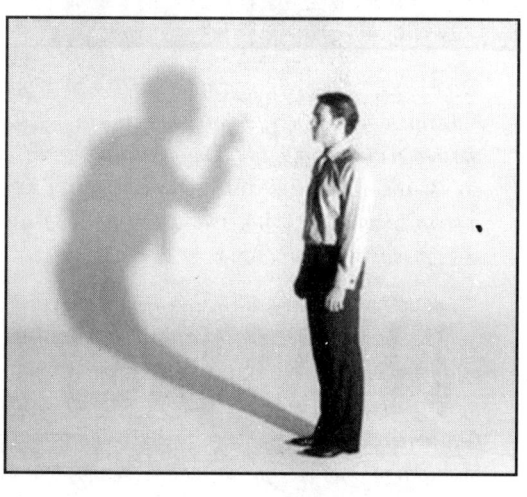

இதன் காரணமாக ஒழுக்கம் என்ற ஒன்றில் குறை ஏற்படுகின்ற அபாயம் உருவாகி விடுகிறது. ஒழுக்கம் என்பது இல்லாமல் முன்னேற்றம் என்பது கிடையாது. அல்லது வந்த முன்னேற்றமும் பாழாகி பயனில்லாமல் போய்விடும் என்பதை பெரும்பாலான மாணவர்கள் உணர்வதே இல்லை.

சீனப்பெருஞ்சுவர் பற்றித் தெரியுமில்லையா? சந்திரனிலிருந்து பூமியைப் பார்த்தால், வெறும் கண்களுக்கே தெரியக்கூடிய ஒரே கட்டிடம் என்ற பெருமை அதற்கு உண்டு. கி.மு. நான்காம் நூற்றாண்டிலேயே அது கட்டப்பட்டதாம். எனினும்

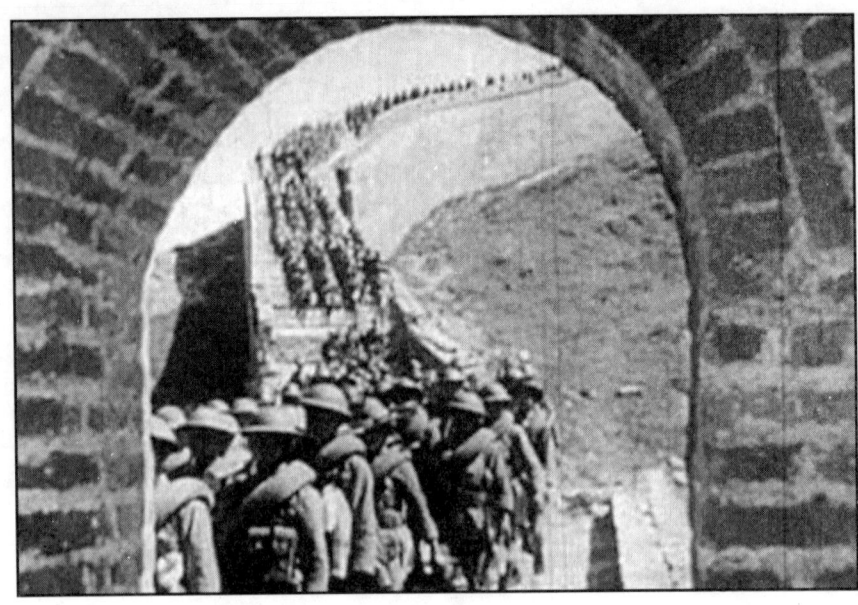

கி.பி. 15, 16ஆம் நூற்றாண்டுகளில்தான் அது மறுபடியும் சீரமைக்கப்பட்டது. வடக்குப் பக்கத்திலிருந்து எதிரிகளால் தாக்கப்படுவதைத் தடுப்பதற்காகத்தான் அது கட்டப்பட்டதாம். எட்டு மீட்டர் உயரமும் நாலைந்து மீட்டர் அகலமும் கொண்ட சுவர்களை மீறி எந்த பகைவனும் வரமுடியாது என்று அதைக் கட்டியவர்கள் நம்பினர்.

எனவே அதைக் கட்டிமுடித்தபோது, சீனர்கள் பெரிதும் சந்தோஷப்பட்டனர். அதைக் கட்டும் முன் இருந்த மன இறுக்கமெல்லாம் போய்விட்டது. எந்த எதிரியாலும் உள்ளே நுழைய முடியாது என்ற நிலை அவர்களைப் பெருமை கொள்ள வைத்தது. ஆனாலும் எதிரிகள் அதனுள் நுழைந்தனர் என்கிறது வரலாறு. எப்படி? சுவற்றை உடைத்துக்கொண்டா? இல்லை. உடைக்காமலே! ரொம்ப யோசிக்க வேண்டியதில்லை. இந்தியர்கள் அனைவருக்கும் பழக்கமான ஒரு காரியத்தைத்தான் அந்த எதிரிகள் செய்தார்கள். அது என்ன என்று இன்னமும் கேட்பீர்களா? அது ஒன்றுமில்லை. வாயில் காப்போர்களுக்கு லஞ்சம் கொடுப்பதுதான்! லஞ்சம் என்ற ஒழுக்கக் குறைவினால் எந்த நோக்கத்திற்காக சீனப்பெருஞ் சுவர் கட்டப்பட்டதோ அந்த நோக்கமே சிதைவுற்றதை வரலாறு நமக்கு எடுத்துரைக்கிறது!

பத்மினி முத்துஸ்வாமி என்ற சமுதாய ஊழியர் ஒரு உண்மைச் சம்பவத்தைச் சொல்கிறார். கால் நடக்க முடியாத

23

எதை நாம் ரகசியமாகச் செய்கிறோமோ அதையே பலர் முன்னிலையிலும் கூச்சமின்றி செய்ய முடியுமெனில் அதில் ஒழுக்கம் உள்ளது என்று அர்த்தம்

ஒரு ஊனமுற்ற சிறுவனுக்கு அவர் உதவிகள் பல செய்து, வேலூர் சி.எம்.சி. மருத்துவ மனையில் பலமுறை அவனுக்கு அறுவை சிகிச்சைகள் செய்யப்பட்டு கடைசியில் அந்த சிறுவன் நடக்க ஆரம்பித்தான். பிறகு போகப்போக ஓடவும் மற்றவர்களைப் போலவே விளையாடவும் ஆரம்பித்தான். கடைசியில் அவன் என்னானான் தெரியுமா என்று கேட்டுவிட்டு சொல்கிறார்:

"அவன் கடைசியில் ஒரு இஞ்சினியராகவோ டாக்டராகவோ வக்கீலாகவோ ஆகியிருப்பான் என்று நீங்கள் நினைக்கலாம். ஆனால் அவன் எங்கே இருக்கிறான் தெரியுமா? ஜெயிலில். அதுவும் ஒரு கொலை செய்ததற்காக" என்று முடிக்கிறார்.

இதன் முத்தாய்ப்பாக அவர் தெரிவிக்கும் வருத்தம்தான் நமக்கான செய்தியைக் கொண்டிருக்கிறது. "எப்படி நடக்க வேண்டும் என்று கற்றுக்கொடுப்பதற்காக வருஷக் கணக்கில் செலவிட்டோம். ஆனால் எப்படி வாழ்வது, எந்த வழியில் செல்வது என்று சொல்லிக் கொடுக்காமல் விட்டுவிட்டோம்" என்று அவர் முடிக்கிறார்.

மாணவப் பருவத்தில் ஒழுக்கம் என்பது மிக முக்கியமானது. ஆனால் ஆசிரியர் வகுப்புக்குள் வரும்போது எழுந்து நிற்பதுதான் ஒழுக்கம் என்று நினைத்துவிடக்கூடாது. அது ஒழுக்கத்தைக் காட்டுவதாக இருக்கலாம். அவ்வளவுதான். மனதிற்குள், "வந்துட்டான் சனியன்" என்று ஆசிரியரைத் திட்டிக்கொண்டுகூட ஒரு மாணவன் எழுந்து நிற்கலாம். மாணவன் எழுந்து நிற்கும்போது அவன் மனதும் எழுந்து நிற்கிறதா என்பதில்தான் அவனது ஒழுக்கம் உள்ளது.

ஒழுக்கம் ஒரு மாணவனுக்கு வருவதற்கு ஆசிரியரும், அவனது பெற்றோர்களும் பொறுப்பெடுத்துக் கொள்ள வேண்டும். மகனுடைய அல்லது மகளுடைய படிப்பில் அவர்கள் கவனம் செலுத்த வேண்டும் என்ற அர்த்தத்தில் இதைச் சொல்லவில்லை. உண்மையில் அவர்கள் முதலில் ஒழுக்கம் உள்ளவர்களாகஇருக்க வேண்டும். அல்லது குறைந்த பட்சம், குழந்தைகள் முன்னிலையிலாவது ஒழுக்கமுடன் நடந்து கொள்ள வேண்டும்.

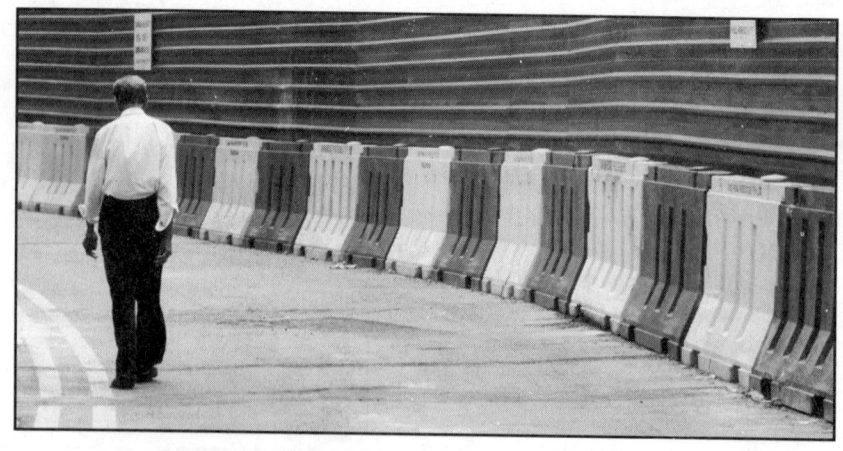

படு வேகமாகக் காரில் சென்ற டாமியின் தந்தையை போலீஸ் நிறுத்தினானாம். டாமியின் தந்தையோ எந்தவித கவலையும் இன்றி, ஒரு ஐம்பது ரூபாய் நோட்டை அந்த போலீஸிடம் கொடுக்க, அதை வாங்கிக்கொண்டு சலாம் போட்டுவிட்டுச் சென்றானாம் போலீஸ். தன் அருகில் அமர்ந்திருந்த டாமியிடம் தந்தை, "எல்லாரும் இதைத்தான் செய்கிறார்கள், தெரியுமில்ல?" என்றாராம்.

ஒரு முறை டாமியின் அம்மா கடையில் சாமான் வாங்கிவிட்டு பணம் கொடுத்தபோது, கடைக்காரன் தவறுதலாக அதிகமான பணத்தை அவளிடம் கொடுக்க, அவள் அதை வாங்கி சப்தமில்லாமல் வாலெட்டில் போட்டுக் கொண்டாளாம். பின் தன்னோடு வந்திருந்த டாமியிடம், "எல்லாரும் இதைத்தான் செய்கிறார்கள், தெரியுமில்ல?" என்றாளாம்.

ஒரு முறை தேர்வில் காப்பியடித்ததாக டாமியின் மீதுஅவன் படிக்கும் பள்ளியின் தலைமை ஆசிரியரிடமிருந்து அவன் பெற்றோர்களுக்குப் புகார் வந்ததாம். டாமியை கோபமாக அவன் பெற்றோர் விசாரித்தபோது அவன் பதிலுக்கு, "எல்லாரும் இதைத்தான் செய்கிறார்கள், தெரியுமில்ல?" என்றானாம் !

ஒழுக்கத்துக்கும் படிப்புக்கும் எல்லாவிதமான சம்பந்தமும் இருக்கிறது. ஒழுக்கம் கெட்டால் எல்லாமே கெட்டுப்போன மாதிரி என்று காந்திஜி சொன்னது நம் அனைவருக்கும் தெரியும். 'கெட்டில்' (kettle) என்ற ஆங்கில வார்த்தையின் 'ஸ்பெல்லிங்'கை காந்தி தவறாக எழுதியபோது, பக்கத்து மாணவனைப் பார்த்துக் காப்பியடித்துச் சரியாக எழுதும்படி ஆசிரியரே வழிகாட்டினார்.

24

> பில்கேட்ஸ் ஒரு நாளைக்கு பதினான்கு மணி நேரம் வேலை செய்வாராம் காரணம் ஒரு நல்ல பழக்கத்திற்கு அவர் வாழ்க்கை நெறிப்பட்டுவிட்டது

ஆனால் காந்தி அப்படிச் செய்யாமல் தவறாகவே எழுதினார். ஏனெனில் அவருக்கு சரியான 'ஸ்பெல்லிங்'கைவிட தவறாத ஒழுக்கம் முக்கியமானது. அப்போது அவர் காப்பியடித்திருந்தால் நிச்சயம் அந்த இன்ஸ்பெக்டர் மற்றும் ஆசிரியரின் பாராட்டைப் பெற்றிருப்பார். ஆனால் நிச்சயம் நமக்கு ஒரு மகாத்மா கிடைத்திருக்க மாட்டார்.

ஒழுக்கம் என்பது இப்படித் தான் வாழ வேண்டும் என்ற ஒரு கட்டுப்பாட்டை நமக்கு நாமே விதித்துக் கொள்வது.

இப்படித்தான் என்றால் எப்படி வேண்டுமானாலும் என்று அர்த்தமல்ல. பரீட்சைக்கு முன்புவரை படிப்பதே இல்லை என்ற ஒரு 'கட்டுப்பாட்டை'க்கூட நமக்கு நாமே ரொம்ப பிரியமுடன் விதித்துக்கொண்டு இருக்கலாமல்லவா? அதை ஒழுக்கம் என்று சொல்ல முடியுமா?

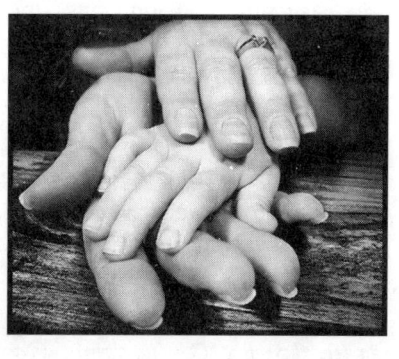

எந்த கட்டுப்பாட்டினால் நம் மனது நம்மை உறுத்தவில்லையோ, எந்த பழக்கங்கள் இருந்தால் நம்மை அடுத்தவர் பார்த்து வியந்து போற்றுவார்களோ, அத்தகைய கட்டுப்பாட்டைத் தான் நான் ஒழுக்கம் என்று சொல்கிறேன். வேறு வகையில் சொல்வதானால், எதை நாம் ரகசியமாகச் செய்கிறோமோ அதையே பலர் முன்னிலையிலும் கூச்சமின்றி செய்ய முடியுமெனில் அதில் ஒழுக்கம் உள்ளது என்று அர்த்தம். (இதற்கு சில விதிவிலக்கான காரியங்களும் உண்டு என்பதைச் சொல்ல வேண்டியதில்லை).

பலர் முன்னிலையில் எதைச் செய்வதற்கு நாம் வெட்கப்படுவோமோ அதை நாம் ரகசியமாகவும் செய்யாதவர்களாக இருந்தால் நமக்கு ஒழுக்கம் இருப்பதாக அர்த்தம்.

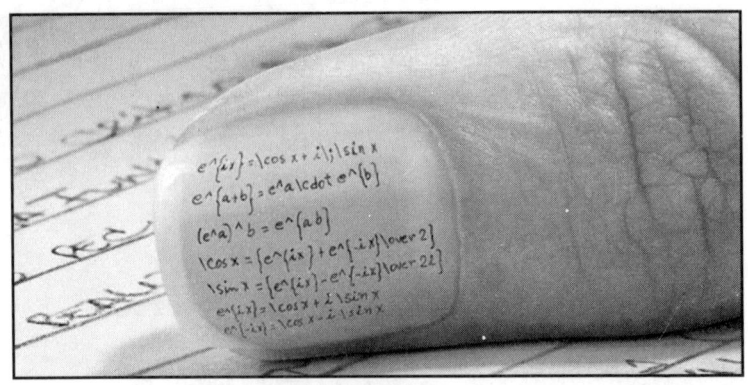

சுருக்கமாகச் சொல்வதானால், ஒழுக்கம் என்பது ஒருவிதமான சுயகட்டுப்பாடாகும். இந்த ஒழுக்கம் இல்லாமல் எந்த சாதனையும், எந்த வெற்றியும் சாத்தியமில்லை.

காலையில் ஐந்து அல்லது ஆறு மணிக்கெல்லாம் விழித்து விட வேண்டும் என்று ஒரு முடிவு எடுத்து அதன்படி நடக்க, அதாவது விழிக்க, முயற்சி எடுத்து அதற்கு பழக்கமாகிவிட்டால் அந்த ஒழுக்கம் வந்துவிட்டதென்று அர்த்தம். ஏன் காலையில் சீக்கிரம் விழிக்க வேண்டும்? என்று கேள்வி கேட்டு, தாமதமாக விழிப்பதையே, அல்லது இஷ்டப்பட்டபோது விழிப்பதையே பழக்கமாகக் கொண்டிருந்தால் அதை நான் ஒழுக்கம் என்று சொல்ல மாட்டேன். காரணம், வாழ்வில் முன்னேறியவர்களுடைய பாதையாக அது இருக்கவில்லை.

ஜவாஹர்லால் நேரு நான்கு மணி நேரம்தான் தூங்குவாராம். பில்கேட்ஸ் ஒரு நாளைக்கு பதினான்கு மணி நேரம் வேலை செய்வாராம். இன்றும்கூட. ஏன், உலகின் 'டாப்' கோடீஸ்வரனாகிவிட்ட பிறகாவது அந்த பழக்கத்தை விட்டுவிட்டு சிறிது ஓய்வெடுத்துக் கொள்ளலாமில்லையா? அப்படிச் செய்ய அவரால் முடியாது. காரணம் ஒரு நல்ல பழக்கத்திற்கு அவர் வாழ்க்கை நெறிப்பட்டுவிட்டது. சோம்பேறித்தனம், ஓய்வு என்பதற்கெல்லாம் அவரது அகராதியில் அர்த்தம் கிடையாது.

எனக்கு இந்த இடத்தில் இரண்டு மாணவர்களின் நினைவு வருகிறது. ஒருவர் என் தம்பி. அவர் படித்த முறை எனக்கு இன்னும் நினைவிலிருக்கிறது. அவர் சி.ஏ. படிக்கும்போது ஒரு முறைப்படி படித்தார். உதாரணமாக, ஒரு பத்து வருட கேள்வித்தாள்களை நூலகத்திலிருந்து எடுத்துப் பார்ப்பார். அதிலிருந்து அடிக்கடி கேட்கப்படுகின்ற கேள்விகள் என்று ஒரு 'லிஸ்ட்' தயார் செய்வார். பின் அந்த கேள்விகளுக்கெல்லாம் பல புத்தகங்களைப் படித்தும், பல விரிவுரையாளர்களிடம்

நேரடியாகக் கேட்டும் ஒட்டுமொத்தமான பதில்களைத் தயார் செய்வார். அதாவது, ஒரு குறிப்பிட்ட கேள்விக்கு இதற்கு மேல் பதில் இல்லை, இதைவிட சிறப்பாகவும் இல்லை என்று அவர் மனது ஒத்துக்கொள்ளும்வரை பதிலை மெருகூட்டிக்கொண்டே இருப்பார். ஒரு கிடாரை தட்டித் தட்டி கம்பிகளைத் தான் - ட்யூன் செய்வது மாதிரி. கடைசியில், திருப்தியான விடை கிடைத்த பிறகு, அதைப் படித்து, புரிந்து, மனனம் செய்தும் வைத்துக்கொள்வார்.

> **25**
> வாரத்தில் ஒரு நாள் அவர் தனக்குத்தானே விருந்து கொடுத்துக் கொள்வார். என்ன தெரியுமா? ஒரு 'ப்ரட் ஸ்லைஸ்' உடன் ஒரு ஆம்லெட்!

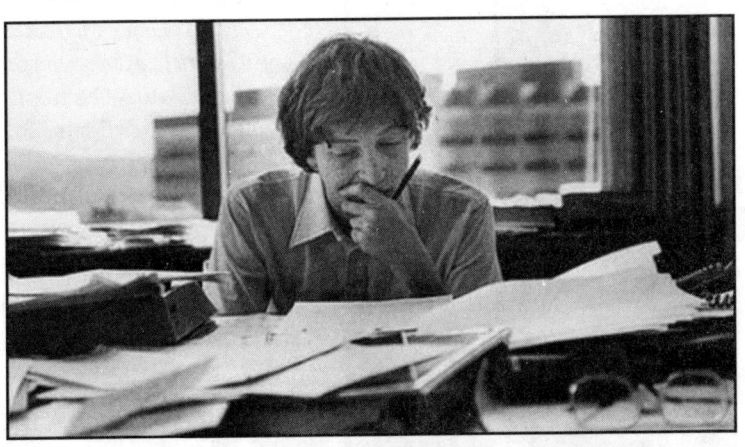

பின் கேள்வித்தாள்களில் இருந்து அடிக்கடி கேட்கப்படாத கேள்விகள், மற்றும் அதுவரை கேட்கவேபடாத கேள்விகள் என்று இன்னொரு 'லிஸ்ட்' தயாரிப்பார். முன்போலவே அவைகளுக்கும் பதில்களைத் தயார் செய்வார். இப்படித் தயார் செய்தவற்றை தினமும் எழுதி எழுதிப் பார்ப்பார். குறிப்பிட்ட நேரத்திற்குள் ஒரு கேள்வி சம்பந்தப்பட்ட அத்தனை 'பாயின்ட்டு'களையும் எழுத முடிகிறதா என்று 'செக்' பண்ணுவார். என்னிடம் வாட்ச்சைப் பார்த்துக் கொள்ளச் சொல்வார். ஏதோ ஒலிம்பிக் ஓட்டப் பந்தயத்திற்கு தயாராவது மாதிரி இருந்தது எனக்கு. அவ்வளவு அக்கறை தேவையா என்று நான்கூட நினைத்தேன்.

கடைசியில் சி.ஏ.ரிசல்ட் வந்தபோதுதான் அவருடைய உழைப்பின் மகிமை எனக்குப் புரிந்தது. வெறும் எண்களாக ஒரு ஐம்பது பக்கம் இருந்த அந்த ரிசல்ட் புத்தகத்தில் அந்த வருடம் 'பாஸ்' ஆகியிருந்த ஒரே முஸ்லிம் மாணவர் அவராகவே இருந்தார்! அதுமட்டுமல்ல, அவர் ஆடிட்டரிடம் பயின்ற ஆறு பேர்களில் தேறியதும் அவர் ஒருவரே! அவர் இப்போது சிங்கப்பூரில் சொந்த கம்பெனி வைத்து ஆடிட்டராக இருக்கிறார்! அவருடைய மாத வருமானம் பல லட்சங்கள்!

இன்னொரு ஆள் மேரி க்யூரி அம்மையார். ரேடியம் கண்டுபிடித்தாரே அவரேதான். அவர் போலந்து நாட்டைச் சேர்ந்தவர். அவருக்கு ஒரு அக்கா இருந்தார். அந்த அக்கா மருத்துவராக விரும்பினார். அதற்காக இந்த தங்கை ஊரில் ட்யூஷன் எடுத்து அந்த பணத்தை ஃப்ரான்ஸ் நாட்டில் தன் அக்கா மருத்துவம் படிப்பதற்காக அனுப்பினார்! சகோதரிகள் இருவரும் செய்துகொண்ட ஒப்பந்தம் என்னவெனில், அக்கா படித்து, மருத்துவரான பிறகு, தனது தொழிலில் வரும் வருமானத்தில் தங்கையை பல்கலைக்கழகத்தில் சேர்த்து மேற்படிப்பு படிக்க வைப்பது! இந்த ஒப்பந்தத்தின்படி தங்கை ஐந்து ஆண்டுகள் வேலை பார்த்து தன் அக்காவைப் படிக்க வைத்தார்!

பிறகு மேரி பாரிஸுக்குப் படிக்கச் சென்றார். வகுப்பில் முதல் பென்ச்சில்தான் எப்போதும் உட்காருவாராம். (அப்போ கடைசி பென்ச்சில் உட்காருபவர்களெல்லாம் முட்டாள்களா என்று கேட்பதற்காக இதைச் சொல்லவில்லை. இது ஒரு உண்மையான வரலாற்றுத் தகவல். அவ்வளவுதான். ஆசிரியர் சொல்வது நன்றாக காதில்விழ வேண்டும் என்று மேரி அப்படி உட்கார்ந்திருக்கலாம். அல்லது காலியாக

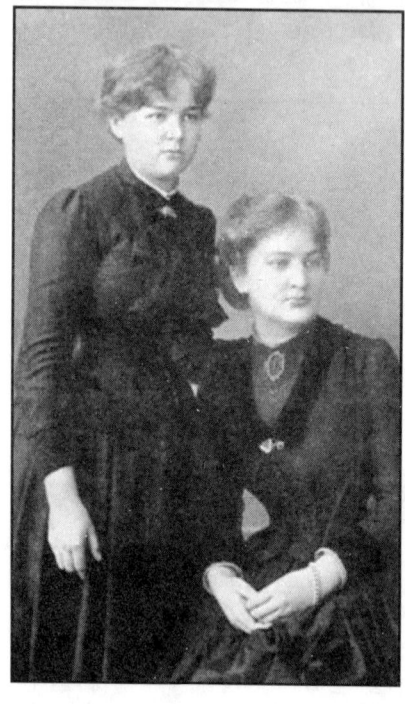

26

வெற்றி பெற விரும்புபவன் இடையில் விடவே மாட்டான். இடையில் விட்டுவிடுபவன் வெற்றிபெற மாட்டான்

இருந்த வகுப்பில் முதலில் நுழைந்த அவர் முதல் பென்ச்சில்உட்கார்ந்திருக்கலாம். முதல் பென்ச்முட்டாளாகவும் ஒருவர் இருக்கலாம். கடைசி பென்ச் கணித மேதையாகவும் இருக்கலாம்.)

வகுப்பு முடிந்த பிறகு மேரி நேரே நூலகத்துக்குச் செல்வார். அது மூடும் வரை அங்கிருந்து புத்தகங்களைப் படித்த பிறகு, நூல்களை அணைத்தவாறே சுமந்து கொண்டு, அவர் தங்கியிருந்த அறைக்கு வந்து, கதவைக் கூடத் திறக்காமல், வாசலிலேயே அமர்ந்து, மெழுகுவர்த்தி ஏற்றி படிக்க ஆரம்பிப்பாராம். (மின்சாரம் வராத ஃப்ரான்ஸ் அப்போது) எவ்வளவு நேரம் என்கிறீர்கள்? உடல் சோர்ந்து தூங்கி விழும்வரை! அப்படி ஒரு நாள் இரண்டு நாள் அல்ல. மாசக் கணக்கில், வருஷக் கணக்கில் அப்படித்தான்.

வாரத்தில் ஒரு நாள் அவர் தனக்குத்தானே விருந்து கொடுத்துக் கொள்வார். என்ன தெரியுமா? ஒரு 'ப்ரட் ஸ்லைஸ்' உடன் ஒரு ஆம்லெட்! ஆம். அதுதான் அவர் விருந்தாக இருந்தது! பல நாட்கள் பட்டினியின் காரணமாக மயங்கி விழுந்திருக்கிறார்.

இந்த கஷ்டங்களுக்கும் மன உறுதிக்கும் உழைப்புக்கும் பலனில்லாமல் போகவில்லை. மனிதகுல வரலாற்றிலேயே இரண்டு முறை வாழ்நாளில் நோபல்பரிசு பெற்ற ஒரே மஹா மனுஷி மேரிக்யூரிதான். அதைப் போய் வாங்கக்கூட அவருக்கு காசில்லாமல் இருந்தது வேறு விஷயம்.

தனிமனிதர்களுடைய வரலாற்றில் என்னை மிகவும் உலுக்கிய மிகச்சில வாழ்க்கைகளில் மேரிக்யூரியின் வாழ்க்கையும் ஒன்று. அந்த தூய வாழ்வின் அர்ப்பணமும் ஒழுக்கமும் ஒவ்வொரு மாணவனுக்கும் வரவேண்டியது அவசியம்.

மேற்கூறிய உதாரணத்தில் பார்த்ததைப்போல சாப்பாட்டுக்குக் கஷ்டப்பட்டுப் படிக்க வேண்டும் என்று கூறவரவில்லை. ஆனால் லட்சிய வெறி கொண்டவர்களாக நாமும் மாறிவிட்டால் சோம்பேறித்தனம் நம்மைவிட்டுப் பறந்து போய்விடும். அதன் விளைவாக சாதனைகளை நம் காலடியில் போட்டுக் கொள்ளலாம்.

இதற்கெல்லாம் முதற்படி அடுத்தவன் மீது பழியைத் தூக்கிப் போடாமல் இருக்கப் பழகிக் கொள்வது. அடுத்து நாம் ஏற்படுத்திக்கொள்ள வேண்டியது தொடர்ந்த முயற்சி. அல்லது விடாமுயற்சி. The quitter never wins. The winner never quits என்று ஆங்கிலத்தில் ஒரு அழகான முதுமொழி உள்ளது. அதாவது வெற்றி பெற விரும்புபவன் இடையில் விடவே மாட்டான். இடையில் விட்டுவிடுபவன் வெற்றிபெற மாட்டான் என்று அர்த்தம்.

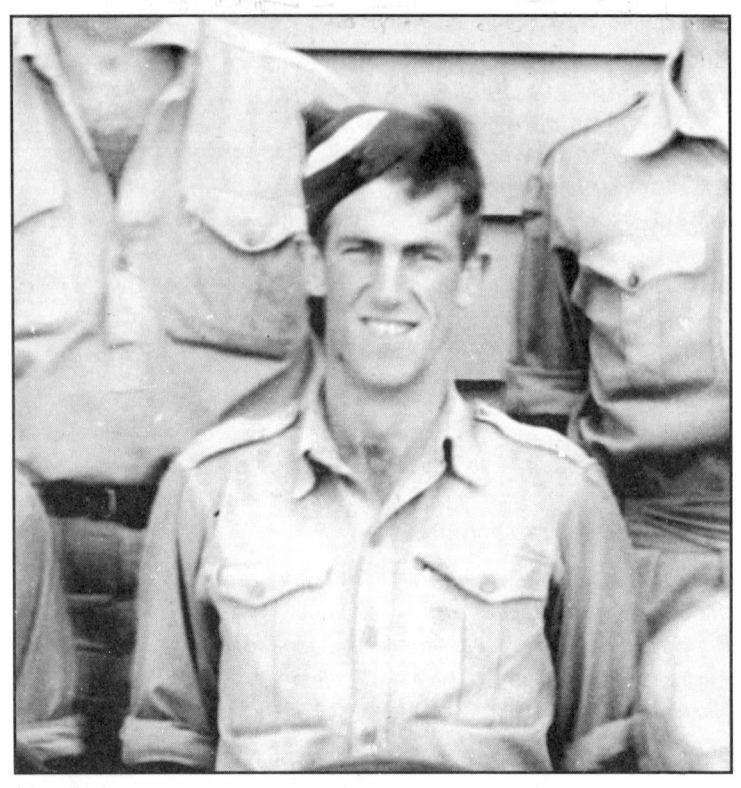

1952ஆம் ஆண்டு எட்மன்ட் ஹில்லரி எவரெஸ்ட் சிகரத்தின்மீது ஏற முயன்றார். ஆனால் முடியவில்லை. தோற்று கீழே இறங்கினார். எனினும் அவர் விட்டுவிடவில்லை. வீட்டுக்கு வந்த பிறகு என்ன செய்தார் தெரியுமா? சின்னக் குழந்தை மாதிரி ஒரு விளையாட்டு விளையாடினார். எவரெஸ்ட் சிகரத்தை ஒரு தாளில் வரைந்து கொண்டார். பிறகு ஒவ்வொரு நாளும் அதோடு உரத்த குரலில் பேசினார். என்ன பேசினார் தெரியுமா?

"ஓ எவரெஸ்ட்டே! முதல் முறை நீ என்னை தோற்கடித்து விட்டாய். ஆனால் நான் உன்னை நிச்சயம் தோற்கடிப்பேன். அடுத்தமுறை எனக்கு வெற்றி நிச்சயம். ஏனெனில், நீ வளரவேண்டிய உயரமெல்லாம் ஏற்கனவே வளர்ந்து விட்டாய். இனிமேல் நீ வளரப் போவதில்லை. ஆனால் நான் வளர்ந்து கொண்டே இருக்கிறேன்" என்று சொன்னார்!

27

அர்ஜுனனை விட சிறப்பாக அம்பெய்யும் வித்தையை ஏகலைவன் கற்றதற்கு அவனுடைய தொடர்ந்த முயற்சியும் பயிற்சியும், அவனுடைய கற்பனையை அவன் பயன்படுத்திய விதமும்தான் காரணம்

அடுத்த ஆண்டு, மே மாதம் 23ஆம் தேதி, 29,028 அடி உயரமிருந்த எவரெஸ்ட்டில் ஏறிய முதல் மனிதன் என்ற பெருமையைப் பெற்றார் என்பது வரலாறு!

சோம்பேறித்தனம் ஒருவிதமான தாழ்வு மனப்பான்மையை வளர்க்கிறது. இதையே தலைகீழாகப் பார்ப்போமேயானால், தாழ்வு மனப்பான்மையே சோம்பேறித்தனத்தை வளர்ப்பதாகவும் இருக்கிறது. ஒரு குறிப்பிட்ட சமூகத்தைச் சேர்ந்த மாணவர்கள் இந்த வியாதியினால் அவதிப்படுவதை நான் காண்கிறேன். அமெரிக்காவில் நடந்த கதை ஒன்று உண்டு.

ஒரு பலூன் வியாபாரி ஒருவன் பலூன்களை விற்றுக் கொண்டே சென்றான். குழந்தைகள் அவனை ஆர்வமுடன் சுற்றிக் கொண்டனர். முதலில் அவன் பச்சை நிற பலூன் ஒன்றை வானில் விட்டான். அது பறந்து மேலே மேலே போனது. பிறகு வெள்ளை நிறத்தில் ஒன்றை விட்டான். அதுவும் மேலே மேலே பறந்துபோனது. அதைப் பார்த்துக் கொண்டிருந்த ஒரு கருப்புக் குழந்தை அவனிடம் வந்து, "கருப்பு நிறத்தில் பலூன் விட்டால் அது மேலே போகுமா?" என்று கேட்டதாம்.

இந்த நிகழ்ச்சியை அல்லது கதையைப் படித்தபோது நான் கொஞ்சம் சோகமாகிப் போனேன். ஒரு குழந்தையின் ரத்தத்தில் தாழ்வு மனப்பான்மையை கலந்து விட்ட ஒரு கலாச்சாரத்தை எண்ணி கோபம்கோபமாக வந்தது. அந்தக் குழந்தையின்

கேள்விக்கு அந்த பலூன்காரன் ஒரு அருமையான பதிலைச் சொன்னான்.

"பலூன் மேலே போவதற்கு நிறம் காரணமல்ல குழந்தாய். மேலே அனுப்பக்கூடிய விஷயம் உள்ளே இருந்தால் எந்த பலூனும் மேலே போகும்."

இது அமெரிக்காவில் நடந்த கதை மட்டுமல்ல. நம் நாட்டிலும் நடக்கும் கதைதான். நமது மாணவர்களில் பெரும்பாலோரின் நிலையும் இதுவாகத்தான் உள்ளது. மேலே மேலே போகின்ற அல்லது போக வைக்கின்ற விஷயத்தை உள்ளே வைத்துக்கொள்ளுங்கள். அதற்குத் தடையாக இருக்கின்ற சோம்பேறித்தனம், கோழைத்தனம் போன்ற எல்லா 'தனம்'களையும், தாழ்வு மனப்பான்மை போன்ற எல்லா 'பான்மை'களையும் விட்டு நீங்குங்கள். இன்றைய மாணவத் தேவை இதுதான்.

ஒரு கழுகின் முட்டையைக் கொண்டுபோய் ஒருவன் கோழிமுட்டைகளோடு வைத்துவிட்டானாம். கோழிக் குஞ்சுகளோடு ஒரு கழுகுக் குஞ்சும் வெளிவந்தது. ஆனால் அதுவும் ஒரு கோழிக் குஞ்சாகவே தனது வாழ்வைத் துவங்கியது. ஒரு நாள் ஒரு கழுகு ஆகாயத்தில் வெகு உயரத்தில் பறப்பதை அது பார்த்தது. பக்கத்தில் இருந்த அதன் சகோதரிக் குஞ்சு சொன்னதாம், "அது கழுகு. கழுகுகள் ஆகாயத்தில் வெகு உயரத்தில் பறக்கும். நம்மாலெல்லாம் முடியாது". அதை நம்பிய அந்த கழுகுக் குஞ்சும் பறப்பதற்கு எந்த முயற்சியும் செய்யாமல் கடைசிவரை கோழிக்குஞ்சாகவே வாழ்ந்து மடிந்தது.

பல மாணவர்களுடைய நிலை இப்படித்தான் உள்ளது. கல்விதான் நாம் எதன் முட்டை என்று நமக்குக் கற்றுக் கொடுக்கின்ற ஒன்றாகும். இதை மாணவர்கள் தெளிவாகப் புரிந்து கொள்ளவேண்டும். அர்ஜுனனைவிட சிறப்பாக அம்பெய்யும் வித்தையை ஏகலைவன் கற்றதற்கு அவனுடைய தொடர்ந்த முயற்சியும் பயிற்சியும், அவனுடைய கற்பனையை அவன் பயன்படுத்திய விதமும்தான் காரணம் என்பதே அந்தக் கதையில் மஹாபாரதம் நமக்குச் சொல்லும் செய்தி.

இந்தியாவைப் பொறுத்தவரை ஒரு சமுதாயத்தவருக்கு அல்லது சில சமுதாயத்தவருக்கு வேறுசில சுயநலச் சமுதாயத்தினர் தாழ்வு மனப்பான்மையை வளர்க்கும் விதமான சாயங்களைப் பூசி வைத்திருக்கின்றனர். காலம் காலமாக. சிலரால்தான் நன்றாக படிக்க முடியும் என்றும் சிலரால் அவ்வாறு முடியாதென்றும் மாணவர்கள் நினைக்கும்

28

சோம்பேறித் தனத்தை விரட்டுகின்ற பொறுப்பை எடுத்துக்கொள்வதற்கு வயது தேவையில்லை. வெறி இருந்தால் போதும். கடுமையாக உழைத்து வெற்றிபெற வேண்டும். அதற்கான நம்பிக்கையும் சுயகட்டுப்பாடும் நமக்கு வர வேண்டும்

நிலைமை ஏற்பட்டுள்ளது. அந்தச் சாயத்தின் எச்சங்கள் இன்றும் ஒட்டிக்கொண்டுள்ளன. அவற்றைச் சுரண்டி எடுக்கும் காரியங்களும் நடந்துகொண்டுதான் உள்ளன. எனினும் மற்றவர்கள் சுரண்டி எடுப்பதற்குள் நமது வாழ்க்கையே முடிந்துவிடலாம். எனவே நம்மிடமுள்ள அழுக்கையெல்லாம் துடைத்து, தேய்த்து, சுரண்டி இன்னும் என்னென்னவோ செய்து சுத்தப்படுத்துகின்ற வேலையை இனி நாமே செய்துகொள்ள வேண்டும். அதற்காகத்தான் இதைச் சொல்கிறேன்.

ஒருவரை ஒருவர் குறை சொல்லிக்கொண்டு காலம் கழிப்பதில் எந்தப் பயனுமில்லை. ஒருவர் தனது கர்சீஃபைக் காணவில்லை என்று தன் அடுத்த வீட்டுக்காரர்தான் எடுத்தார் என்று குறை சொன்னாராம். கடைசியில் தனது பாக்கெட்டிலேயே அது இருக்கக் கண்டு மன்னிப்புக் கேட்டாராம். அதற்கு அடுத்த வீட்டுக்காரர்,

> **“பரவாயில்லை, நீங்கள் என்னை ஒரு திருடர் என்று நினைத்தீர்கள். உங்களை ஒரு ஜென்டில்மேன் என்று நான் நினைத்தேன். நாம் இருவருமே தவறு செய்துவிட்டோம்”**

என்றாராம்!

இடைவிடாத முயற்சி யாருக்கும் வெற்றியைக் கொடுக்கும். வெற்றிக்கான தயார் நிலை என்பது சோம்பேறித்தனத்திற்கு இடம் கொடுக்காத தொடர்ந்த முயற்சிதான். ஸ்போர்ட்ஸ்டார் பத்திரிக்கையில் 1996ம் ஆண்டு ஜூலை 20 அன்று ஒரு கட்டுரை வெளியானது. ஜேனட் இவான்ஸ் என்ற ஒரு அமெரிக்கச் சிறுமியைப் பற்றியது அது. காலையில் ஐந்து மணிக்கு எழுந்து மூன்று மணி நேரம் நீச்சல் பயிற்சி செய்வாளாம். பின் பள்ளிக்கூடத்துக்குச் சென்று வந்தபிறகு இரண்டு மணி நேரம் மறுபடியும் நீச்சல். ஏன் இப்படி வருத்திக்கொள்கிறாய் என்று கேட்டதற்கு, “நான் ஒலிம்பிக்ஸில் கலந்து கொள்ளவேண்டும்“ என்று அவள் சொன்னாள். சொன்னமாதிரியே, 1988ல் அவளுக்கு 14 வயது இருந்தபோது கலந்து கொண்டாள். பின் 1992லும் 1996லும் கலந்து கொண்டாள். நான்கு

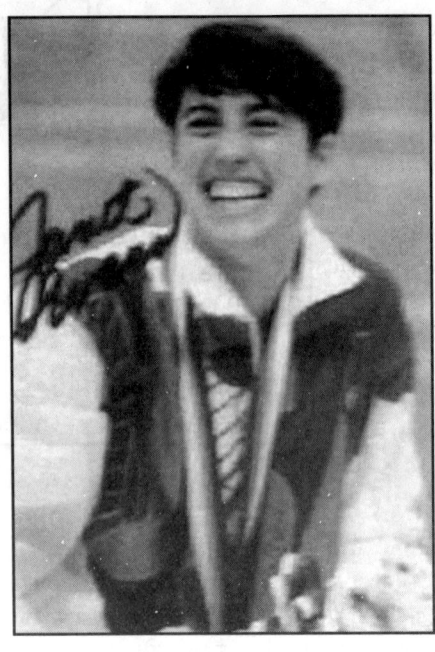

தங்க மெடல்களை ஒரே ஒலிம்பிக்ஸில் பெற்றாள்.

எனவே சோம்பேறித் தனத்தை விரட்டுகின்ற பொறுப்பை எடுத்துக் கொள்வதற்கு வயது தேவையில்லை. வெறி இருந்தால் போதும். கடுமையாக உழைத்து வெற்றிபெற வேண்டும். அதற்கான நம்பிக்கையும் சுயகட்டுப்பாடும் நமக்கு வர வேண்டும். வந்துவிட்டால், எல்லாத் தேர்வுகளிலும் நமக்கு பறக்கும் வண்ணங்கள்தான்! அதாவது flying colours என்று ஆங்கிலத்தில் சொல்வார்களே அந்த வெற்றி மேல் வெற்றிதான். தனக்குத் தானே உதவி செய்பவர்களுக்குத்தான் இறைவனும் உதவி செய்வான். இறைவனின் உதவியைப் பெறவேண்டுமானால் நமக்கு நாமே முதலில் உதவி செய்யக் கற்றுக்கொள்ள வேண்டும். சோம்பேறிகளையும் தாழ்வு மனப்பான்மை கொண்டவர்களையும் இறைவன் விரும்புவான் என்று நினைக்கிறீர்களா?

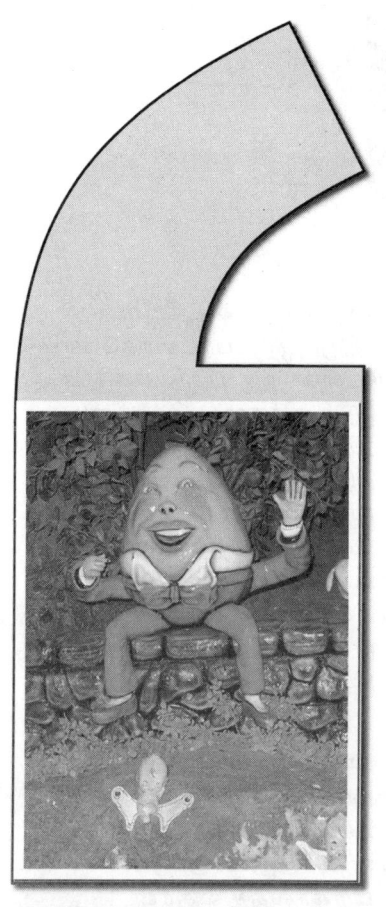

அஞ்சல குஞ்சம்
ஆறுமுக தாடி
ஏழுபளிங்கி
எட்டன கொட்டை
தம்மட ஹொய்யான்
துலாங்கு ராஜா
தூசியா ராஜா

வாய்ப்பாடு

மறப்பதைப் போல, நினைவு வைத்துக்கொள்வதும் மனிதனுக்கு இறைவனால் வழங்கப்பட்ட ஒரு அருட்கொடையாகும். ஆனால் மறப்பதை மட்டுமே நாம் பயன்படுத்துகிறோம்! அதுவும் நினைவாற்றலைப் பயன்படுத்த வேண்டிய இடத்திலெல்லாம்!

அத்தியாயம்

5

இதெல்லாம் என்ன என்று கேட்கிறீர்களா? எனக்கும் தெரியாது. இது ஒரு பாடலாகவோ அல்லது ஒரு நீண்ட பாடலின் ஒரு பகுதியாகவோ இருக்கலாம். ஒன்று மட்டும் நிச்சயம். மேற்கண்ட 'பாடல்' என் மண்டைக்குள் புகுந்து எப்படியும் நாற்பது ஆண்டுகள் இருக்கலாம். அல்லது முப்பத்தைந்து. ரொம்ப சின்ன வயதில் விளையாடும்போதோ பள்ளிக்கூடத்திலோ இது சொல்லப்பட்டிருக்கலாம். விஷயம் என்னவெனில், உள்ளே போட்டுக் கொண்டதை எந்தக் காலத்திலும் நம் மனது மறப்பதில்லை. நமக்குத் தேவையான மிக முக்கியமான விஷயம் இங்கே இதுதான்.

தெரிந்தோ தெரியாமலோ, விரும்பியோ விரும்பாமலோ நாம் சில விஷயங்களை மனப்பாடம் செய்து விடுகிறோம். ஆனால் அதன் அசுரப் பிரயோஜனம் பிற்காலத்தில்தான் உணரப்படுகிறது.

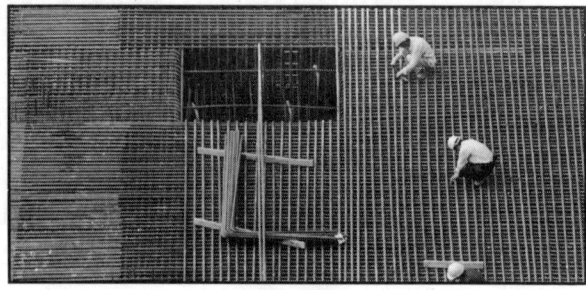

வாய்ப்பாட்டையே எடுத்துக் கொள்வோமே. நான் பள்ளிக்கூடத்தில் 11ஆம் வகுப்பு வரை தமிழ் மீடியத்தில்தான் படித்தேன். "த்ரீ தீரீஸ்ஆர்நைன்" என்று இன்று என் குழந்தைகள் படிப்பது எனக்கு வினோதமாக ஒலிக்கிறது. "மூவோன் மூனுமூவிரெண்டாறு மும்மூனுஒம்போது" என்பது உள்ளே ஊறிக்கிடக்கிறது. அதன் பயன்பாடு என்னோடு தொடர்ந்து வந்துகொண்டே இருக்கிறது. என் உயிர் உள்ளவரை தொடர்ந்து வந்துகொண்டே இருக்கும்.

29

மந்திரவாதி தனது தொப்பிக்குள்ளிருந்து ரிப்பனிலிருந்து முயல்குட்டிவரை வெளியே எடுத்துக்கொண்டிருப்பதைப் போல நமக்குள்ளிருந்து நம்மையறியாமல் உள்ளே சென்ற விஷயங்கள் அவ்வப்போது வெளியே வந்து ஆச்சரியத்தை ஏற்படுத்துகின்றன

இதற்காக அந்த வாய்ப்பாடுகளை எனக்குள் வலிந்து அல்லது அடித்துத் திணித்த ஆசிரியர்களுக்கு நான் நன்றி சொல்லக்கூட முடியாது. அவர்கள் யாரென்று இப்போது என்னால் சொல்லமுடியாது. அவர்களுடைய முகங்கள் நினைவில் இல்லை. ஆனால் அவர்கள் கொடுத்த அல்லது திணித்த அறிவின் முகம் இன்றுவரை அழகாகவும் பயனுள்ளதாகவும் உள்ளது. அவர்களை நன்றியோடு நான் இன்று நினைத்துப் பார்க்கத்தான் முடியும்.

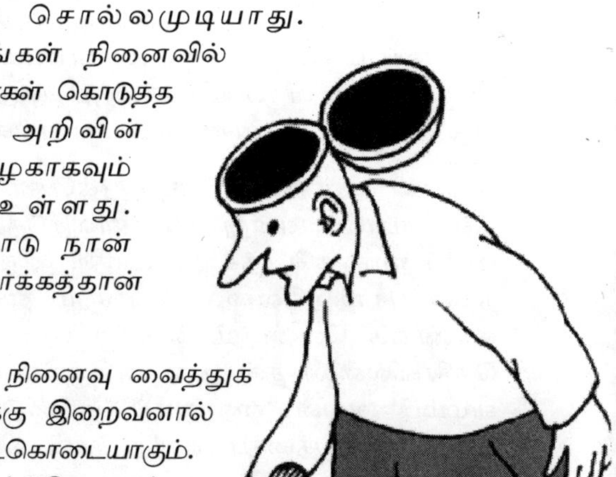

மறப்பதைப் போல, நினைவு வைத்துக் கொள்வதும் மனிதனுக்கு இறைவனால் வழங்கப்பட்ட ஒரு அருட்கொடையாகும். ஆனால் மறப்பதை மட்டுமே நாம் பயன்படுத்துகிறோம்! அதுவும் நினைவாற்றலைப் பயன்படுத்த வேண்டிய இடத்திலெல்லாம்! துக்கத்தையும் தோல்விகளையும் மட்டுமே நாம் மறந்துவிட வேண்டும்.

ஆனால் நாமோ நமக்கு வெற்றி தரக்கூடிய விஷயங்களையெல்லாம் மறந்துவிடுவதோடு, அவற்றை மறப்பதற்குத் தக்க காரணங்களையும் கண்டுபிடித்து வைத்துக் கொள்கிறோம்!

சரி அது போகட்டும். மனப்பாடம் செய்வதற்கு வருவோம். நமது விருப்பு வெறுப்புகள் வளராத காலகட்டத்தில் நமக்குள் திணிக்கப்பட்ட நல்லதையும் கெட்டதையும் நாம் மறக்காமல் மனப்பாடமாக வைத்திருக்கிறோம். வாய்ப்பாடு இதற்கு ஒரு நல்ல உதாரணம்.

ஐந்து வயதில் திருக்குறள் முழுவதையும் ஒப்பிக்கும் குழந்தைகளையும் திருக்குரானை ஒப்பிக்கும் குழந்தைகளையும் நாம் பார்க்கத்தானே செய்கிறோம்! ஆனால் இவை விருப்பு வெறுப்பை நாம் வளர்த்துக் கொள்ளாத காலகட்டத்தில் நிகழ்ந்து விடுகிறது. மந்திரவாதி தனது தொப்பிக்குள்ளிருந்து ரிப்பனிலிருந்து முயல்குட்டிவரை வெளியே எடுத்துக்கொண்டிருப்பதைப் போல நமக்குள்ளிருந்து நம்மையறியாமல் உள்ளே சென்ற விஷயங்கள் அவ்வப்போது வெளியே வந்து ஆச்சரியத்தை ஏற்படுத்துகின்றன. நமக்கென்று மாணவப் பருவத்தில் நாம் மனப்பாடம் செய்கின்ற காரியத்தை பெரும்பாலும் விருப்பமில்லாமலும் புரிந்து கொள்ளாமலும்தான் செய்கிறோம். அதனால் நடப்பது என்ன?

நான் பள்ளியில் படித்துக்கொண்டிருந்த காலத்தில் கங்கோபாஷா என்று ஒரு பள்ளித்தோழன் இருந்தான். ஆள் பார்ப்பதற்கு கடோத்கஜன் மாதிரி இருப்பான். (கடோத்கஜனை நான் பார்த்ததில்லை. எனினும் என் நண்பனை அப்படி வர்ணிக்க வேண்டும் என்றே தோன்றுகிறது. ஏன் என்று தெரியவில்லை). தன் அசுர ஆகிருதியை தூக்கித் தரையிலிருந்து எழும்பி அவன் ‘ஹைஜம்ப்’ தாண்டும்போதெல்லாம் அந்த உலக அதிசயத்தைப் பார்த்து நான் வியக்காத நாளே இல்லை எனலாம்.

பரீட்சை நாட்களில் எல்லாம் எங்கள் ஊரில் இருக்கும் தர்காவில்தான் நாங்கள் இரவில் படுப்போம். இரவு முழுவதும் ஒருவருக்கொருவர் மனப்பாடம் பண்ணியதை சொல்லிக் காட்டிக் கொள்வோம். அவன் ஒருமுறை ஒரு கட்டுரை அல்லது கதையை மனப்பாடம் செய்ததை என்னிடம் சொல்லிக் காட்டினான். ஒரு ஏழு பக்கம் இருந்த அந்த கட்டுரையை ஒரு பிழையுமில்லாமல் அவன் சொல்லிக்கொண்டே வந்தான். கட்டுரை முடியப்போகும் கடைசிப் பாராவுக்கு முதல்

பாராவில் "in the future" என்று ஒரு வாக்கியம் வந்தது. அதை அவன், "இந்தி ஃப்யூட்டுரே" என்று உச்சரித்தான். எனக்கு future-ஐ 'ஃப்யூச்சர்' என்று சொல்லித்தான் பழக்கம். அவன் 'ஃப்யூட்டுரே' என்றதும், நான் அவனை நிறுத்தி, "அது ஃப்யூச்சர்" என்றேன். அவ்வளவுதான். "உஸ்" என்று நெற்றியில் கை வைத்து எழவு விழுந்துவிட்ட மாதிரி உட்கார்ந்து கொண்டான்.

30

தமிழ் இலக்கணப் பாடத்தில் வாக்கியங்களைப் பிரிப்பதற்கு நேர் நேர் தேமா, நிறை நேர் புளிமா போன்ற விதிகள் உண்டு. அது நன்கு தெரிந்தால் திருக்குறளை அக்குவேறு ஆணி வேறாக பிரித்துப் பிரித்துக் கோர்க்கலாம்

என்னடா என்றேன். "போடா, நீ ஒண்ணும் திருத்தாதே. எனக்கு எல்லாம் மறந்து போச்சு" என்று சொல்லிவிட்டு மறுபடி முதல் பக்கம் முதல் பாரா முதல் வாக்கியம் Once upon a time இலிருந்து ஆரம்பித்து கடகடவெனப் போய், அதே வேகத்தில் "இந்தி ஃப்யூட்டுரே" என்று சொன்னதும்தான் அடுத்த வார்த்தை அவனுக்கு வந்தது!

இது மனப்பாடமல்ல. மனசில் இல்லாத பாடம். மனப்பாடம் செய்வதென்பது விரும்பி விரும்பி உண்டியலில் காசு போடுவது மாதிரி. வெறுப்புடன் தூக்கி குப்பைக்கூடையில் எறிந்ததை பின் தேவை கருதி டென்ஷனுடன் தேடுவது மாதிரியான காரியம் அல்ல. கடம் பண்ணுவது அல்லது உருட்டுவது என்று எங்கள் ஊரில் இதைச் சொல்வார்கள்! அர்த்தம் புரிந்துகொள்ளாமல் மனப்பாடம் செய்வதால் வரும் விளைவு என்று இதைச் சொல்லலாம். இவ்வாறு புரிந்துகொள்ளாமல் 'உருட்டுவது' முக்கியமான தருணங்களில் காலைவாரி விட்டுவிடுவதாக உள்ளது.

எனினும் சில விஷயங்களை மனப்பாடம் செய்து கொள்வதென்பது ஒரு மாணவனுடைய வாழ்வில் மிக முக்கியமான பங்கு வகிக்கிறது. மாணவர்களுக்குத் தேவையான, ஏன் எல்லா மனிதர்களுக்குமே வாழ்வின் எல்லா கட்டங்களிலும் தேவையான ஒன்றாக இந்த நினைவாற்றல் உள்ளது. மாணவர்களைப் பொறுத்தவரை இது ஒரு அத்தியாவசியமான தகுதி என்றே சொல்லலாம். இதை எப்படி வளர்த்துக் கொள்வது என்று தெரிந்து கொள்வது அவசியம்.

எல்லாப் பாடங்களுக்குமே இந்த மனப்பாடம் செய்கின்ற காரியம் பொருந்தும். உதாரணமாக வணிகப் பாடத்தில்

debit the receiver and credit the giver என்று ஒரு விதி உள்ளது. 'அக்கௌன்ட்ஸ்' போடுவதற்கு அடிப்படையான இது மனப்பாடமாக இருக்க வேண்டியது அவசியம். இது இல்லாமல் எதுவுமே செய்ய முடியாது. ஏனெனில் இதை அல்லது இதைப் போன்ற விதிகளை வைத்துத்தான் தலையணையைவிட மொத்தமாக உள்ள புத்தகத்தில் உள்ள கணக்குகளை எல்லாம் போடமுடியும். இல்லையெனில் அவைகளின்மீது தலைவைத்து தூங்கத்தான் முடியும்.

தமிழ் இலக்கணப் பாடத்தில் வாக்கியங்களைப் பிரிப்பதற்கு நேர் நேர் தேமா, நிறை நேர் புளிமா போன்ற விதிகள் உண்டு. அது நன்கு தெரிந்தால் திருக்குறளை அக்குவேறு ஆணி வேறாக பிரித்துப் பிரித்துக் கோர்க்கலாம். (அது தெரியாமலேயே மாணவர்கள் பிச்சுவிடுகிறார்கள் என்பது வேறு விஷயம்). அது மனப்பாடமாக ஆக வேண்டுமென்றுதான்

ஒரு பாட்டைப்போல அது சொல்லித்தரப் படுகிறது. ஏனெனில் இசைக்கும் அதன் சொந்தங்களான சந்தம், சப்த ஒழுங்கு போன்ற விஷயங்களுக்கும் மனதில் பசை மாதிரி ஒட்டிக்கொள்ளும் குணம் உண்டு. பேருந்தில்கூட, "தலை, கைகளை வெளியே நீட்டாதீர்" என்று போடுவதற்கு பதிலாக "கரம், சிரம், புறம் நீட்டாதீர்" என்று போட்டிருப்பதை நாம் அறிவோம். ஏன்? மனதில் பதியவேண்டும் என்பதற்காகத்தான். தமிழ் கலாச்சாரமே இசையோடு கூடிய கலாச்சாரம்தான்.

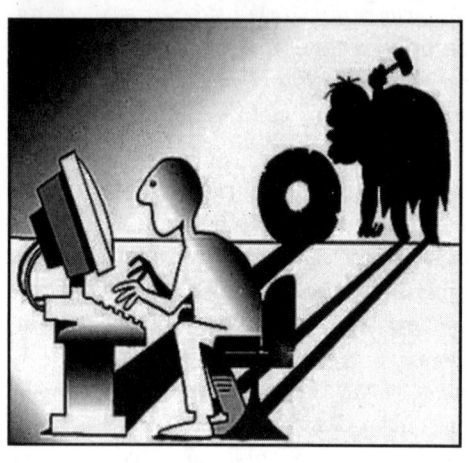

மனப்பாடமே செய்யாமல் சும்மா புரிந்து கொண்டு மட்டும் படிக்க முடியும் என்று நினைப்பது முட்டாள்தனமான வாதம் என்றுகூடச் சொல்வேன். எதுவுமே புரியாமல் மனப்பாடம் செய்ய முடியும்தான். என்றாலும் அது எந்த நேரத்திலும் நம்மை காலை வாரிவிட்டுவிடும் அபாயம் உள்ளது. கங்கோபாஷா விஷயத்தில் நடந்த மாதிரி.

ஒருத்தி, "ராமு திஎலிஃபன்ட், ராமு திஎலிஃபன்ட்" என்று மூச்சு விடாமல் சொல்லிக்கொண்டே இருப்பாள்.

மனப்பாடம் செய்வதற்காக. கொஞ்சம் நிறுத்தி, ராமு என்று ஒரு பெயரும் எலிஃபன்ட் என்று ஒரு பெயரும் உள்ளது என்றும், அந்த யானையின் பெயர்தான் ராமு என்றும் புரிந்து கொண்டு படித்தால், ஒரு சில முறைகள் படித்தாலும் மனப்பாடம் ஆகிவிடும்.

எத்தனை சூப்பர் கம்ப்யூட்டர்கள் இணைந்தாலும் ஒரு சின்ன மனிதனுடைய மூளையின் நினைவுப் பகுதியை மிஞ்ச முடியாது.

31

அதோடு, ராமு என்ற ஒரு குண்டான பையனை நினைத்துக் கொண்டாலோ அப்படி ஒரு குண்டுப் பையன் உண்மையில் இல்லாவிட்டாலும் சரி அல்லது நமக்குத் தெரிந்த ஒரு யானைக்கு ராமு என்று நாமே கற்பனையில் பெயர் வைத்துவிட்டாலோ இன்னும் எளிதாக மனதில் பதிந்துவிடும்.

இல்லையெனில் ஓட்டை ரிகார்டு மாதிரி சொன்னதையே சொல்லிக் கொண்டிருக்க வேண்டியதுதான். "தந்தை மகற்காற்றும் நன்றி" என்று ஒரு குறளில் பாதியைச் சொல்வதற்குள், "தந்தை, தந்தை" என்று தந்தைகளின் எண்ணிக்கையைக் கூட்டிக்கொண்டே போய், அம்மாக்களுக்கு அவமானத்தை ஏற்படுத்திக் கொண்டு!

எதையுமே மனப்பாடம் செய்வதற்கு அல்லது நமது நினை வாற்றலை வளர்த்துக்கொள்வதற்கு எத்தனையோ வழிமுறைகள் உள்ளன. எனினும் அதில் மிக முக்கியமானஒன்றையே பல பெயர்களிலும் பல ஆங்கில நூல்களில் அதன் ஆசிரியர்கள் பிரஸ்தாபிக்கின்றனர். அதை 'நிமோனிக்டிவைஸ்' (mnemonic device) என்றும் 'அசோசியேஷன் டெக்னிக்' (association technique) என்றும் சொல்கிறார்கள். 'கற்பனையை உபயோகித்து மனதில் பதிப்பது' என்று நான் அதைச் சொல்வேன். புரியாத ஒன்றை, நன்கு புரிந்த ஆனால் சம்பந்தமில்லாத ஒன்றோடு வேண்டுமென்றே இணைத்து மனதில் பதிப்பது என்றும் சொல்லலாம்.

இந்த உத்தியை மாணவர்கள் புரிந்து கொள்வது மிகவும் அவசியம். இந்த முறையை எல்லாப் பாடங்களுக்கும் பயன்படுத்தலாம். அதற்குமுன் மனித மூளைக்கு இருக்கின்ற நினைவாற்றல் என்ற சக்தியின் அளவைப்பற்றி கொஞ்சம் தெரிந்து கொள்வது நமக்கு மிகவும் உதவியாக இருக்கும்.

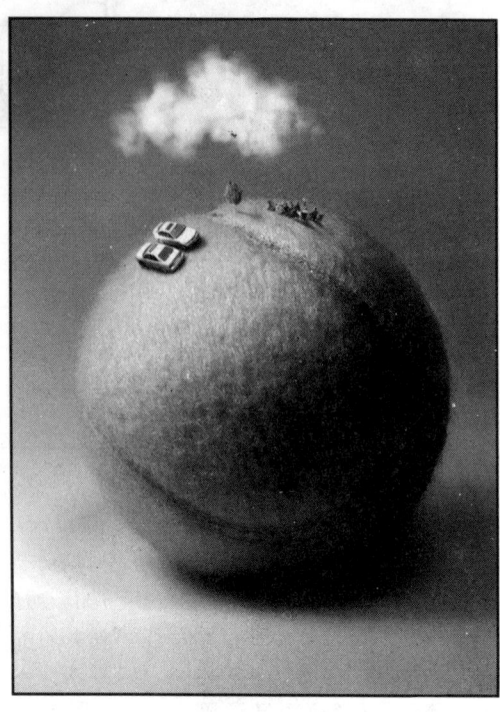

மனித மூளையின் நினைவாற்றல் எத்தனை GB என்பதற்கு ஒரு அளவே கிடையாது. சுருக்கமாக இப்படிச் சொல்லலாம். இந்த உலகத்தில் உள்ள அத்தனை பெரிய நூலகங்களிலும் உள்ள தகவல்கள் அனைத்தையும் பதிய வைத்தாலும் பல யுகங்களுக்கு வேண்டிய அளவு மூளையில் நிறைய இடம் காலியாகவே இருக்கும்! எத்தனை சூப்பர் கம்ப்யூட்டர்கள் இணைந்தாலும் ஒரு சின்ன மனிதனுடைய மூளையின் நினைவுப் பகுதியை மிஞ்ச முடியாது.

மூளை ஒரு விஷயத்தை நினைவு வைத்துக் கொள்ளும் போது அதில் ரசாயன மாற்றங்கள் ஏற்படும் பகுதியை 'ஹிப்போ கேம்பஸ்' (hippocampus) என்று சொல்கிறார்கள். ஏன் இப்படி ஒரு பெயர் வந்தது என்று தெரியவில்லை. 'ஹிப்போ' என்பது காண்டாமிருகத்தைக் குறிக்கும் செல்லப் பெயர் என்பது நமக்குத் தெரியும். ஒருவேளை அந்த அளவு பெரிய பெரிய விஷயங்களைக்கூட மூளை நினைவு வைத்துக்கொள்ளும் என்றோ என்னவோ அப்படி ஒரு பெயர்!

இந்த நினைவு வைத்துக் கொள்ளும் காரியத்தை மூளை மூன்று வழிகளில் அனாசின் மாதிரி செய்கிறது என்று தெரிந்தவர்கள் கூறுகிறார்கள்.

1. உணர்வு நிலை நினைவாற்றல்.
2. குறுகிய கால நினைவாற்றல்.
3. நீண்டகால நினைவாற்றல்.

32

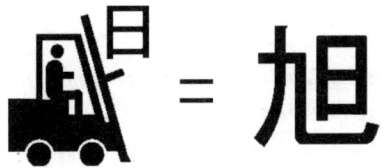

**பயம்,
கோபம்,
வெறுப்பு,
காதல்,
பாசம் என்று
உணர்ச்சிகளோடு
சம்பந்தப்பட்ட
எந்த விஷயமும்
மறந்து
போவதில்லை**

உதாரணமாக ஒரு ரோஜாப்பூ அல்லது ஒரு வண்ணத்துப்பூச்சி ஓவியத்தை அல்லது ஒரு நிழற்படத்தைப் பார்க்கும்போது அதில் உள்ள மாதிரியான ஒரு படம் நமது கண்களின் மூலமாக நமது மூளையில் பதிவாகிறது. இது ஒருசில வினாடிகளுக்குத்தான் மூளையில் தங்கும். இது முதல்வகை நினைவாற்றல்.

இரண்டாவது வகை 20 வினாடிகளுக்கு நிற்குமாம். அதாவது ஒரு விஷயத்தைப்பற்றி திரும்பத் திரும்ப நினைக்கும்போதோ நினைவூட்டப்படும்போதோ அது குறுகியகால நினைவாற்றல் பகுதிக்குச் செல்கிறது. முதல்முறையாக ஒரு தொலைபேசி எண்ணை வாயால் சொல்லிக்கொண்டே டயல் செய்யும்போது நடப்பது இதுதான்.

மூன்றாவது வகை நினைவாற்றல் நீண்டகாலத்திற்குரியது. இது எவ்வளவு காலம் என்பதற்கு வரையறையே இல்லை. வாழ்நாள் முழுதும் இருக்கும் என்று சொல்லலாம். இதற்கு நாம் செய்ய வேண்டியது, அதாவது ஒரு விஷயத்தை மூளையின் இந்தப் பகுதிக்குக் கொண்டுசெல்ல நாம் செய்ய வேண்டிய காரியங்கள் இரண்டு.

1. திரும்பத் திரும்ப அதைச் சொல்வது அல்லது செய்வது அல்லது நடப்பது.
2. உணர்ச்சியை அதில் கலப்பது.

உதாரணமாக, ஒரு நாள் கடைத்தெருவில் நீங்கள் நின்று கொண்டிருக்கும்போது திடீரென்று ஒருவன் பின்னால் இருந்து உங்கள் தலையில் பட்டென்று வலிக்கும்படி பலமாகத் தட்டுகிறான். கோபமாகத் திரும்புகிறீர்கள். யாரோ ஒருவன். உங்களுக்கு கொஞ்சம்கூடத் தெரியாதவன். அவனும் உங்களைப் பார்த்து அதிர்ந்து, “ஸாரி, ஸாரி” என்று பலமுறை மன்னிப்புக் கேட்கிறான். அவனைத் திருப்பி அடிக்கவோ திட்டி அனுப்பவோ முடியாத சூழ்நிலை

என்று வைத்துக்கொள்ளுங்களேன். வேறுவழியில்லாமல் 'மன்னித்து' விடுகிறீர்கள்.

பின்னர் பலமுறை அவனை நீங்கள் சந்திக்கும் வாய்ப்பு ஏற்படுகிறது. அவனை நீங்கள் மறப்பீர்களா? முடியாது. என்ன காரணம்? மேற்சொன்ன இரண்டு காரணங்கள்தான். ஒன்று, திரும்பத் திரும்ப அவனைப் பார்த்தது. இரண்டாவது மிக முக்கியமான காரணம், தலையில் அடிவாங்கி அவமானப்பட்ட உணர்ச்சியோடு கலந்த அனுபவமாக அது இருப்பது.

கண்டதும் காதல் என்பதும் இந்த மூன்றாவது ஏரியாவுக்குள் நுழைந்து விடுவதற்குக் காரணம் காதல் என்ற உணர்ச்சிதான் என்று சொல்லவும் வேண்டுமா? பயம், கோபம், வெறுப்பு, காதல், பாசம் என்று உணர்ச்சிகளோடு சம்பந்தப்பட்ட எந்த விஷயமும் மறந்து போவதில்லை. ஏனெனில் அவை மூன்றாவது பகுதிக்குள் நம்மை அறியாமல் நுழைந்துவிடுகின்றன.

அப்படியானால் இப்போது ஒரு ரகசியம் தெரிந்துவிட்டது. நமக்கே தெரியாமல் நமக்கு வேண்டாததெல்லாம் அந்த பகுதிக்குள் நுழைந்துவிட்ட காரணத்தையே வைத்து, வேண்டு மென்றே நமக்குத் தேவையானவற்றை அங்கு நுழைத்துவிடலாம் என்பதுதான் அந்த ரகசியம்! அதைப்பற்றிப் பேசுவதற்குமுன் மூளையின் நினைவாற்றல் பற்றி இன்னும் சில விஷயங்களையும் சொல்ல வேண்டி யுள்ளது.

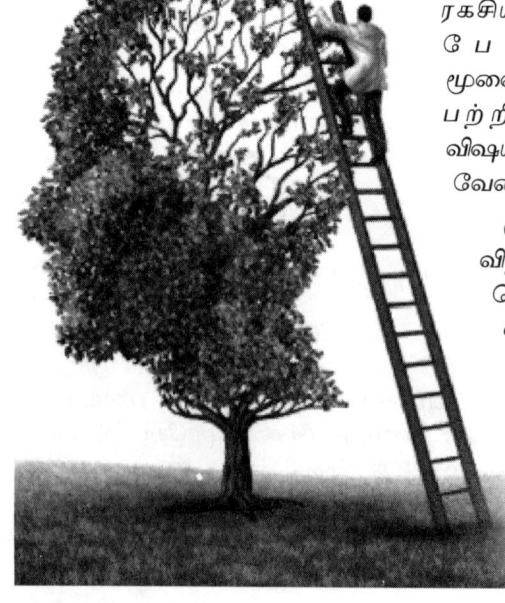

மூளை மூன்று விதமாக பதிவானதை வெளிக் கொண்டு வருகிறது. முதல் முறைக்கு திரும்ப நினைவுக்குக் கொண்டுவருதல் (Recall) என்று பெயர். இரண்டா வது முறையை அடையாளம்

கண்டுகொள்ளுதல் (Recognition) என்று சொல்கின்றனர். மூன்றாவது மனனம் செய்தல் (Relearning).

உதாரணமாக நீங்கள் ஒரு விருந்து கொடுக்கிறீர்கள். அது முடிந்து போன சில நாட்களுக்குப் பிறகு, யார் யாரெல்லாம் விருந்துக்கு வந்தார்கள் என்று உங்களைக் கேட்டால், நீங்கள் பல பெயர்களை நினைவுக்கு திரும்ப கொண்டுவர முயல்வீர்கள். இதுதான் 'ரீகால்'.

33

பெரும்பாலான மாணவர்களுக்கு பாடங்கள் ஏன் மறந்து போகின்றன என்றால் அதன் காரணம், அவர்களுக்கு அந்தப் பாடம் பிடிக்கவில்லை என்று அர்த்தம்.

அப்படிச் செய்யாமல், வந்தவர்கள் பெயர்களையும் வராதவர்கள் பெயரையும் கலந்து உங்களிடம் கொடுத்து யார் யார்வந்தார்கள் என்று கேட்டால், வந்தவர்களை நீங்கள் எந்த சிரமமும் இன்றி கண்டுபிடித்துவிடுவீர்கள். ரீகாலைவிட இது இலகுவானது. இதுதான் அடையாளம் கண்டுகொள்ளுதல். ஒரு மாணவனை கட்டுரை கட்டுரையாக எழுதச் சொல்வதைவிட objective typeல் சரியானதும் தவறானதுமான பல விடைகளைக் கொடுத்துக் கேட்கும்போது சரியானதைக் கண்டுபிடிப்பது அவனுக்கு எளிதாவது இதனால்தான். இந்த முறைத் தேர்வுகள் 'ரெகக்னிஷன்' என்ற இரண்டாவது முறையைப் பயன்படுத்துகின்றன.

மூன்றாவதுதான் மாணவர்கள் பெரும்பாலும் பயன்படுத்தும் மனனம் செய்யும் முறையாகும். இந்த முறையில் திரும்பத் திரும்ப ஒரு விஷயம் மூளைக்குள் செலுத்தப் படுவதால், முதல் முறை செலுத்தப்பட்டபோது எடுத்துக்கொண்ட நேரத்தைவிட குறைவான நேரத்தில் இரண்டாவது முறையும், அதைவிட குறைவான நேரத்தில் மூன்றாவது முறையும் இப்படியே....பதிவாகிறது. இந்த மனனம் செய்வதென்பது நம் மாணவர்களுக்கு மிகவும் இன்றியமையாததாக இருக்கிறது. எனவே இந்த முறையில் சிரமமில்லாமல் எப்படி மூளையில் விஷயங்களைப் பதிவது என்று தெரிந்து கொள்வது மிகவும் உதவியாக இருக்கும்.

அதைப்பற்றிப் பார்ப்பதற்கு முன் அதைவிட முக்கியமான ஒரு கேள்விக்கு பதிலை நாம் தெரிந்துகொள்ள வேண்டியுள்ளது.

வெற்றிக்கொடிகட்டு 101

நமக்கு ஏன் மறந்து போகிறது?

இந்த கேள்விக்கு பல பதில்கள் இருந்தாலும் மிக முக்கியமான காரணம், நாம் மறந்து போக விரும்புவதால் மறந்து போகிறது என்பதுதான்!

ஆச்சரியம் ஆனால் உண்மை. அதிலும் குறிப்பாக மாணவர்களைப் பொறுத்த அளவில் இது முற்றிலும் உண்மை. மறந்து போகவேண்டும் என்று நாம் ஏன் விரும்புகிறோம்? ஏனெனில், நமக்கு அந்த விஷயத்தை நினைவில் வைத்திருக்கப் பிடிக்கவில்லை. ஏன் பிடிக்கவில்லை? ஏனெனில் அந்த விஷயத்தின் மீது நமக்கு எந்த ஆர்வமும் இல்லை. அப்பா, இதுதான் விஷயம். பெரும்பாலான மாணவர்களுக்கு பாடங்கள் ஏன் மறந்து போகின்றன என்றால் அதன் காரணம், அவர்களுக்கு அந்தப் பாடம் பிடிக்கவில்லை என்று அர்த்தம். இந்த வெறுப்பு அவர்களுக்கே தெரியாமல் அவர்கள் ஆழ்மனதில் இருக்கலாம். அது வேறு விஷயம். ஆனால் வெறுப்பு இருப்பது உண்மை.

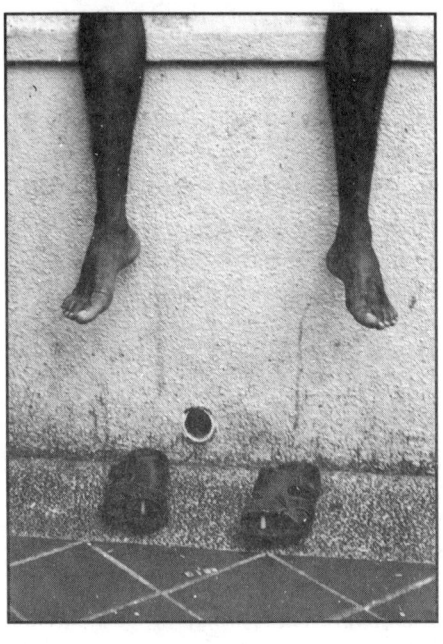

அப்போ என்ன செய்யலாம்? வேண்டுமென்றே ஒரு விருப்பத்தை, ஆர்வத்தை ஏற்படுத்திக்கொள்ள வேண்டும். காலையில் சாப்பிட்டது ராத்திரி மறந்துவிடுகிறது. ஆனால் வருஷத்துக்கு ஒரு முறைதான் வருமென்றாலும், காதலியின் பிறந்த நாள் மறந்து போகுமா? ஏன் போகாது? காதல்தான் காரணம். அதே காதலை, பிரியத்தை எதன் மீது வைத்தாலும் மறந்து போகாது. இதுதான் ரகசியம்.

சரி. அப்படியே பிரியம் வைத்துப் படித்தாலும் சில விஷயங்கள் கஷ்டமாக இருப்பதனால் ஆர்வத்தை உண்டு பண்ணுவதில்லையே என்ன செய்யலாம்? மனப்பாடம்

செய்தபின் மறந்து போவதில் உன்ன பிரச்சனை இதுதான். அதற்குத்தான் கற்பனையை உபயோகிக்க வேண்டும்.

எல்லாவற்றையும் காகிதத்தில் எழுதி எழுதி வைத்துக்கொண்டிருந்தால் நினைவாற்றலை சார்ந்து நிற்கின்ற பழக்கமே ஏற்படாது. எழுதி வைத்த தாளை எடுத்துச் செல்ல மறந்தாலோ அல்லது அது தொலைந்து விட்டாலோ பிரச்சனைதான்

34

நான் எம்.ஏ. ஆங்கில இலக்கியம் படித்துக் கொண்டிருந்த காலம் அது. ஷேக்ஸ்பியரின் நாடகங்களை ஒரு தனி பேப்பராக வைத்திருந்தார்கள். ஷேக்ஸ்பியரில் அவ்வப்போது கிரேக்க ரோமானிய புராண பாத்திரங்கள் கதைகள் இவற்றில் வரும் பெயர்களும் நிகழ்ச்சிகளும் உதாரணங்கள், உவமானங்கள், படிமங்கள் என்று பல ரூபத்தில் வரும். அதை அல்யூஷன் (allusion) என்று சொல்வோம். அதில்தான் கேள்விகள் வரும்! எங்களுக்குக் கஷ்டமான ஏரியாக்களில் அதுவும் ஒன்று.

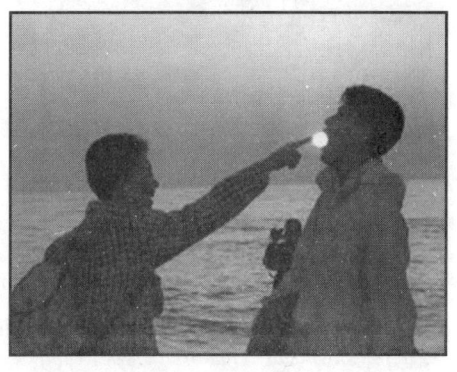

அல்யூஷன் பகுதி வந்தாலே என்னை அது பயமுறுத்தும். உதாரணமாக யாராவது ஒரு பாத்திரத்தை ஷேக்ஸ்பியர் Janus-faced என்று வர்ணித்திருப்பார். Janus என்பது புராணத்தில் உள்ள இரண்டு தலைகள் கொண்ட ஒருவன் அல்லது ஒருத்தி. அவனைப்போல அல்லது அவளைப்போல, நாடகத்தில் வரும் கதாபாத்திரமும் இரண்டு முகங்கள் கொண்டவனாக, இரண்டு வேறுவேறு மனிதர்களைப் போல நடந்து கொள்கிறான் என்று புரிந்து கொள்ள வேண்டும். புத்தகத்தில் கீழே அல்யூஷனுக்கான அடிக்குறிப்புகள் சின்னச்சின்ன எழுத்துகளில் கொடுக்கப்பட்டிருக்கும். எங்களைப் பொறுத்த அளவில் பெரிய தலைவலி அது. எனக்கு மிகுந்த பயத்தைக் கொடுத்த பகுதி ஷேக்ஸ்பியரில் அதுதான். அதை எப்படி சமாளிப்பது என்றே எனக்குத் தெரியவில்லை. பெரிய பாரமாக இருந்தது.

பி.எஸ்.ஸி. இயற்பியல் படித்துவிட்டு எம்.ஏ. ஆங்கில இலக்கியம் எங்களோடு படித்த சீனிவாசன் என்ற என் நண்பனை ஒருநாள் ஹாஸ்டலில் பார்க்கச் சென்றேன். அவனும் அப்போது ஷேக்ஸ்பியர்தான் படித்துக் கொண்டிருந்தான். அவனிடம் என் பிரச்சனையைச் சொன்னேன். அவன் சிரித்தான். என்னடா என்றேன். அவனுடைய புத்தகத்தை எடுத்துக் காட்டினான்.

உதாரணமாக அவனுடைய புத்தகத்தில் 54ஆம் பக்கத்தில் நாலு அல்யூஷன்கள் வருவதாக வைத்துக் கொள்வோம். 53ஆம் பக்கத்தில் அவன் ஒரு வேலை செய்திருந்தான். பக்கத்தின் கீழே ஸ்கெட்ச் பேனாவால் ஒரு மண்டையோட்டையும் அதன் குறுக்கே இரண்டு எலும்புகளையும் வரைந்து, "ஜாக்கிரதை அடுத்த பக்கத்தில் அல்யூஷன் உள்ளது" என்று எழுதியிருந்தான்! அதைப் பார்த்ததும் என் மன இறுக்கமெல்லாம் கழன்று விலா வலிக்கச் சிரித்தேன்.

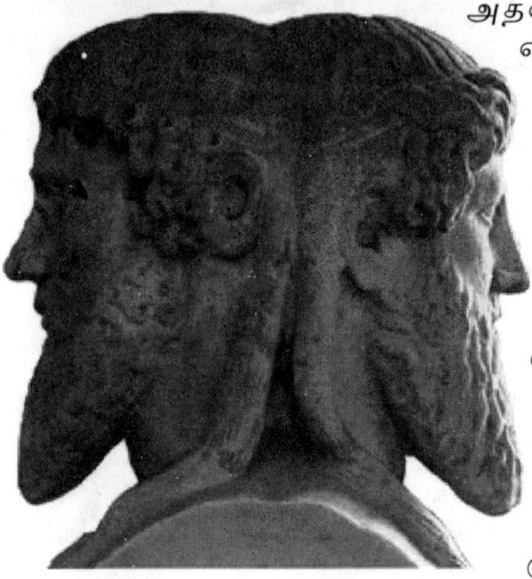

அன்றிலிருந்து அல்யூஷன் பயம் போய் விட்டது. அனாவசியமாக ஏன் அதை வெறுக்கவேண்டும் என்று தோன்றிவிட்டது. இதுதான் கற்பனையைப் பயன்படுத்தி ஒரு விஷயத்தை அணுகுவது. இந்த முறையில் விஷயத்திற்கும் நமது கற்பனைக்கும் நேரடியான தொடர்பிருக்க வேண்டும் என்ற அவசியமில்லை. நமது மன இறுக்கம் போகவேண்டும். ரிலாக்ஸ்டாக படிக்க நம்மால் முடிய வேண்டும். படிப்பில் ஆர்வத்தை ஏற்படுத்த வேண்டும். அல்லது குறைந்த பட்சம், வெறுப்பு வராமல் பார்த்துக்கொள்ள வேண்டும். சுருக்கமாகச் சொன்னால் நம்முடைய மனநிலை, நம்முடைய பார்வை மாற வேண்டும்.

25071958 என்று ஒரு எண்ணை நினைவில் வைத்திருக்க வேண்டும் என்று வைத்துக்கொள்ளுங்கள். எப்படி வைத்துக்கொள்வது? அப்படியே பலமுறை சொல்லிச் சொல்லிப் பார்த்து மனதிற்குள் திணிக்கலாம். அதைவிட,

25 என்பதை ஒரு தேதியாகவும், 07 என்பதை ஒரு மாதமாகவும் 1958 என்பதை ஒரு ஆண்டாகவும் கற்பனை செய்து கொண்டால் எளிதில் பதியுமல்லவா? இந்த முறையில் எந்த எண்ணையும் நினைவில் வைக்கலாம். பிறந்த நாள், கல்யாண நாள் இப்படி ஒரு விஷேஷமான நாளோடு தொடர்பு படுத்திப் பார்க்கலாம்.

> ஒரு மனிதன் எதை கற்பனை செய்ய முடியவில்லையோ அதை அடையமுடியாது என்பதும் இந்த துறைகளில் சொல்லப்படும் ஒரு எழுதப்படாத விதியாகும்

35

ஒரு கம்ப்யூட்டர் கணக்குப் போடுவதற்கும் நாம் கணக்குப் போடுவதற்கும் அடிப்படையில் ஒரு வித்தியாசமுள்ளது. உதாரணமாக 12 - 2 x 5 / 10 எவ்வளவு என்று கேட்டால் நாம் முதலில் 12லிருந்து 2ஐக் கழித்து பின்பு வரும் 10ஐ 5 ஆல் பெருக்கி வரும் 50ஐ 10ஆல் வகுத்து விடை 5 என்று சொல்வோம். ஆனால் இதே கணக்கை கம்ப்யூட்டரிடம் கொடுத்தால் விடை 12 என்று சொல்லும். காரணம் அது கணக்குப் போடும் முறைதான். அது முதலில் பெருக்கும். பின் வகுக்கும். பிறகு கூட்டும். பிறகு கழிக்கும். இதை ஆங்கிலத்தில் Exponentiation, Multiplication, Division, Addition, Subtraction என்ற வரிசையில் செய்யும். இதையே சுருக்கமாக ஒவ்வொரு சொல்லின் முதல் எழுத்தையும் எடுத்து ஒரு சொல்போலஎழுதுவார்கள். EMDAS என்று. 'எம்டாஸ்' என்பது

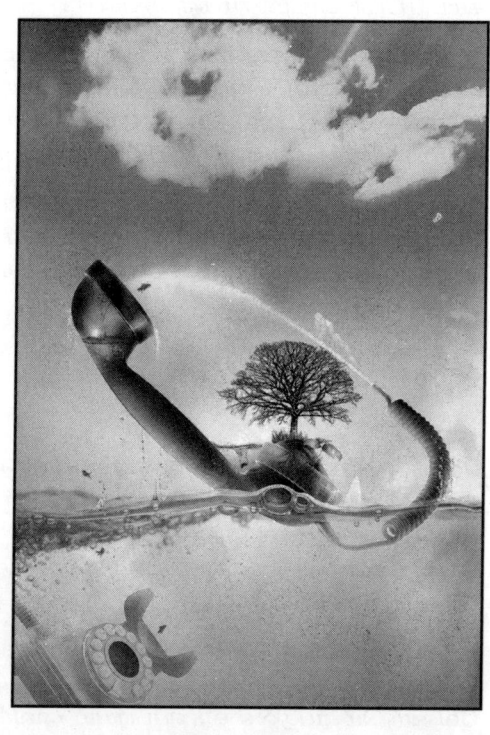

நம்ம சின்னப்பதாஸ் மாதிரி ஒரு ஆளுடைய பெயர் என்பதாக ஞாபகம் வைத்துக் கொண்டால்போதும்.

இதில் exponentiation என்பதை இப்போதைக்கு விட்டுவிடுவோம். அது கொஞ்சம் நுட்பமானது. நமக்குத் தேவையில்லை. முதலில் Multiplication என்ற பெருக்கல். நாம் கொடுத்த எண்ணில் முதலில் 2x5ன் விடை 10. பின் Division. அதாவது 10ஐ 10ஆல் வகுத்தல். விடை 0. பின் Addition. அது இந்த கணக்கில் இல்லை. அடுத்து Subtraction. அதாவது 12லிருந்து 0வைக் கழித்தால் விடை 12தான்! நமக்குத் தேவையான 5தான் விடையாக வரவேண்டுமென்று நாம் விரும்பினால் எதை எதை கணினி முதலில் செய்ய வேண்டுமென்று நாம் விரும்புகிறோமோ அதையெல்லாம் அடைப்புக் குறிகளுக்குள் கொடுக்க வேண்டும். அந்த கம்ப்யூட்டர் பாடம் நமக்கு இப்போது தேவையில்லை.

இங்கே நாம் கவனிக்க வேண்டியது EMDAS என்பதை நாம் எளிதில் நினைவு வைத்துக்கொள்ள முடியும் என்பதைத்தான். ஏனெனில் அது ஒரு பெயர் மாதிரி இருப்பதனால். அதாவது அப்படி நாம் கற்பனை செய்துகொள்ள முடிவதால்.

கணிதத்தில் சில ஃபார்முலாக்கள்வரும். அவை மறந்து போகாமலிருக்க நாம் கற்பனையை பயன்படுத்தலாம். பயன்படுத்த வேண்டும். உதாரணமாக determinants என்று சொல்லக்கூடிய

a h g
h b f
g f c

என்று ஒரு ஃபார்முலா உள்ளது. இதை நினை வில் எப்படி சரியாக வைத்துக் கொள்வது? ஒவ்வொரு எழுத்தையும் கொஞ் சம் கற்பனை கலந்து விரிவு படுத்திப் பார்க்கலாம். இந்த ஃபார்முலாவின் ஒவ்வொரு எழுத்துக்கும் ஒரு வார்த்தையைக் கொடுக்கலாம்.

உதாரணமாக A Handy Girl / Having Beautiful Face / Going For Cinema என்று ஞாபகம் வைக்கலாம். இப்படித்தான் வைக்க வேண்டுமென்பதில்லை. எப்படியும் வைக்கலாம்.

இதைப்போல ட்ரிகனாமெட்ரி எனும் கணிதப் பாடத்திலும் இப்படி ஒரு முறையைப் பின்பற்றி பல ஃபார்முலாக்களை மனதில் வைக்க முடியும் என்று ஒரு மாணவரே கூறினார். உதாரணமாக சைன், காஸ், டேன், கொசிக்கன், சீகன்ட்,

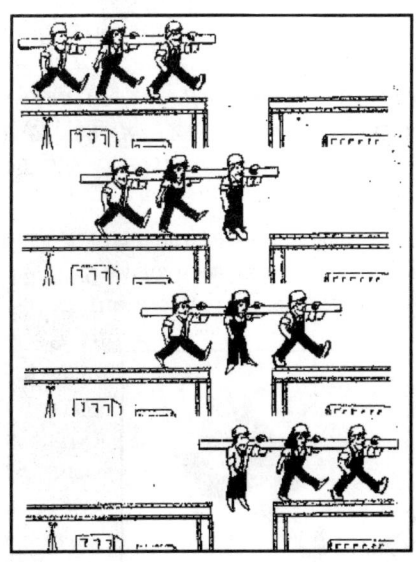

காட் போன்ற சமாச்சாரங்கள் (functions) எப்படி எக்ஸ் மற்றும் வொய் ஆக்சிஸில் இணைகின்றன என்று புரிந்து கொள்ள All Silver Tea Cups என்று நினைவு வைத்துக் கொள்வார்களாம். இந்த 'வெள்ளித் தேநீர் கோப்பைகள்' மூலம் கிட்டத்தட்ட 48 ஃபார்முலாக்களை எளிதில் மனப்பாடம் செய்ய முடியுமாம்.

கொஞ்சம் லேசான உதாரணம் பார்ப்போம். வீட்டில் அம்மா அல்லது மனைவி மார்க்கட்டுக்குச் சென்று காய்கறி சாமான்கள் வாங்கி வரச்சொல்வதாக வைத்துக் கொள்வோம். ஒரு ஏழெட்டு சாமான்கள். அரிசி, முட்டை, தக்காளி, வாழைப்பழம் முதலியன. அதோடு உங்கள் ரிஸ்ட் வாட்சையும் பழுது பார்க்கக் கொடுக்க வேண்டும். இந்த அத்தனை விஷயங்களையும் மறக்காமல் செய்ய வேண்டும். எப்படி? எழுதி வைத்துக்கொள்ளலாமே என்கிறீர்களா? அது சரிதான். ஆனால் எல்லாவற்றையும் காகிதத்தில் எழுதி எழுதி வைத்துக்கொண்டிருந்தால் நினைவாற்றலை சார்ந்து நிற்கின்ற பழக்கமே ஏற்படாது. எழுதி வைத்த தாளை எடுத்துச் செல்ல மறந்தாலோ அல்லது அது தொலைந்து விட்டாலோ பிரச்சனைதான். எப்போதுமே நம்மை ஏமாற்றாதது நமக்குள்ளேதான் உள்ளது. அதை நம்புவதே சாலச் சிறந்தது.

ஒரு கைக்கடிகாரம். ஒன்று இரண்டு மூன்று என்ற அதன் ஒவ்வொரு எண்ணும் அரிசியால் ஆக்கப்பட்டிருக்கிறது. அதன் டயல்முட்டையின் மஞ்சள் கருவின் நிறம். அதாவது

ஊற்றி பரத்தப்பட்ட மஞ்சள் கருவைப்போன்ற டயல். அதன் நிமிட முட்கள் தக்காளியினால் ஆக்கப் பட்டு சிவப்பாக சுற்றி வருகின்றன. மஞ்சள் மீது சிவப்பு! கைக்கடிகாரத்தின் 'ஸ்ட்ராப்' அல்லாது செயின் வெங்காயத்தால் ஆனது. இப்படி ஒரு வாட்சைக் கட்டிக்கொண்டு நீங்கள் ஹாயாக ஒரு வாழைப் பழத்தை சாப்பிட்டுக் கொண்டே போகிறீர்கள்.

இப்படி ஒரு கற்பனை செய்து பாருங்கள். எந்தப் பொருளும், எந்த ஒரு வேலையும் மறக்கவே மறக்காது. இது கற்பனையின் ஆற்றல். கற்பனை என்பது உண்மையின் இறைவனின்

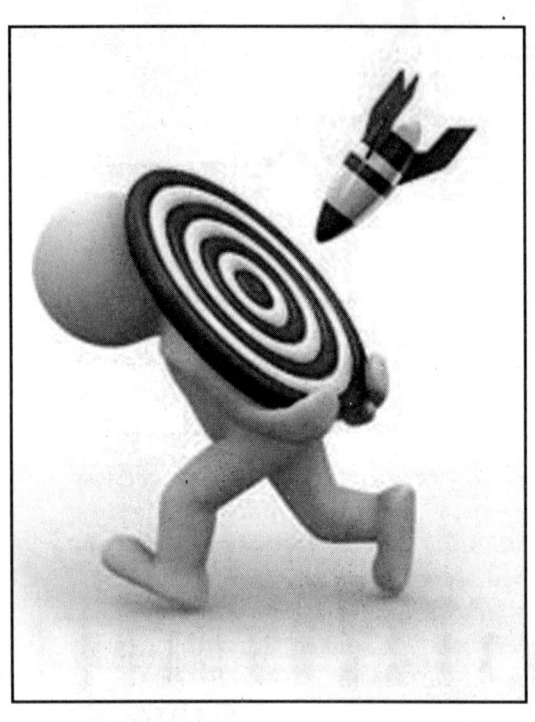

வித்து கலந்தது. சுய முன்னேற்றத் துறையிலும் சரி, ஆன்மீகத்திலும் சரி, உளவியலிலும் சரி, கற்பனையின் ஆற்றல் சரியாகப் புரிந்து கொள்ளப்பட்டு கற்பனையை தேவைப்படும் அளவுக்கு வளர்த்துக் கொள்வதற்கு பயிற்சிகளும் கொடுக்கப்படுகிறது. ஒரு மனிதன் எதை கற்பனை செய்ய முடியவில்லையோ அதை அடைய முடியாது என்பதும் இந்த துறைகளில் சொல்லப்படும் ஒரு எழுதப்படாத விதியாகும். What a human mind can conceive and believe, it can surely achieve என்று அவர்கள் இதைச் சொல்கிறார்கள்.

அது ஒரு விதி என்று சொல்வதைவிட அது ஒரு பிரபஞ்ச உண்மை என்று சொல்லலாம். கற்பனையைப் பயன்படுத்துகின்ற எல்லா மனிதருக்கும் பலன் தரக்கூடியதாக அது உள்ளது. மாணவர்களைப் பொறுத்தவரை கற்பனை ஒரு பொக்கிஷமாகும். நமக்குள் தூங்கிக்கொண்டிருக்கின்ற ஒரு அரக்கனைப் போன்றது கற்பனை. அதை நாம் எழுப்ப வேண்டும். எழுப்பிவிட்டால் அந்த அசுரன் நமக்கு எல்லா

ஊழியங்களையும் சரியாகச் செய்து முடிப்பான். அவனை வேலை வாங்கக் கற்றுக்கொள்ள வேண்டும்.

நினைவாற்றலை வளர்த்துக்கொள்ள என்ன செய்வது?

நினைவாற்றல் என்பது நமக்கு இறைவன் கொடுத்த அருட்கொடைகளில் ஒன்று. அதை நாம் வளர்த்துக்கொள்ள வேண்டும். அது ஒரு விதை போல உள்ளது. தினமும் தண்ணீர் ஊற்றி அதை நாம் வளர்த்து ஒரு பெரிய மரமாக தழைக்க விட வேண்டும். அது வளர்வதற்கு இடையில் ஆடுமாடு வந்து அதை மேய்ந்துவிடாமல் பார்த்துக்கொள்ள வேண்டும். நமக்கு எங்கே அதெல்லாம் நினைவில் இருக்கப் போகிறது? நமக்குத்தான் மறந்து போய்விடுமே! இதுபோன்ற எண்ணங்கள்தான் அந்த ஆடுமாடுகள்! சரி, தினசரி தண்ணீர் விட்டு நினைவாற்றலை வளர்க்கும் முறைகளில் சிலவற்றைப் பார்க்கலாம்.

1. முதலில் நம்மால் எதையும் எந்த அளவும் நினைவு வைத்துக்கொள்ள முடியும் என்று நினைக்க வேண்டும். அது ஆரம்பிக்கும்போது பொய்யாக இருந்தாலும் சரியே. போகப்போக அது உண்மையாகிவிடும். கோபம் வந்தமாதிரி நடிக்க நடிக்க உண்மையிலேயே கோபம் வந்து விடுவது மாதிரி. கெட்டது வரும்போது நல்லதும் வரும். நிச்சயமாக.

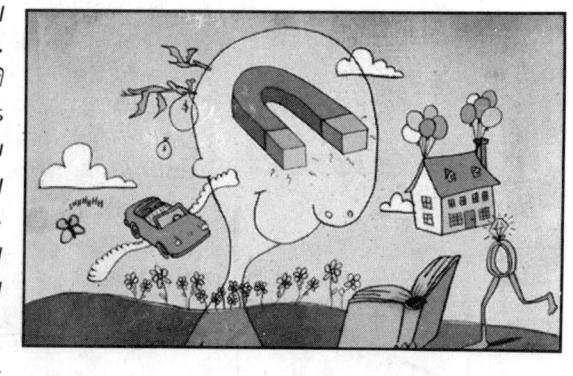

சதாவதானி - நூறு காரியங்களை ஒரே சமயத் தில் நினைவு வைத்து செய்யக்கூடியவர் செய்குத் தம்பிப் பாவலர் அவர்கள் தூங்கிக் கொண்டிருக்கும் போது சொல்லப்பட்ட பாடல்களில் இருந்த குறைகளைத் தூங்கி விழித்தவுடன் சொல்லி திருத்திக் கொடுத்தாராம்! நாம் விழித்துக் கொண்டிருக்கும் போதாவது நினைவாற்றலை வளர்த்துக் கொள்ளலாம் அல்லவா?!

2. பாடங்களைப் படிக்கும்போது மேலே விவரித்தவாறு ஆர்வத்தோடும் கற்பனை கலந்தும் படிக்க வேண்டும். கற்பனையின் சக்தி பற்றி ஒரு மாணவருக்கு புரிந்து விட்டது என்றால், அது ஒன்றே போதும் என்ற முடிவுக்கு

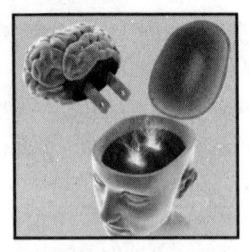

அவர் வந்துவிடுவார். நமக்கு இருக்கும் உற்சாகத்தின் அளவுக்குத்தான் லயிப்பு (concentration) இருக்கும். லயிப்பு இருக்கும் அளவுக்குத்தான் வெற்றியும் கிடைக்கும். படிப்பில் என்று மட்டுமல்ல. எல்லாவற்றிலும் இதுதான் விதி.

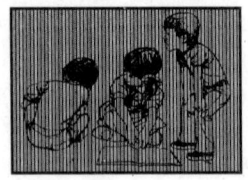

3. அதிகாலையில் அல்லது அமைதியான இரவு நேரங்களில் படிக்க வேண்டும். அதாவது நமது மனதை திசை திருப்பும் சப்தங்களோ நிகழ்ச்சிகளோ இல்லாத அல்லது நம்மை பாதிக்காத அளவுக்கு எந்த நேரத்தில் அமைதியாக உள்ளதோ அந்த நேரத்தில் படிக்க வேண்டும்.

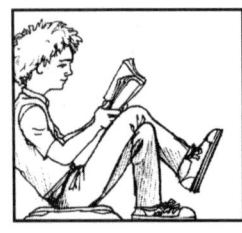

4. படிக்கும்போது முடிந்தவரை நேராக அமர்ந்துகொண்டு படிக்க வேண்டும். படுத்துக்கொண்டு, பேசிக்கொண்டு, டிவி பார்த்துக்கொண்டு, அரட்டை அடித்துக் கொண்டு, சாப்பிட்டுக் கொண்டு, சொரிந்து கொண்டு என்று இவ்விதமான 'கொண்டு'கள் எதுவும் இல்லாமல் படிக்க மட்டும் செய்ய வேண்டும்.

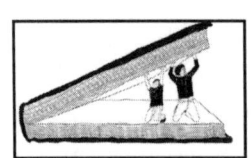

5. தினசரி படிக்கவேண்டும். மேலே சொன்ன முறைப்படி ரெண்டு மாசத்துக்கு ஒருமுறை ரெண்டு நிமிஷம் படிப்பதல்ல. தினசரி சாப்பிடுவது மாதிரி, தினசரி படிக்க வேண்டும். சாப்பிட்டுக் கொண்டே அல்ல! படிப்பது ஒரு பழக்கமாக மாறவேண்டும். விருப்பம் இருந்தாலும் இல்லாவிட்டாலும் படிக்க வேண்டும். பல்லைக் கடித்துக் கொண்டோ அல்லது கடிக்காமலோ.

6. படிக்கும்போது அவ்வப்போது ஏற்படும் சந்தேகங்களைக் குறித்து வைத்துக்கொள்ள வேண்டும். அந்த சந்தேகங்களை அகராதியின் உதவியைக் கொண்டு தீர்க்க

முடியும் எனில் தீர்த்துவிட வேண்டும். ஒரு நல்ல டிக்‌ஷனரி வாங்கி வைத்துக்கொள்வது நல்ல பழக்கமாகும். அதை அடிக்கடி 'கன்‌ஸல்ட்' செய்வது அதைவிட நல்ல பழக்கமாகும்!

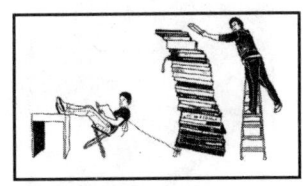

அப்படி ஏதும் இல்லாவிட்டால், குறித்து வைத்த சந்தேகங்களை மறுநாள் அதுபற்றித் தெரிந்த ஆசிரியர்கள் அல்லது நண்பர்களிடம் கேட்டு நிவர்த்தி செய்து கொள்ள வேண்டும்.

7. 'பாய்ஸ்' படத்தில் 'கேர்ல்ஸ்' பற்றி சொல்லப்பட்டதெல்லாம் உண்மையா என்பது போன்ற ஆர்வமான விவாதங்கள் நண்பர்களோடு நடத்துவதுபோல, படித்ததையும் புரிந்ததையும் புரியாததையும் நண்பர்களோடு கூடி 'டிஸ்கஸ்' பண்ண வேண்டும்.

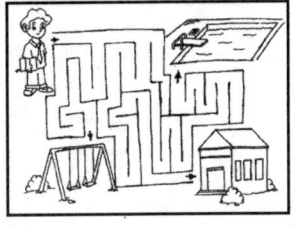

நண்பர்களில் நிச்சயம் ஒரு சிலராவது படிப்பில் சூட்டிகையானவர்கள் இருப்பார்கள் என்பது உங்களுக்கே தெரியும். அவர்களது உதவியை நாடலாம்.

இப்படி திரும்பத் திரும்ப ஒரு விஷயத்தின் 'தலையோடு' நிற்பதனால், நமக்கு பலவிதமான நன்மைகள் விளைகின்றன. ஒன்று, அந்த வ'எக்ஸ்பர்ட்' ஆகிவிடுவோம். அந்த விஷயம் பற்றி மற்றவர்களுக்குத் தெரியாததெல்லாம் நமக்குத் தெரியும் வாய்ப்பு ஏற்படும். அதோடு, நீங்கள் அதிசயிக்கத்தக்க அளவில் உங்கள் நினைவாற்றல் பெருகும்.

கடைசிச் செய்தி: இந்த மாதிரி படிக்கின்ற பழக்கத்தை ஏற்படுத்திக்கொள்வதனால் ஒரு அற்புதம் நிகழும். அது இதுதான்:

வெற்றிக்கொடிகட்டு

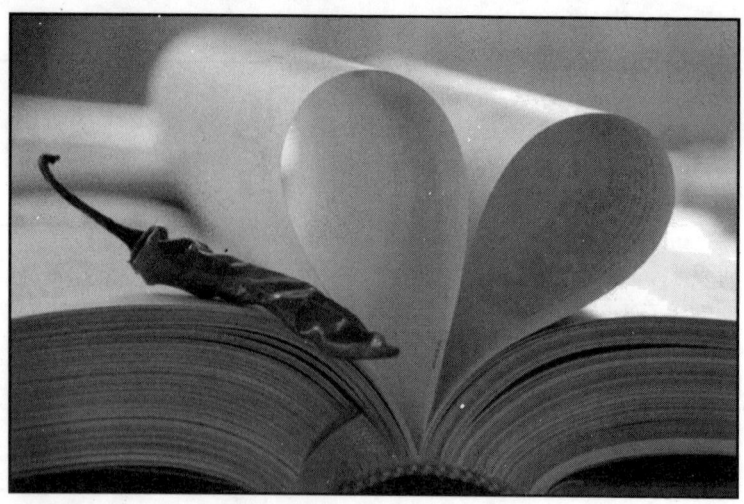

இந்த பாடம் பிடிக்கும், இது பிடிக்காது, இது புரியும் இது புரியாது என்ற நிலை போய்விடும். அதாவது அழிந்து விடும். எதையும் படித்து சிறப்பாகப் புரிந்து கொள்ளவும் முடியும். நினைவு வைத்திருக்கவும் முடியும் என்ற நிலை ஏற்பட்டுவிடும். இதைவிட வேறு என்ன வேண்டும்?

எப்படிப் புரிந்து கொள்வது, புரிந்து கொள்வதன் அவசியம், பயம், சோம்பேறித்தனம், தாழ்வு மனப்பான்மை போன்றவற்றிலிருந்து விடுபடுவது எப்படி, நினைவாற்றலை வளர்த்துக் கொள்வது, ஆங்கிலம் கற்றுக்கொள்ள என்ன செய்ய வேண்டும் ஆகியவற்றைப் பற்றியெல்லாம் இதுவரை சில அனுபவம் சார்ந்த குறிப்புகளைக் கொடுத்துள்ளேன். இவற்றைப் பின்பற்றி நீங்கள் வெற்றி பெறுவீர்கள் என்பதே என் நம்பிக்கை. வெற்றி பெற வேண்டும் என்பதே என் பிரார்த்தனை.

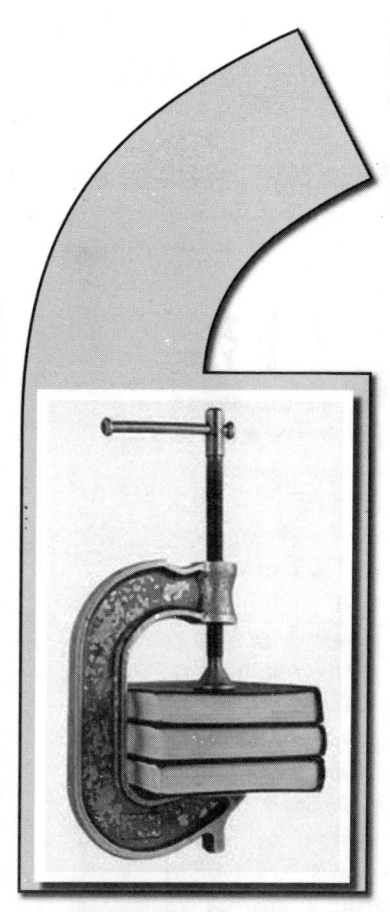

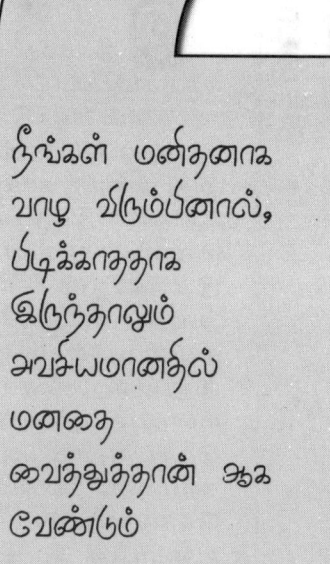

நீங்கள் மனிதனாக வாழ விரும்பினால், பிடிக்காததாக இருந்தாலும் அவசியமானதில் மனதை வைத்துத்தான் ஆக வேண்டும்

இறுதிக் குறிப்புகள்

தெளிவான ஆசையானது பற்றி எரியும் ஆசையாக மாறும். பற்றி எரியும் ஆசையை பிரார்த்தனை என்று சொல்லலாம். அதுவும் பலிக்கக் கூடிய பிரார்த்தனை. இறைவனைப் பணிய வைக்கின்ற பிரார்த்தனை அதுதான்.

6

அத்தியாயம்

இதுவரை பார்த்ததையெல்லாம் சுருக்கமாகப் பார்த்துவிடலாம். கதைச் சுருக்கம் மாதிரி. எல்லாவிதமான தேர்வுகளிலும் நாம் பாஸ் ஆக வேண்டும். அது பள்ளி, கல்லூரி, தொழில் சார்ந்த தேர்வாக இருந்தாலும் சரி, இவற்றுக்கு வெளியில் உள்ள வாழ்க்கையாக இருந்தாலும் சரி. எல்லாவற்றுக்கும் அடிப்படைத் தேவைகள் அல்லது தயாரிப்புகள் ஒரே மாதிரியானவையே. இதுவரை சொல்லப்பட்ட எல்லா மனப்பண்புகளுமே ஒன்றோடொன்று தொடர்புடையவை. நினைவாற்றல், கற்பனை, 'கான்சென்ட்ரேஷன்' என்று சொல்லப்படும் மனத்திரட்சி, கடின உழைப்பு, இலட்சியத்தை நோக்கிய பயணம், ஆசை, ஆர்வம் எல்லாமே ஒன்றுவிட்ட சகோதரர்கள். ஏன், கூடப் பிறந்தவர்கள் என்றே சொல்லலாம். இணைபிரியாத நண்பர்கள் என்றும் எடுத்துக்கொள்ளலாம்.

திரை போடுவதற்கு முன், அவற்றைப் பற்றிச் சுருக்கமாகப் பார்த்துவிடலாம்.

கான்சென்ட்ரேஷன்

கவலை, பயம், குழப்பம் போன்ற எதுவும் இல்லாத மனத்திரட்சிக்குப் பெயர்

36

'அவன் பேரு என்னவோ' என்று தலையைச் சொறிந்து கொண்டு பேசும் ஒருவனை உலகம் மதிக்காது

தான் கான்சென்ட்ரேஷன். ஒரு விஷயத்தில் கான்சென்ட்ரேஷன் இல்லையென்றால், அந்த விஷயத்தில் அக்கறை குறைந்து விட்டது என்று அர்த்தம். ஒரு குறிப்பிட்ட விஷயத்தின் உண்மையான பயனும் மதிப்பும் புரியாத காரணத்தினால்தான் அக்கறை குறைகிறது. ஆனால் கான்சென்ட்ரேஷன்இல்லாமல் எந்த விஷயத்திலும் வெற்றி அடையவே முடியாது. எந்தக் காரியம் வெற்றிகரமாக முடிய வேண்டுமென்று நினைக்கிறோமோ அதை கான்சென்ட்ரேஷனுடன் செய்ய வேண்டும்.

கான்சென்ட்ரேஷன் இரண்டு வகைப்படும். மிருக கான்சென்ட்ரேஷன், மனித கான்சென்ட்ரேஷன்.

பசி கொண்ட ஒரு நாய் இன்னொரு நாயின் வாயில் இருக்கும் எலும்பைக் கவ்விக் கொண்டிருக்கும்போது நீங்கள் அடித்தால்கூட அதற்குத் தெரியாது. அவ்வளவு கான்சென்ட்ரேஷன் இருக்கும். அவசரமாக பஸ்ஸையோ, ரயிலையோ பிடிக்க நீங்கள் ஓடும்போது கால் இடறி அடிபட்டு, ரத்தம் வந்தால், அது பஸ்ஸை அல்லது ரயிலைப் பிடிக்கும்வரை உங்களுக்குத் தெரியாது. மூளைக்கு அது பற்றிய செய்தியே போயிருக்காது. காரணம், உங்கள் மனமும் உடலும் இடம் பிடிப்பதில் இருந்ததனால் அடிபட்ட வேதனையும் வலியும் தெரியாது. இந்த இடத்தில் மனிதனும் ஒரு மிருகத்தைப் போலத்தான் மனத்திரட்சி கொண்டவனாக இருக்கிறான். காரணம், அவசியம் ஏற்படும்போது, நமக்கு எதில் ஆர்வமிருக்கிறதோ அதில்தான் மனம் திரளும். இதுதான் மிருக கான்சென்ட்ரேஷன்.

அப்படியானால் மனித கான்சென்ட்ரேஷன் என்பது என்ன? எது நமக்குத் தேவையோ, எது நமக்கு அவசியமோ அதில் மனதை வேண்டுமென்றே தீவிரமாக வைப்பதுதான் மனிதர்களுக்கான கான்சென்ட்ரேஷன். அது நமக்குப் பிடிக்காததாக இருக்கலாம், அல்லது நம்முடைய ஆர்வத்தைத் தூண்டாததாக இருக்கலாம். ஆனால் நமக்கு அது அவசிய

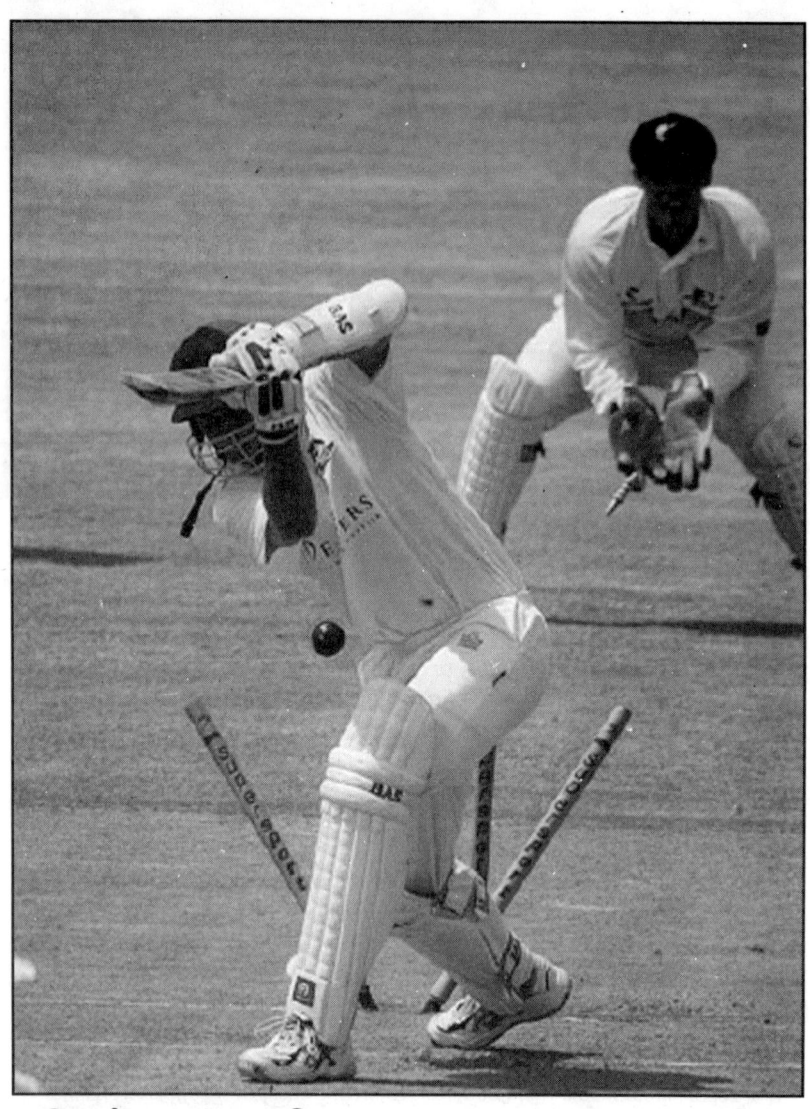

மெனில், வற்புறுத்தி நம் மனதை முழுமையாக அதில் வைக்கக் கற்றுக் கொள்ள வேண்டும். இது ஆரம்பத்தில் கொஞ்சம் கடினமான முயற்சிதான். ஆனால் முயற்சிக்கு அப்பாற்பட்ட ஒன்றல்ல.

மாணவர்களுக்கு பாடத்தில் ஆர்வமிருக்காததால் அதில் கான்சென்ட்ரேஷன் இருப்பதில்லை. ஆனால் அது அவர்களுக்கு மிகவும் அவசியமானதென்று அவர்களுக்குத் தெரியும். என்றாலும் அவர்கள் மனம் அதில் உட்காராது.

'புத்தகம் பையிலே, புத்தியோ பாட்டிலே' என்று இருக்கும். ஆனால் நீங்கள் மனிதனாக வாழ விரும்பினால், பிடிக்காததாக இருந்தாலும் அவசியமானதில் மனதை வைத்துத்தான் ஆக வேண்டும். முதலில் பல்லைக் கடித்துக் கொண்டு வைத்தால், பின் எதையும் கடிக்காமல் வைக்க முடியும். போகப்போக ஆர்வமும் உற்சாகமும் வந்துவிடும்.

மனதில் சோம்பேறித்தனம் இல்லாமலிருந்தால், எந்த வேலையையும் செய்யும் தகுதியும் திறமையும் கான்சென்ட்ரேஷனால் வந்துவிடும். கான்சென்ட்ரேஷன் வளர வளர, வெற்றி வர ஆரம்பிக்கும். எந்த அளவுக்கு கான்சென்ட்ரேஷன் இல்லாமல் நம் மனம் சிதறுகிறதோ, அந்த அளவுக்கு நமது வாழ்க்கையும் சிதறிப்போகும்.

> கற்பனையை ஒரு குறிப்பிட்ட திசையை நோக்கிச் செலுத்தும்போது, அந்த விஷயம் பற்றி அதுவரை நினைத்த, கற்பனை செய்த அனைத்து மனங்களில் இருந்தும் செய்திகளைப் பெற முடியும்

நினைவாற்றல்

மனிதனுடைய நினைவாற்றல் அபாரமானது. எந்த சூப்பர் கம்ப்யூட்டரையும் மிஞ்சக் கூடியது. ஒரு மனிதனை 'ஹிப்னடைஸ்' செய்து, அவனை 'ரெக்ரஷன்' எனப்படும் பின்னோக்கிச் செல்லுதலுக்கு உட்படுத்தினால், அவன் பிறந்தபோது, ஏன் அதற்கு முன்பு இருந்த நிலைமையெல்லாம்கூட ஞாபகம் வரும் என்று உளவியலாளர்கள் சொல்லுகிறார்கள். நமக்கு அவ்வளவு ஞாபக சக்தி வேண்டியதில்லை என்றாலும்,

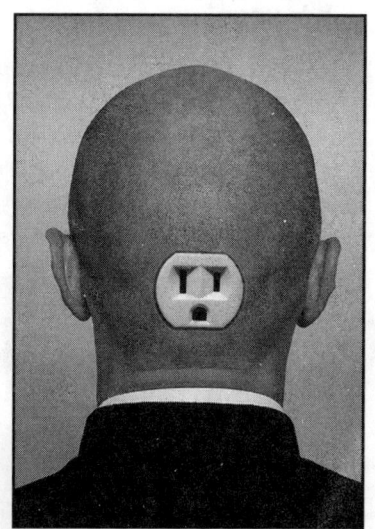

படித்தது மறக்காத அளவுக் காவது நினைவாற்றல் வேண்டும். வெற்றி பெற விரும்பும் ஒருவனுக்கு இருக்க வேண்டிய மிக முக்கியமான அடிப்படைக் குணம் இது. 'அவன் பேரு என்னவோ' என்று தலையைச் சொறிந்து கொண்டு பேசும் ஒருவனை உலகம் மதிக்காது. மறந்து போவதற்குக் காரணம்

கான்சென்ட்ரேஷன் இல்லாததுதான். ஆசையோடு அணுகும் எந்த விஷயமும் மறந்து போகாது.

வேறு வார்த்தைகளில் சொன்னால், உணர்ச்சி கலந்த எதுவும் மனதில் நிற்கும். எனவே, மனதில் ஒரு விஷயம் நிற்கவேண்டுமெனில், அதில் வேண்டுமென்றே ஒரு உணர்ச்சியைக் கலக்க வேண்டும். அம்மா தரும் இட்லிக்கும் ஹோட்டல் இட்லிக்கும் உள்ள மிகப்பெரிய வித்தியாசம் அம்மாவின் இட்லியில் அவள் அன்பு கலந்திருப்பதுதான். அதனால்தான் கொஞ்சம் சாப்பிட்டாலும் உடலும் மனமும் திருப்தியடைகிறது. சரவணபவன் இட்லி என்றாலும் எவ்வளவு சாப்பிட்டாலும் அது அம்மாவின் இட்லிக்கு ஈடாகாமல் போவதன் காரணம் அம்மாவின் அன்பு ஹோட்டலில் 'மிஸ்ஸிங்' என்பதால்தான்! 'சிந்தும் வேர்வை தீர்த்தமாகும், சின்னப் பார்வை மோட்சமாகும்' என்ற பாடல் சொல்வது என்ன? காதல் என்ற உணர்ச்சியின் மகிமையைத்தானே! காதலோடு படித்தால் படிக்க வேண்டும் மறந்துபோகும் என்ற பேச்சுக்கே இடமிருக்காது.

கற்பனை

கற்பனை என்பது தெய்வீக சக்தி கொண்ட ஒரு ஆற்றலாகும். கான்சென்ட்ரேஷன், நினைவாற்றல் இவற்றைப் போல. கற்பனை என்பது, இல்லாத ஒன்றை இருப்பதாக நினைப்பதாகும். கற்பனை என்பது உண்மையல்ல என்றாலும் உண்மையைவிட பயனுள்ளது அது. இந்த உலகத்தில் நிகழ்ந்த, நிகழப் போகும் எல்லாச் சாதனைகளுக்கும் காரணகர்த்தா இந்த கற்பனைதான். மாணவர்களுக்கு பெரிதும் உதவும் இது, ஒவ்வொரு மாணவரும் வளர்த்துக்கொள்ள வேண்டிய அவசியமான அம்சமாகும்.

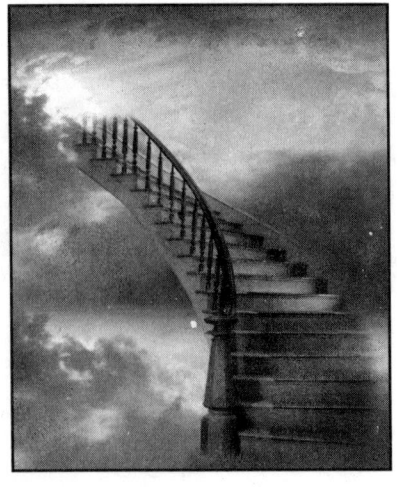

கற்பனை என்பது சாதாரணமாக மனதைப் போட்டுக் குழப்பிக் கொள்வதல்ல. சக்தியினுடைய பிழம்பு என்று இதைச் சொல்லலாம். வாழ்வில் நாம் காணும்

எல்லாவிதமான முன்னேற்றத்துக்கும், நன்மைக்கும் தீமைக்கும் கற்பனைதான் காரணம்.

அப்துல் கலாம் போல கற்பனை செய்தால் அக்னி கிடைக்கும். பாபர் மசூதியில் ராமர் பிறந்தார் என்று கற்பனை செய்தால் பிரச்சனை கிடைக்கும். கடினமான பாடங்களில் கற்பனையைக் கலந்தால் அவை மனதில் நிற்கும். ஒரு காரியம் இப்படி ஆகிவிடுமோ, அப்படி ஆகிவிடுமோ என்று கற்பனை செய்வதால்தான் அப்படி ஆகிவிடுகிறது.

வராத ஒன்றை வரவழைப்பதும், வரவேண்டிய ஒன்றை வரவிடாமல் தடுப்பதும் நம் கையில்தான் உள்ளது. அல்லது நம் கற்பனையின் கையில்தான் உள்ளது. கற்பனையை ஒரு குறிப்பிட்ட திசையை நோக்கிச் செலுத்தும்போது, அந்த விஷயம் பற்றி அதுவரை நினைத்த, கற்பனை செய்த அனைத்து மனங்களில் இருந்தும் செய்திகளைப் பெற முடியும். இது மாணவர்களின் படிப்புக்கும், அதில் சாதனை செய்வதற்கும் மிகவும் உதவும். கணிதத்தில் வரும் ஃபார்முலாக்களையும், எண்களையும் இன்ன பிறவற்றையும் எப்படி கற்பனையைக் கலப்பதன் மூலம் ஞாபகத்தில் வைத்திருக்க முடியும் என்று ஏற்கனவே பார்த்தோம். கற்பனை இல்லாமல் வாழ்வதும் வாழாமல் இருப்பதும் ஒன்றுதான்.

ஆசை

தீவிரமான ஆர்வத்தை ஆசை என்று சொல்லலாம். ஆசையில்லாமல் செய்யும் காரியம் உருப்படாது. இது சாபமல்ல. உண்மை. முயற்சி என்பதே ஒருவகையில் ஆசைப்படுவதுதான். படிக்க வேண்டும், எல்லாம் புரிய வேண்டும், எல்லாப் பாடங்களிலும் அனைவரும் பாரட்டும் வகையில் மார்க் எடுத்து ‘பாஸ்’ செய்ய வேண்டும் என்ற ஆசை முதலில் இருக்க வேண்டும்.

ஆசை பொத்தாம் பொதுவாக இருக்கக் கூடாது. ரொம்ப தெளிவானதாக, குறிப்பானதாக இருக்க வேண்டும். சம்பாதிக்க வேண்டும் என்பது சாதாரண ஆசை. ஆனால், எவ்வளவு சம்பாதிக்க வேண்டும், மாசத்துக்கா, வருஷத்துக்கா, எப்படி சம்பாதிக்க வேண்டும், என்னென்ன செய்ய வேண்டும், என்னென்ன தகுதிகளை வளர்த்துக்கொள்ள வேண்டும் என்றெல்லாம் தெளிவான திட்டம் இருக்க வேண்டும். தெளிவு இல்லாத ஆசையால் பயனில்லை.

தெளிவான ஆசையானது பற்றி எரியும் ஆசையாக மாறும்.

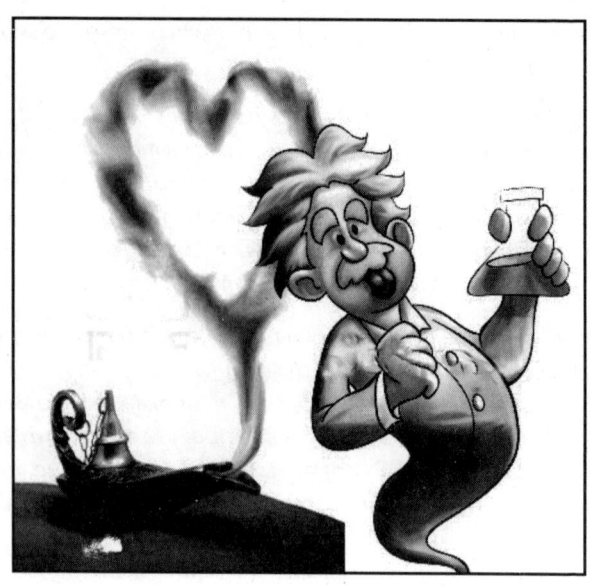

பற்றி எரியும் ஆசையை பிரார்த்தனை என்று சொல்லலாம். அதுவும் பலிக்கக் கூடிய பிரார்த்தனை. இறைவனைப் பணிய வைக்கின்ற பிரார்த்தனை அதுதான்.

உங்களுக்கு தெளிவான ஆசை மட்டும் இருந்தால், எந்த மனப்பான்மை தேவையோ, அந்த மனப்பான்மை உங்களுக்கு வருவதோடு, அந்த மனப்பான்மை உள்ளவர்களோடு தொடர்பு ஏற்படும். படிக்கும் ஆசை இருந்தால், படிக்கின்ற மாணவர்களோடு நட்பு ஏற்படும். இதுமட்டுமல்ல. ஏற்கனவே படிக்காமல் நேரத்தை வீணடித்துக் கொண்டிருந்த மாணவர்களோடு உங்களுக்கு இருந்த நட்பு தொடராது. அவர்கள் மீது வெறுப்பு வந்துவிடும். இதெல்லாம் ஆசை நிகழ்த்தும் மாயங்கள்.

அலாவுதீனுக்குக் கிடைத்தது ஒரு அற்புத விளக்குதான். ஆனால் உங்களுக்குள்ளே பல அற்புத விளக்குகள் மறைந்து கொண்டுள்ளன. அவற்றை வெளியே கொண்டு வாருங்கள். அழுக்குப் போக துலக்குங்கள். நீங்கள் கேட்டதைக் கொண்டு வரும் ஜின்கள் உங்களுக்கு அடிமையாகும். வெற்றி உங்களுக்கே. வாழ்த்துகள். ●